医路二十载 薪火向未来

复旦大学“十大医务青年”访谈录

赵强　王睿／主编

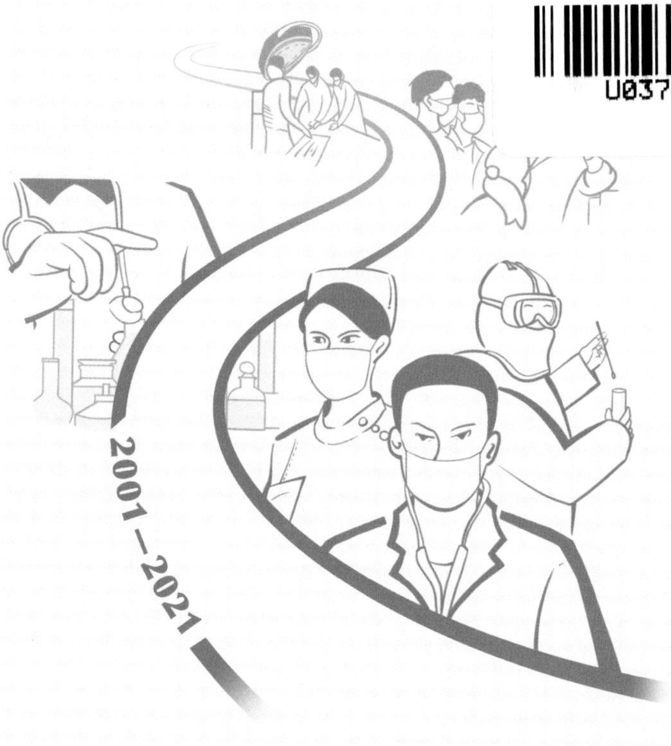

复旦大學出版社

编委会

序

在中国共产党成立100周年之际，复旦大学“十大医务青年”评选踏上了廿年新征程。我有幸在第一届评选活动中与众多同仁一起获得此荣誉，也时常感念自己在此激励下，从一位医务青年一路走来的成长历程。

二十年来，在使命的感召下，一代代杰出的青年后辈们涌现出来。他们怀揣热情，奔赴未来，因被人需要永葆坚定。我经常教育我的学生，既然选择了医生这个职业，就要关爱病人，包容病人，争取病人的理解。小时候，我意外摔断胳膊，后来被一位老中医治好。从医后，有次我遇到一位从偏远地区来的患者将求医治病的钱缝在棉衣里防止丢失，当那笔钱拿出来的时候还是带着温度的。从被治病到去治病，从需要到被需要，治病救人所蕴含的坚毅温暖的初心信仰始终激励着我砥砺前行。行医如做人，天知地知，最要讲良心。

二十年来，复旦医务青年们从医数载，敢于创新，以信仰之力披荆斩棘。对医术的追求是永无止境的。中国医疗不仅要“引进来”，也要“走出去”，通过创新，让世界医疗有更多熟悉的中国面孔。医学是一门严谨的科学，但不等于所有理论、技术是一成不变的，对传统观点保持一种天真的心态，不受传统理论束缚，不断提出质疑，才有创新的动力。2015年9月11

日，我发起了 CCI（中国心血管医生创新俱乐部），提出了一个理念：“From the doctors，By the doctors，For the doctors”，强调临床科研要来源于医生临床问题，科学研究中医生主导或参与，最后回到临床中由医生实践验证。针对传统冠脉支架涂层材料不可降解的设计缺陷，我们经过 6 年反复探索，在 2005 年主持研制出了我国首个可降解涂层新型冠脉支架。在此基础上，进一步聚焦支架主体材料的“不可吸收”问题，经过 8 年努力探索，2013 年再次成功研制出我国首个具有完全自主知识产权的“生物可吸收冠脉支架”—Xinsorb，并于 2020 年 3 月顺利通过国家药品监督管理局审批上市。“这不仅意味着每年为患者和国家省下数十亿元医疗费用，还可缩短抗血小板药物治疗疗程，减少病人出血风险。”恰好，一个药品或医疗器械从研发到上市再到完善，也需要 20 年左右的时间。这背后是无数医学科学家的默默坚守，勇往直前。我们要不断突破“无人区”，解决“卡脖子”问题，如此我们才能“治别人治不好的病”。

二十年来，复旦医务青年们有的逆行出征，无畏地站在人民的前方；有的奔赴边疆，将青春献给党和国家医疗事业发展；有的深入基层，用医学科普提高公众健康意识；有的走出国门，向世界彰显中国医者的担当和风采。“学医学，利天下。”

今年，恰逢复旦大学“十大医务青年”二十年，借此契机，《医路二十载，薪火向未来——复旦大学“十大医务青年”访谈录》一书，将部分优秀医务青年代表的成长历程、求学故事、行医纪实、人生感悟娓娓道来。这是属于几代医者的共同记忆，它述说着医者的“侠义”精神和家国情怀，也诠释着“大医精诚，济世救人”的医者初心和“为人群服务，为强国奋斗”的青春使命。

指引、传承和超越，为国家和人民培养高水平、有担当、敢作为的医务工作者，是设立此荣誉的初衷，也是我们永远的事业。“技不在高而在德，术不在巧而在仁。”希望医务青年们追求真理，严谨治学，淡泊名利，潜心研究；长怀理想信念，砥砺奋进，勇攀高峰，胸怀祖国，服务人民。

最后，衷心祝愿复旦大学“十大医务青年”活动一路前行。谨以此文，向所有的医务工作者们致敬!

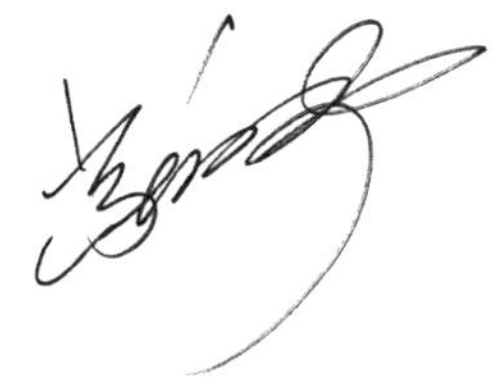

2021 年 10 月

前　言

复旦大学“十大医务青年”是面向复旦大学医务青年开展的一项评选活动，旨在选树、表彰和培养医务岗位上的优秀青年人才。自 2001 年以来，在各方支持下，“十大医务青年”评选活动已成功举办九届，共有 92 名优秀青年医务工作者获评，在医务青年界中树立了良好的声誉和品牌。

值此设立二十周年之际，复旦的青年学子对历届荣誉称号获得者代表进行访谈，整理汇编成《医路二十载，薪火向未来——复旦大学“十大医务青年”访谈录》一书，作为复旦医务青年们的集体记忆，以此献礼建党百年，向薪火相传、矢志不移的医务工作者们致敬。希望通过本书的出版，进一步深化榜样典型在青年群体中发挥的思想政治引领作用，同时向社会展示医务工作者的人文情怀，增进大众与医务工作者之间的信任和理解。

本书记录了 30 位优秀医务青年们的成长历程、求学故事、行医纪实和人生感悟。医路漫漫，他们时刻牢记“正谊明道”之训示，唱诵“健康所系，性命相托”的誓言，践行着“团结、服务、牺牲”的复旦精神。白驹过隙，曾经初出茅庐的青年医生，逐渐成长为行业的领军人物，昔日意气风发的白衣学子，如今立于讲台为年轻后辈们指引前行的方向。一直不变的，是那颗永远为人群服务的医者初心。当然，由于篇幅的限制，本书仅选编了部分典型事迹。在复旦上医，仍然有许许多多优秀的医务青年在默默地奉献，在平凡中铸就伟大。

医学永无止境，站在2035年全面推进“健康中国”建设的远景目标新起点上，时代赋予医务工作者们的使命任重而道远。希望书中的这些真实经历和体悟，能够在一代又一代青年人心中树立坚定信念，成为青年增强意识、规范自身、不懈奋斗的力量源泉，激励他们在自身领域作出更大贡献，以汇集成磅礴之势，服务社会、回馈人民，为中华民族伟大复兴做贡献。

本书的征集、采访、编辑和出版，有赖于各医院团委和历届荣誉获得者的倾力配合，得到了有关单位、领导和专家的指导、关心和帮助，亦离不开复旦学子们的鼎力支持，在此致以衷心的谢意！

编　者

2021年10月

目　录　|　Contents

葛均波：“东方不败”的医者仁心

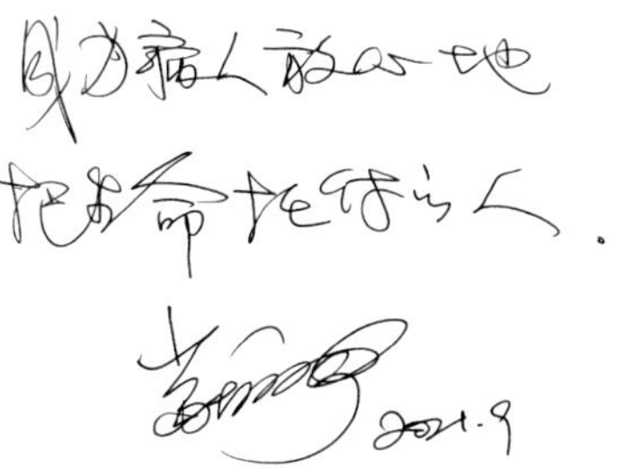

2016 年冬，在复旦大学附属中山医院心导管室里，一台心脏内科领域难度系数极高的手术正在开展，手术台前躬身蹙眉的男人额角薄汗，嘴唇紧抿成线，下颌因突如其来的抽痛而收紧。导管即将顺利插入，手术将圆满收官，主刀医生葛均波却突然退开手术台，严肃的面庞透出痛苦的神色，躬身捂住了右手。在接连两台心导管插入手术、长达 10 小时的站立、十几斤重的铅衣的重负下，葛均波右手抽筋了，在分秒必争的手术台上，这是一个巨大的危机。

面对右手抽筋，葛均波神情抽痛，但没有一丝慌张。按摩手部的同时，他沉着地继续部署，手部恢复后安置导管，完成手术最难的部分。脱掉湿透的铅衣，又一颗心脏，在他手中恢复生机。

铅衣早已被汗淋透，滚烫地压在葛均波身上，而这重量，再也没能从他的肩上移开。

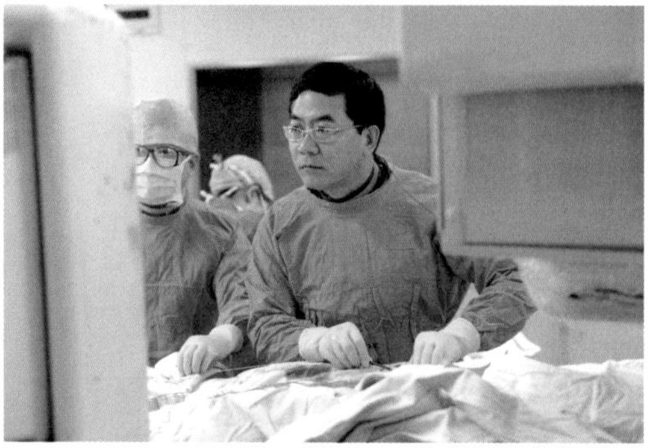

葛均波在手术中

一、 医学：从入门到热爱

1962年11月8日，葛均波出生于山东省五莲县中至镇葛家崖头村一个农民家庭。11岁刚上初中时，葛均波骑自行车摔断了右臂。送往医院后，两位年轻的值班医生凭经验为他接上断骨、绑上石膏。一个月后，取下石膏，本应康复的右臂竟一动也不能动。无奈之下，一家人四处求医，但什么偏方都没有起到效果。

几个月后，他的父亲打听到附近县里有位治骨伤很有名的老中医，便扛上一袋自家种的花生带他求医。老中医推开了父亲送的礼物，仔细询问了几句，低头看了看，抓着他的胳膊一推，原本无法动弹的右臂立即恢复了活动。

眼泪在葛均波的眼眶里打转，不仅因为剧烈的疼痛，更因“劫后余生”的喜悦，和对医者的敬佩。从此，学医救人的理想开始在葛均波的心中生根发芽。

16岁高中毕业后，葛均波考取了山东医学院临床医学。从山东医科大学硕士毕业后，他报考了创建国内综合医院首个儿童保健科郭迪教授的研究生。在等待录取通知时，他路过中山医院，恰巧看到一则研究生招聘广告，随口询问怎么报名，对方说只需要学生证，于是，抱着试一试的心态，他参加了中山医院心内科的考试和面试，居然被录取了。

回到山东后，葛均波越想越觉得这件事做得“不地道”，便把这段经历告诉了医学院的一位老师，老师没有责怪他，反而很慎重地问他到底想去哪个专业。他想了想，说：“我还是更愿意挑战心内科。”这位老师给郭迪教授打电话说明情况。于是，葛均波便“阴差阳错”走进了心内科的大门。

读博期间，葛均波被派往西德美因兹大学交流学习，赴德前几个月，由于没有行医执照，葛均波只能做基础辅助，在导管室协助术后压迫止血（俗称“压管”）。虽是基础工作，但由于当时介入器械较粗糙、支架应用很少，为了避免血肿和术后输血，压管时间通常需要很长，再加上为了避免术中、术后血管急性闭塞，术中肝素用量较大，术后止血十分困难。因此，压管是一件枯燥且艰苦的工作，一天十几个病人压下来，到晚上，他的左手常常抽筋。但现在想起来，葛均波认为这一工作让他“受益匪浅”，一是锻炼了基本功，二是磨炼了耐性，“使我明白了任何事情都要从零开始、从一而终。”

1990 年下半年，葛均波终于可以在 PCI 手术中当助手了。PCI 手术即“经皮冠状动脉介入治疗”，是指经心导管技术疏通狭窄甚至闭塞的冠状动脉管腔，从而改善心肌的血流灌注。助手需要将钢丝放入病人的病变处，为球囊扩张做准备。当时球囊和钢丝难以固定，助手必须确保钢丝固定以免指引导管被弹回。

参加第 1 例 PTCA 手术（经皮冠状动脉腔内血管成形术）时，当导师的球囊接近冠状动脉病变时，导师突然问：“我的钢丝呢？”葛均波猛然发现钢丝由于用力过猛而拽出冠脉，当即吓出一身冷汗，因为操作结束前把钢丝拽出很可能导致血管急性闭塞而发生严重并发症。万幸的是，导师重新放置好钢丝，并成功完成了治疗。

1990 年，在西德美因兹大学，青年葛均波正在主刀他人生中第一台手术。那时，他刚取得行医执照。一个如今看来简单的右冠状动脉病变手术，但在当时，光是放置钢丝，他就用了将近 40 多分钟。他不止一次回头望向坐在控制室里的导师，祈求他的帮助，导师只是静默地看着，手术顺利完成后，导师拍拍他的肩：“葛，祝贺你，你是一位术者了。”

1993 年，他跟随其导师埃贝尔先生到埃森大学医学院继续博士后研究，

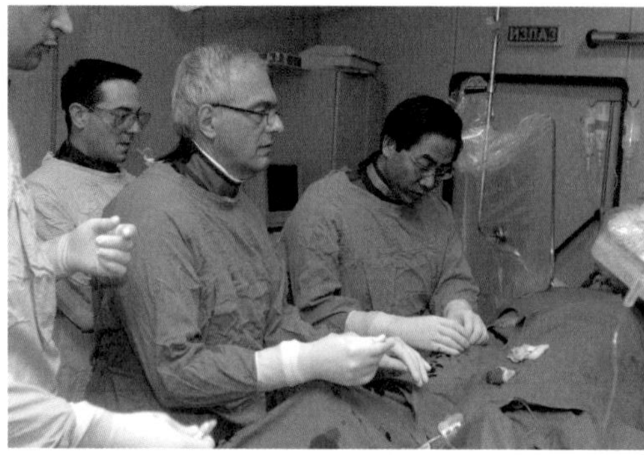

葛均波在德国进修期间做手术

1995 年，担任埃森大学医学院心内科血管内超声室主任。

在德国 9 年的时间里，葛均波在国际学术刊物上发表 180 多篇论文，主办两次国际学术会议，多次主持国际学术会议，并担任国际介入性心脏病新技术大会副主席、亚太介入心脏病学会主席，是国际冠心病协会顾问委员会唯一华人，被评为欧洲心脏病学会、美国心脏病学院 Fellow，1998 年世界 500 名最有影响的科学家之一。

二、 祖国：是初心不忘，也是毕生追求

远赴他乡九载，无论是心酸血汗还是累累硕果，都不是最令葛均波印象深刻的事。

最触动他的事发生在大使馆教育处的一次会议上。会上各协会负责人云集，葛均波在那里遇见了一位同乡，他在新加坡工作多年，后来辗转日本、德国，发明了一种可折叠电视，葛均波向他建议："你的发明可以在中国国内生产吗？"那位同乡告诉他，自己已经跟公司签订了一个商业保密协议，即使不在这个公司工作，若干年之内也不能把技术泄露，也就没有办法给国内生产。同乡的话让葛均波陷入沉思：怎样才能用自己的知识为祖国服务，做一些实实在在的事？

1995 年，江泽民主席访问德国，当时的德国总统赫尔佐克设宴时，葛均波

正是作陪的六位华人之一。席间，江主席鼓励葛均波用自己所学为国服务。当时，葛均波在德国的工作已得到认可，被聘为德国埃森大学医学院心内科血管内超声室主任，妻子也有一份稳定的工作，生活富足无忧。但随着国内改革开放蓬勃发展的消息不断传来，“我内心总是一次次泛起涟漪”，葛均波回忆。

经过认真思考，他向导师埃贝尔先生郑重提出自己想回祖国工作的愿望，埃贝尔先生先是一愣，随后，脸涨得通红，甚至有点恼怒：“简直不可思议！”他诚挚地希望葛均波再仔细考虑。第二天，葛均波再次拜访埃贝尔先生：“教授，假如您有漂亮女儿，您不会希望她在家里嫁不出去吧？您培养我，肯定希望我将来有自己的一片天地，回到祖国，我的天地可以更广阔，更何况国家培养我这么多年，更需要我回家。”

埃贝尔先生答道：“我昨天回去与太太商量，你在我家住了一年多，我太太实在舍不得你。不过，我最终想通了，我想自己得为你考虑，我将保留你的办公室，如果你今后遇到不如意的事，仍然可以回这儿。”葛均波辞行的那天，埃贝尔夫人在一旁不停地流泪。

直到 2002 年，葛均波重返德国访问，埃贝尔先生依然保留着他的办公室，连电话机都按原样摆放。

回国初，上海市心血管研究所的工作滑坡，科研人员断层，课题研究青黄不接。见此情况，葛均波的内心十分焦急。

第 1 个月，葛均波促成了中山医院第 1 例心脏移植术。他回忆道：中山医院在心脏移植方面已经做了很多基础工作，狗与兔的动物实验都已完成，可仍迟迟未开展心脏移植手术，主要是无人敢承担风险。“如果手术最终有什么后果的话，一切由我来承担。”葛均波想：“德国的心脏移植手术做得那么好，为什么上海就不能做呢？我们上海也要敢为天下先。”于是，他把从德国带回来的所有有关心脏移植手术的资料都复印出来，向当时的中山医院杨秉辉院长递交；还向上海医科大学的校长写了信，希望开展心脏移植手术。他建议由心内科选择病人，由心外科医生主刀。

他笑道：“现在回想，真有点‘初生牛犊不怕虎’的劲头。”万幸的是，他的建议引起了各方面的重视，大家共同努力，一起承担责任，中山医院第 1 例心脏移植手术终于获得了成功。如今中山医院的心脏移植手术已成为全国最顶尖的手术。中山医院的王玉琦副院长感慨道：“如果没有当时的第 1 例，没准还继续停留在做动物实验上呢！”

回国数年，他历任中山医院心内科副主任、主任，心导管室主任，上海市心血管病研究所副所长、所长等职务。他勇于开拓，不断引入新技术，为中山医院心脏介入诊治水平处于国际先进、国内领先地位做出了重要贡献。

三、创新：是挑战，也是机遇

从医十余载，葛均波不断向更高难度的医学科研领域进军。“从临床中发现问题，在科研中探寻问题答案，都是为了更好地救治病人、更好地解释生命现象”。

2005 年 10 月 20 日，经导管心血管治疗学术（TCT）会议在美召开。世界顶尖专家云集于华盛顿，共同观摩上海中山医院心导管室的三台手术。其中最引人注目的是 CTO（即“冠状动脉慢性完全闭塞”）病变手术，这也是第一次中国的手术转播至美国 TCT 会议现场。当葛均波介绍 CTO 患者的冠脉造影结果时，主会场的专家均对此极具挑战性的手术表现出极大兴趣，其中也不乏怀疑的声音， CTO 病变是当时冠脉介入治疗中的最大挑战之一。直播中，葛均波带着他惯有的严肃神情，不慌不忙，随着一道道温和而精确的指令，一个个高度精密细致的步骤和手法有条不紊地开展，十几位主持专家出谋划策丝毫没有影响他的思路。他还不时通过屏幕和远主会场的教授进行讨论，主持会议的美国加州 Scrips 医院介入心脏科主任 Teirstein 教授连声感叹：“中国人是怎么想的，怎么会想出这样的做法！”

“这份泰然自若的镇定，源于他扎实的基本功和精湛医术。”中山医院心内科主任医师张书宁说。

在不断的医学实践中，葛均波注意到药物支架在治疗冠心病及其预后中的重要作用。这项令患者生命通道得以重新打通的技术，在应用中却遇到了大难题——当时“洋支架”一统天下，一个进口支架的费用将近 4 万多元，有些患者还需要同时放几个支架，昂贵的治疗费用成为病人家庭沉重的负担。同时，在安装完成后的预后过程中，他们发现，这些被广泛应用的药物支架多采用非降解材料涂层，植入病人心脏后，随着涂层老化、慢性炎症，会导致晚期血栓形成，进而造成心肌梗死。

因此，葛均波将药物支架国产化列入了自己临床研究的课题之一。“那是激动人心的奋斗岁月，我们全身心扑在材料、药物涂层技术。”屡败屡战，团队最终研发出了具有我国自主知识产权的新型支架，并在临床上普及，大大减少了支架血栓的发生率，还将价格“缩水”到 1 万多元，每年为患者和国家省下十多亿元医疗费用。安全又便宜的国产支架还迫使进口支架下调价格。2013 年，在原有基础上，他们又成功研制出国内首例生物完全可降解支架，其植入体内 2—3 年可被人体完全降解吸收，而病人的冠状动脉将恢复弹性，重新开始履行其输送血液的使命，这开启我国冠心病介入治疗的“第四次革命”。

对此，葛均波给出了“武侠”式的解读：“武学的最高境界是‘手中无剑而心中有剑’，那么支架的最高境界就是没有支架。”

四、行医：换位思考，济世救人

中科院院士、复旦大学附属中山医院心内科主任、上海市心血管病研究所所长、中华医学会心血管病学分会前任主任委员、中国医师协会心血管内科医师分会会长……无数重量级头衔傍身，但葛均波最重视的称呼还是“医生”。

忙碌是葛均波生活的常态。一个周末奔波三四个城市早已让他练就了在飞机上倒头就睡的本领。面对密集的活动安排，他最重视的还是一周一次的“会诊”，和一周两次的“手术”。

从医数十载，在葛均波的记忆中，从未与患者或家属有过争吵。做到这一点，只有一个办法：把每一个病人当亲人对待。

在大学时，葛均波曾以通讯员的身份给《中国医学生》投稿，呼吁“假如我是病人”的活动，试图让医护工作者通过角色换位，来体会患者及家属的心情和对医生的期待。“假如你是病人，你不仅希望能得到最好的治疗，也希望刀口能开得小一点，缝合得美观一点，所以我们要换位思考，把病人当作自己的亲人。”葛均波在“假如我是病人”一文中写到。

曾有位八十多岁的冠心病患者从外地慕名找到葛均波。在详细了解老太太的病史后，葛均波说：“在您血管里放个支架，对我来说只是 15 分钟的事。以您现在的情况，没必要做这个手术。”面对患者的不解，葛均波耐心解释，“您的心脏病属于稳定性病变，只要不干重体力活，不赶公交车，不会出问题。放置支架后需要长期服用抗血小板凝结的药物，有脑出血的风险。假如我是您的母亲，我一定不建议您做这个手术。”就是这句“假如”，说服了患者和家属。

2010 年，葛均波收治了一名年仅十岁的先天性心脏病患者小杰。为小杰进行微创介入手术的过程中，他遇到了前所未有的难题：由于身体发育状况差，小杰体内的血管没有长到十岁孩子的正常水平，即使用最小的导管，相较血管尺寸还是太大。无奈之下，手术只好中止，但葛均波并未放弃，他立即联系了国内所有导管生产厂家，但还是没有一家生产儿童适用导管的。后又经多方打听，终于了解到日本有特制导管，他便专程飞往日本定制。有了特制导管，小杰的第二次手术进行得非常成功。然而，面对高昂的医疗费，这个来自农村的家庭无力负担。葛均波又多次与公司沟通，日本的导管公司和支架公司被感动，决定不收取任何费用。在葛均波的带动下，中山医院心内科的医生们也都纷纷为小杰捐款。

工作之余，葛均波的“医者仁心”时时体现。 2016 年 3 月 31 日，葛均波乘坐从上海浦东飞往美国芝加哥的 UA836 航班参加学术会议，正当休息时，飞机广播播送了一条紧急消息，机上一位美国乘客突发心衰合并房颤，寻求医生帮助。“这次我是做了回赤脚医生。”听到广播，葛均波立即来到这名乘客身边。空乘人员拿出机上医药急救箱，听诊器没有振动膜，血压计也无法使用，葛均波凭多年丰富的临床经验进行评估救治。他让该乘客吸氧，并利用飞机上仅有的硝酸甘油酯类药物扩张血管，一路护送该乘客平安抵达芝加哥。

葛均波坦言，他有过片刻的思想斗争，但“没有什么比生命更重要，每一位医生都会尽自己的能力帮助患者”。

五、前行：“东方不败”的医者仁心

作为被无数病人寄予厚望的医生，葛均波总觉得时间不够用。“每次看到病人在等我，我就想，即使有 100 双手，工作 24 小时，也不可能看完所有的病人，可不可以培养更多优秀的医生，给更多的人看病？”履职同济大学副校长后，葛均波分管医学院和医院的工作，“现在，我保证每个星期至少有两个全天做手术，我希望通过手术带更多的学生，同时，也希望能在副校长这个位置上引导更多的学生成为好医生。”

葛均波十分重视医学后辈的培养，他曾在 2019 年全国两会上指出当前大学招生设置的弊病：“从供求角度分析医疗机构每年招收医学本专科毕业生人数，就会发现输出端与需求端存在严重失衡。”他表示，中国医学专业本专科毕业生很难达到医疗机构的用人要求和专业水平需求，他们多选择转行以缓解就业压力。加之医疗机构多存在编制等用人限制问题，医疗行业教育资源投入无法

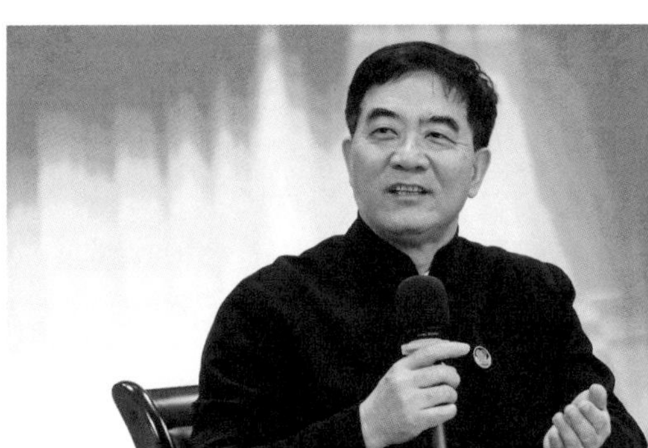

葛均波在 2019 年全国两会上发言

获得最大化收益。他说："盲目扩张使原来一些学科特色鲜明的大学失去特色，所有大学趋于同质化，造成重复建设和有限资源浪费。"

这位"医心者"的视野，并未局限于医学领域。2016 年，他带到"两会"的七份提案中，有一半以上的建议涉及民航安全、邮政服务、企业创新、教学方式等层面。作为政协委员，葛均波认为，不能光盯住自己所在的行业，而关心所有与国计民生相关的问题。

工作之余，葛均波也有很多爱好和调节心态的方法。"少时在山东日照，游泳是我的所爱，夏天的农忙时节，帮着大人忙完了农活，就一头扎到河里去游泳，和小伙伴们一起，什么样式都有，皮肤晒得黝黑，也不知什么叫疲倦。"

就读青岛医学院时，游泳是必修课，他和同学们经常到青岛海滨游泳场去游泳，从海岸边游到防鲨网，1 000 多米的距离，葛均波不用救生圈，游个来回。长年累月的游泳锻炼使他获益颇多。随着工作节奏加快，除了手术、研究和行政工作，他还要带博士生。每天早晨 7 点前就到医院上班，晚上离开医院通常也是七八点钟，这使他也不奢望把游泳作为自己经常性运动。

在紧张的工作节奏下，过度疲乏有时确实使葛均波有点透支生命的感觉。怎么办呢？于是，在别人下班后，葛均波不急着走，操起一把秦琴，弹上几曲《地道战》《唱支山歌给党听》，来个"孤芳自赏"。前不久，他还上电视台去演奏过一次。"话说回来，弹奏秦琴是一种放松自我的方式，这是自我减压。"问及何时与秦琴结缘，他答道："说来话长，那时还在上初中，我们学生学唱革命样板戏，在宣传队里不光天天练唱，压腿练功，还练乐器伴奏。当时规定每人都得学一种乐器，我选择了弹秦琴。"音乐能够陶冶性情、有助于身心健康，况且"磨刀不误砍柴工"，花点业余时间奏乐，葛均波说："值！""读金庸的武侠小说对我来说，也是一种莫大的乐趣。金庸的著作有逻辑性，雅俗共赏。"说起金庸，葛均波有点眉飞色舞，如数家珍。有时忙里偷闲，他在飞机上也读一些金庸的小说。本院的一位教师患病住院，葛均波赠送的礼品是一套简装本的金庸作品。他娓娓道出金庸著作的真谛所在：人，不要争强好斗。"对于我们来说，学术问题走入了死胡同，不如换一种思路与方式去解决。"做事要顺其自然，对名利要看得淡，李白的诗“人生得意须尽欢”说的是一种心态，但不能得意而忘形。人的每一件事情，不会都很顺，也不会都不顺。关键是如何调节好自己的心态。

痴迷于金庸武侠小说的葛均波，用“东方不败”作为微信昵称。他希望，自己能够像“东方不败”一样“武功高强”，用精湛高超的医术去挽救更多患者的生命。

复旦青年记者　张榆熙　采访

复旦青年记者　段旭昶　编辑

任宇辰　校稿

葛均波

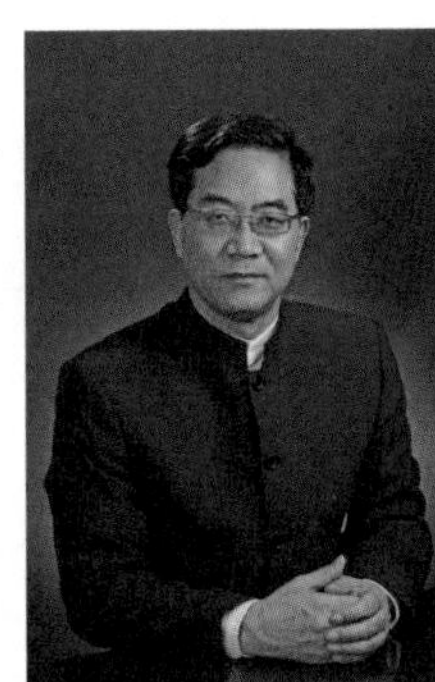

葛均波　1962年11月8日出生于山东省五莲县。中国科学院院士、长江学者、教授、博士生导师。1993年毕业于德国美因兹大学，获医学博士学位。现任中国医师协会心血管分会会长，中国心血管健康联盟主席，复旦大学附属中山医院心内科主任，上海市心血管临床医学中心主任，上海市心血管病研究所所长，中国科学技术大学附属第一医院（安徽省立医院）院长，复旦大学生物医学研究院院长，复旦大学泛血管医学研究院院长，复旦大学泛血管基金理事长，教育部“心血管介入治疗技术与器械”工程研究中心主任，国家放射与介入临床医学研究中心主任，中国医学科学院学部委员、美国心血管造影和介入学会理事会理事，美国心脏病学会国际顾问，世界心脏联盟常务理事，世界华人心血管医师协会荣誉会长、美国哥伦比亚大学客座教授。全国政协委员，九三学社中央常委，九三学社上海市副主委。

1987年起从事心血管疾病的临床和科研工作，长期致力于冠状动脉疾病诊疗策略的优化与技术革新，在血管内超声技术、新型冠脉支架研发、复杂疑难冠脉疾病介入策略、冠脉疾病细胞治疗等领域产生了一系列成果。作为项目负责人，先后承担了20余项国家和省部级科研项目，包括："十三五"国家重点研发计划项目、国家杰出青年基金、国家自然科学基金委"创新研究群体"科学基金、国家863计划（首席科学家）、国家十一五科技支撑计划、211工程重点学科建设项目、985工程重点学科建设项目、卫生部临床学科重点项目、上海市重中之重临床医学中心建设项目等。参与多项国际多中心临床研究项目：THEMIS研究（steering committee member）、COMPASS研究、RELAX－AHF－2研究、BEAUTIFUL研究、PARAGON－HF研究、DAPA－HF研究等。作为通讯作者发表SCI或SCI－E收录论文490余篇，主编英文专著1部，主译专著1部、中文专著21部。担任《内科学》（第8版、第9版）、《实用内科学》（第15版）教材的主编工作，*Cardiology Plus* 主编、*Herz* 副主编、*European Heart Journal* 编委。作为第一完成人获得国家科技进步二等奖、国家技术发明奖二等奖、教育部科技进步一等奖、中华医学科技二等奖、上海市科技进步一等奖等科技奖项10余项，被授予"科技精英""全国五一劳动奖章""谈家桢生命科学奖""树兰医学奖""白求恩奖章""十大最美医生""ICI心血管创新成就奖""全国先进工作者"等荣誉称号。

黄国英：心血赤诚，橘井生香

当一名病家信任的好医生

黄国英

2021.3.11

1998 年，36 岁风华正茂的黄国英从美国宾州大学/费城儿童医院进修回国，次年晋升为儿科学教授。2001 年，他获得了复旦大学首届“十大医务青年”殊荣。如今，黄国英回忆这一段历史，记忆依旧清晰。复旦大学上海医学院（前身为上海医科大学，简称上医）的校园，八角厅里坐满了评委，隆重而紧张的擂台赛……“十大医务青年”对于年轻的黄国英来说不仅是一次挑战，也是一种鼓励和肯定，同时也代表了一种新的要求。此后，作为“十大医务青年”的他也因此在医学研究道路上更加自觉、努力，把更高的要求和压力给自己加码。

作为一个拥有丰富的经历与奖项的过来人，黄国英对复旦医学生留下了一句简单质朴的教诲——做一个病人和病人家属信任的好医生。“排除各个方面的诱惑，好好地当一个医生去救死扶伤，你会觉得这一辈子很有成就感”，每个阶段的工作都脚踏实地地做，选择医生这个行业，黄国英觉得非常值得。

一、 活水——动力与选择

对黄国英来说，医学是融会贯通的，对医务职业未来负责需要整体的学习和考量；医学思维的串联，更需要多方面的积累。俗语有言“水涨船高”，如果学医较早囿于某个角落，无法跳脱出其框架，就如同水量储不足而浅薄，船自然无法涨高；只有掌握大量知识，医学才能找到源头活水。儿科，是一项综合性的医学门类，从亚专科中的神经到心脏、呼吸、肾脏、消化、血液及内分泌等，儿科涵盖了医学的方方面面。这是一门需要广泛知识的学科。只有拥有这样一个基础，在训练的时候，什么都学，什么都会，在临床实践中才能灵活应对，黄国英戏称，这是“什么车都会开”。

儿科作为一门“哑科”，对于儿科医生来说具有很大的挑战。儿童患者不会讲话，所以儿科医生必须要有很强的观察能力，这是挑战之一。另外，儿科是动态变化的；与成人疾病相比，在孩子生长发育的不同年龄段，同样一个疾病，它的症状表现、处理原则，各方面都有所不同。黄国英对于自身的学科选择，可以用一个短语来概括，那就是“迎接挑战”。

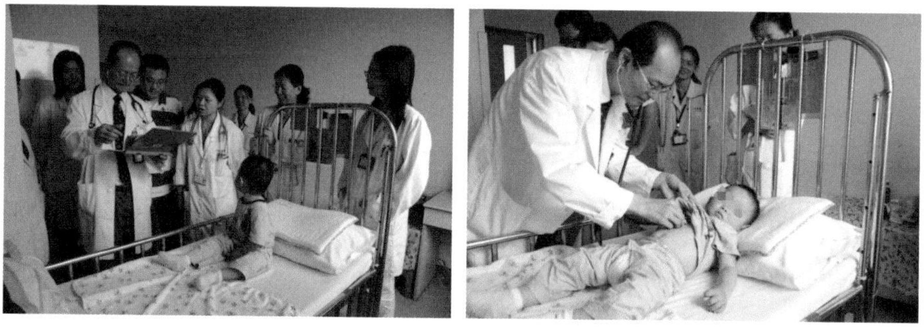

黄国英带教查房

然而，要成为一名专业而顶尖的儿科医生，学识不仅需要广，更需要精；没有主攻方向，就算“活水”再丰富，也不能聚集，不能高涨。所谓“术业有专攻”，在三甲医院，既往大儿科“从头看到脚、从里看到外”的时代已然不能适应病患的需要，而通常需要确定一个发展方向或者领域。特别是在大学附属医院，要看别人看不好的病，看别人看坏掉的病，就是必须要有专科的主攻方向，在某个领域做到极致。

对于儿童心血管方向的选择，黄国英院长给出了这样的答案。对神经科、血液科都充满研究兴趣的黄国英院长，受到了他的导师宁寿葆教授的极大影响。在这位著名儿童心血管专家的引导下，他的研究方向自然而然往儿童心血管方向有所侧重。作为逻辑性格外强的一门学科，心血管方向本身也是学习阶段性要求非常高的一种挑战。心脏的病理，心房、心室、瓣膜结构……其中互相联系的关系，虽然复杂，但却有趣。

二、 心血赤诚——从临床、科研到教学

中国心血管病患病率及死亡率长期处于上升阶段。2020 年发布的《中国心血管健康与疾病报告》推算心血管病现患人数已经达到 3.3 亿，心血管病死亡率长期居于首位，每 5 例死亡中 2 例死于心血管病。儿童心血管疾病患病情况也不容乐观，先天性心脏病，大概占所有先天畸形的 1/4，严重危害婴幼儿的健康生命。

黄国英领衔研发的新生儿先天性心脏病的筛查方案，在很大程度上解决了新生儿先心病早期发现的难题。这一筛查方案，名为“双指标筛查法”，即在出生后 6～72 小时通过心脏听诊判断有无心脏杂音和检测氧饱和度是否正常以及时发现那些致命的危重症先心病。患有先天性心脏病的婴儿在出生后几天往往看上去与正常儿童无异，通过双指标筛查，就能及时发现异常，从而给予及时诊断和合理的治疗与管理，最大程度避免它产生的并发症威胁生命，以取得最佳治疗效果。借助这两个筛查指标，92% 以上的危重症先心病能及时被发现。

筛查出来以后怎么办？与“双指标筛查法”相结合的是建立“筛查-干预体系”。干预体系在筛查后提供进一步的评估、诊断以及治疗。于是“分片区负责、全流程管理”的“筛查-干预体系”应运而生。以上海市为例，分为四大片区，从筛查到诊断到治疗，成效显著；如今这一筛查方案和筛查-干预体系已经在全国 28 省市推广，近两年总计筛查了 600 余万名新生儿，发现了近 3 万例先天性心脏病挽救了成百上千幼小的生命。

“双指标筛查法”与“筛查-干预体系”是医学技术和社会经济快速发展的产物，但先心病筛查依旧面临着挑战。成熟的仪器可以比较客观地反映出来有没有存在血氧饱和度的异常，明确取证检测数据，但是在心脏听诊这方面，医务人员个人的经验就发挥着重要作用。精确到个体的基层筛查，还是会存在一些主观的偏差。为了解决这个问题，黄国英把希望寄托于引入人工智能信息化这种尖端的信息处理体系，把心脏杂音变成一个客观指标反映出来。因此，黄国英正在努力构建一个模型，通过一些信号的处理以获得客观的检测数据，避免主观上的偏差，提升检出率，减少一些假阴性、假阳性结果。另一方面，在整体体系建设当中，信息系统也是必不可少的。全国各地的先心病筛查检测数据通过手机端，或是通过任何一个电脑终端都可以输入信息系统，做到实时监控，定期分析，及时指导，就能不断地提升筛查的效率，帮助筛查后续的处理。黄国英认为，这是“大有可为”的。

三、 接地气的人文关怀——不只在大众科普与临床诊断

2019 年 1 月 3 日，《了不起的儿科医生》在上海开机拍摄。该剧讲述了一群儿科医生，为了守护儿童的生命防线竭尽所能，全心全意地救治、服务儿童的故事；更在大众视野中鲜活描绘了儿科医务工作者的工作群像，同时对当前的儿科医疗环境进行了宣传。儿科医生看病，看的不是一个人，而是一家人。儿童医疗的公众科普意义尤为重大，医术技术之外的人文关怀，也被黄国英所看重。

“医疗科普，一定要体现老百姓关注的话题，而且要用大众化的语言来进行科学普及，这样的效果才会好。我们现在由专家们来讲科普，这是一个很好的倾向。”黄国英坦言。医疗科普中专业知识是必不可少的，而专家们怎样用老百姓听得懂的话来阐述专业思维，这是科普的一大挑战。黄国英回忆自己将曾经编写的儿科常见病科普丛书拿给女儿看，女儿却半开玩笑地说：“能不能讲人话”。现有的医疗科普书籍或许在医学方面的思维十分严谨，在专业人

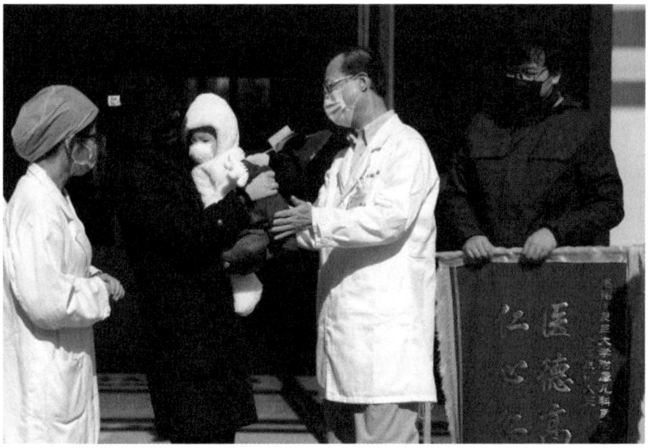

2020年2月20日，上海最小的新冠肺炎患者7月龄宝宝齐齐（化名）出院，黄国英和传染科全体医护人员欢送

员看来滴水不漏、无懈可击，但是老百姓却很难咂摸其趣味，这也是一个挑战。

在医务工作界，流传着这样一句名言：“有时去治愈，常常去帮助，总是去安慰”。在医患关系仍然严峻的当下，医患关系的处理已然成为一门必修课。对于黄国英教授来说，作为医生，人文的情怀，人文的关怀，是不要刻意地把自己当成医生，拒绝居高临下的姿态，而是站在患者的角度大家一起商量，一起探讨，与他们共同面对疾病的挑战。对患者来说，疾病发生在他身上，必然是有很痛苦的一面，医务工作者怎么样能利用自己的专业知识来帮助他们化解这种困境，成为患者的依靠，这是一门艺术。患者身体上的疼痛可以依靠药物来缓解，但是更多的情况下所产生的内心焦虑，对于疾病在很多方面的困惑，就需要医务工作人员用语言来缓解。所以做一名好医生不仅仅是会用药、会开刀就可以了，他必须要有这种接地气的，或者说很有技巧性的这种交流能力，这也是现在的医学院校在教育当中需要大大加强的。

当前，医务工作者接地气的人文关怀的不足，也有一些现实的原因。比如，当前的医疗服务体系尚未完善。更多的患者选择前往大型医院就诊，门诊医生与患者进行交流的时间就被压缩到更小的单位，深入的沟通在紧迫的安排中不得不被放弃。对于这个问题，黄国英给自己提了这样一个要求：时间紧张是一个方面，但这不能影响自己站在患者的角度来进行人文的关怀。“看病虽然是一个特殊的过程，但那也是一个交流的过程。我们在有限的时间里面，还是尽可能以比较简洁的语言来进行交流，能让他们体会到你后面有很多病人等着。”患者的激动情绪可能往往不是因为不理解医生所面临的处境，而是因为医生无意间流露出来生硬的交流态度。“有时候一两句话可以让患者对疾病的担忧少了一半，有时候也可以一两句话让患者急得跳起来。”

医疗服务体系在不断地进步，在这个进步过程当中，如果医务工作者总是在等待，把问题归咎于医疗服务体系的不健全，把人文关怀置于医疗服务体系完善之后，那么紧张的医患关系也就无法得到缓解。黄国英对于医患关系打了这样一个比方，“就好像你们两个人都在开车，如果两个人都很注意，两人发生碰撞的概率就很小，对不对？但是如果两个人有一个不注意，就有可能发生交通事故；两个人都不注意，发生交通事故的概率就非常大。”所以从医生这个角度来讲，医务工作者可能没办法让患者“保持注意”，但是如果使自己保持谨慎，把事态维持在可以处理的范围之内，这样可以最大限度降低发生“事故”的概率。当然，除了医疗服务系统的不断进步，黄国英也同样看到社会的进步，随着国民素质的不断提高，患者也会意识到医患双方的关系应该处于一个融洽的氛围中。“医生和病人处于对立面，这是不对的。我相信大家希望医生和病人一起来共同探讨疾病的原因、诊断、治疗和管理。”

四、 医疗创新——基础医疗走向何方

目前的医学仍然有很多未知数。除了医疗体制、医疗服务体系，医疗保障体系也有它正在面临的挑战。比如，病人的医疗费用谁来承担这个问题。国家原有的公费医疗可以说在医疗保障这个体系下负担着非常大的压力，对于十几亿人进行公费医疗，显然是一个巨大的挑战。如果完全依靠国家的力量承担所有医疗费用，这是十分困难的。对于这个问题，黄国英认为，建立一个医疗费

用分摊机制，由国家、单位、个人、甚至一些商业保险共同参与，这样可以在比较合理的程度上来解决医疗费用分摊的问题。

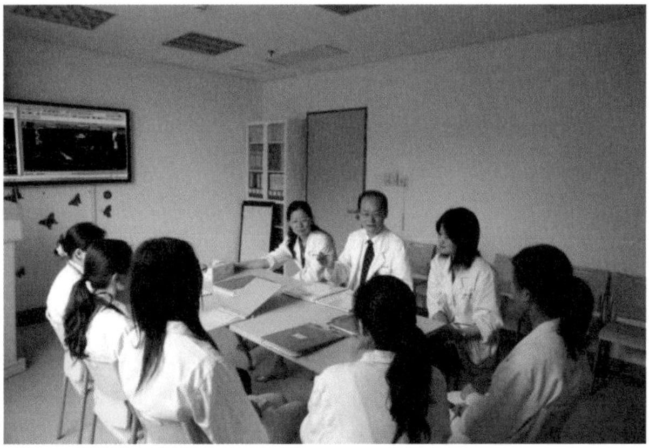

黄国英在会议中

这个世界难题在不同的国家有不同的做法，但无论在何处，都是一个非常大的负担。那么，我们努力改变并建立的可行性方案，是与整个国家经济社会的发展相适应的医疗保障制度。如果撇开经济社会发展的水平来论述，无限制的保障显然是极其不现实的。因此，“基本医疗”应运而生。基本医疗是一个动态的医疗体系，在基本医疗提供的过程当中，如果国家经济得到了进步和发展，那么相应的基础医疗水平可能就会提高，医疗保障也随之增多。在这样一个过程中，黄国英坦言，复旦大学附属儿科医院作为公立医院，首先要承担起基本医疗的任务，面对社会多方面、多层次的需求，在人民日益增长的美好生活的需要与不平衡不充分发展之间的矛盾中，找到自己的定位。所以在当今社会发展形势之下，在怎样做好基本医疗和保证公益性的前提下，来提供更多层次、更多方面医疗健康服务的基础上解决一些医院运行与发展的经费上的不足问题，这成为黄国英考虑亟待解决的问题之一。同时，如何能调动社会各个方面的力量，这也是医院管理者要面对和考虑的问题。黄国英说：“比如我们怎样提供一些多层次的服务，如何调动社会上一些爱心人士和爱心团体加入到医疗救助的事业中，这些都是我们可以努力的方向。”黄国英介绍了这些年以来的尝试，如医院设立几十个专项救助基金，在社会众多爱心人士与企业的参与之下，每年可以提供几千万的救助基金来帮助那些低收入家庭的患儿。他认为这是体现医院公益性的非常重要的方面。

当然，在日常工作中如何保障基本医疗，这永远是黄国英考虑的问题。他认为这不仅仅是公立医院的问题，即使是私立医院，它也必须是公益性的。医疗救助，医生面对的是病人，面对的是生命，如果不是把公益性放在第一位的话，就容易走偏。如果有一些基本医疗范畴之外的医疗需求，或是高于健康本身所需要的，比如医美，这就是另外一种需求。这种需求已超出基本医疗的概念，可完全从市场化的角度来考虑。因为它不是一个刚需，而是说在有能力、有经济条件支持下的一种特殊需求，这是另外一个方面的话题。

除了医疗体系未来的发展情况，黄国英对尖端医疗设备相关的未来发展也十分关切。如今的一些大医院中高精尖的设备，针对一些重大疾病的药品关乎的不仅仅是医学的问题，更是整个经济社会发展的问题。只有拥有了经济基础来支撑这些研发，包括转化，医疗才能得到长足发展。提到医疗科技的转化，黄国英表示，医学是一个有赖于科技进步的一个学科行业。也就是说如果没有科学技术的进步，医学本身就不可能有新技术和新项目的开展，同时医学又能充分体现科学技术的进步。当科学技术进步到一定程度的时候，医学就很容易把科技创新嵌入自己的体系，即“引进来”。在这样的特点下，医务工作者就需要有一种领先的超前意识和思维。比如说如今的人工智能（AI）和干细胞研究获得了许多突破性进展，这些进展在医疗方面的应用也是大有可为的。但这需要有人去思考这个问题、从事这项工作、开展相关的研究，并将研究成果应用到医学实践中，应用在诊断、治疗和疾病管理中，从而推动疾病诊治水平的发展。虽然临床研究和转化应用的前途一片光明，但是它现在所前行的道路是曲折的，往往与现实存在一些脱节。某一方面的科学技术可能很简单，但是缺少一个环节将它转化到医学的实际应用中，这是目前社会上，包括领导决策层，都意识到的一个问题。因此，如何将一些上游前端的研发成果较快地转化为临床应用，这是研究型医院的管理者所必须要考虑的问题。

五、 带不走的医疗队——医疗扶贫

复旦大学附属儿科医院作为复旦大学附属医院、三级甲等医院之一，承担了很多支边扶贫的任务。云南、新疆、西藏、青海还有摩洛哥都有医院的医疗队，这体现的是一个公立医院对于国家的责任。

对于医疗扶贫来说，更重要的是打造一支“带不走的医疗队”。因此，除了直接派医疗队前往支援地区，复旦大学附属儿科医院更多的是提供奖学金以及进修学习项目，让边远地区相对欠发达地区的医护人员能到医院来学习。就具体的基层儿科医护人员培训项目来说，黄国英明确提到在未来 5 年内计划为全国培训 2 万名基层儿科医护人员，目前，这一项目进展得非常顺利。儿科医学人才的培养，不仅需要基层医务人员，同时也需要优秀的儿科领导者。儿科领导力提升计划，是复旦大学附属儿科医院向全国开放的另一个公益培训项目。

同时，随着科学技术的快速发展，远程医疗体系得以快速建立，通过复旦大学附属儿科医院的远程医学中心和互联网医院，专家们可以对远在云南、甘肃、新疆、西藏、海南等地的医护人员进行远程指导和培训，不断提升他们的诊治能力和水平。

这不仅是复旦大学附属儿科医院使命的体现，更是黄国英心血赤诚、橘井生香的生动展现。

刘睿敏　张研吟　采访

张研吟　资料整理

张研吟　文字

何小豪　王诗妮　校稿

黄国英

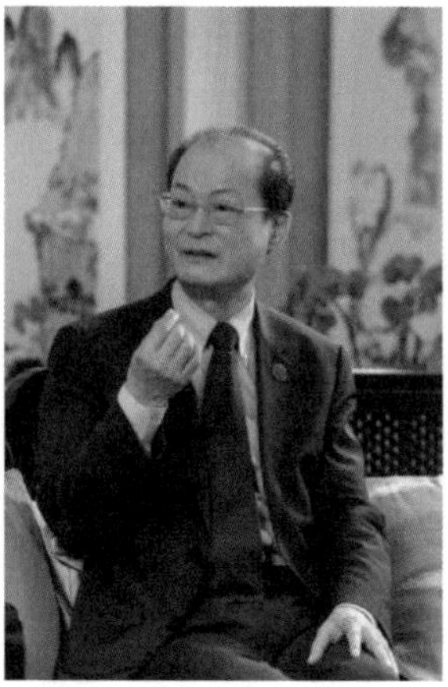

黄国英　教授、主任医师、博士生导师、国家重点研发计划项目首席专家、复旦大学附属儿科医院院长、上海市出生缺陷防治重点实验室主任、中国儿科医师分会候任会长、中华儿科学会副主任委员、《中华儿科杂志》副总编辑、*Pediatric Medicine* 主编。

致力于儿科心血管专业的医教研和医院管理工作，承担重要科研课题 30 余项，在 *Lancet*、*European Heart Journal*、*Pediatrics* 等重要学术刊物发表论文 400 余篇（SCI 全文收录 150 篇），主编专著和教材 8 部。国际首创准确简便无创低成本的新生儿先心病“双指标筛查方案”和科学高效的全链条式“筛查-干预体系”，并转化为国家公共卫生政策，推动先天性心脏病纳入我国新生儿筛查疾病谱，造福成千上万的孩子和家庭。以排名第一荣获省部级科技成果奖 7 项。

徐　虹：一切为了孩子

胸怀理想 志存高远

徐虹

2021.6.1

在中国儿童肾脏病防治领域，徐虹做到了许多个“第一”：完成第一例自动腹膜透析病例，第一例儿童专科医院的肾移植病例，率先开展大规模的小儿尿液普查和生后超声筛查尿路畸形，第一个儿童尿毒症的慈善公益基金……与此同时，她更是照进患儿心中的一抹暖阳，用温柔与笑容为小小的心灵带去勇气与希望。

大学毕业以来，徐虹从来没有离开过儿科医院。她享受这种每天面对孩子，思考如何治愈孩子的工作状态。

“你若真心相待，孩子是会知道的”，徐虹这样说。她的手机 24 小时保持通畅，患儿遇到困难时，家长可以随时拨打她的电话。

一、“把每一位病人都当作自己的亲人”

2015 年，徐虹接到了一通特别的电话，来自 21 岁、如今已被评为“浦东新区三八红旗手”的小丽。小丽的另一个身份则是徐虹 16 年前的病人。

当时，小丽因瘫痪导致反复尿路感染，甚至引起了尿潴留。在最无助的时刻，她来到了儿科医院，而后遇见了徐虹。在徐虹的悉心治疗和温柔鼓励下，小丽逐渐变得自信、开朗，获得了面对疾病和未来的勇气，连她的妈妈也感到惊讶：“小丽脸上的笑容变多了，甚至乐于和人交往了。”多年来，小丽一直忘不了这次经历，在电话里对这位总是笑盈盈的、几乎改变了她一生的“徐妈妈”致以感激。

1984 年，22 岁的徐虹从上海医科大学（如今的复旦大学上海医学院）毕业，进入复旦大学附属儿科医院工作。当时儿科医院规定，家长是不能陪伴患儿住院的。于是，在诊治患儿疾病的同时，徐虹在工作之余也常常承担了他们在医院里的“妈妈”角色，为孩子调辅食、一口口地喂他们吃饭。纯真可爱的孩子们触动了徐虹内心中柔软的部分，从此，她便与孩子们结下了一生的缘分。

徐虹予以每一位患儿充分的尊重。她坚信，孩子拥有了解自己的病情和治疗策略的权利，也拥有独立的思想，能够感受到医生的真心。在诊疗过程中，徐虹总会看着孩子的眼睛，抓着他们的小手，轻轻蹲下，在与孩子同等的高度下，亲切地与他们讨论病情。

为了切实关注患儿与家属的心理状态，在徐虹的努力下，复旦大学附属儿科医院自 2013 年启动“关注患儿就医体验”三年行动计划。医院打造志愿服务基地，成立了 50 余支针对不同疾病的专科志愿者团队，服务范围覆盖院内外，使万余人从中受益；成立社会工作部，形成由专职医务社工主导、医务社工助理及专科志愿者协助、第三方社工机构合作的儿科特色专业社工团队；对于患有慢性病的儿童，医院成立了“病友俱乐部”与“儿童健康夏令营”，为他们提供一个和谐、积极、阳光的环境。在医护人员、专职社工与志愿者的共同呵护下，患儿们相互交流，彼此鼓舞，积极配合治疗，感受到内心的联结与温情。

2020 年，新型冠状病毒肺炎（简称新冠肺炎）疫情期间，对于远在武汉的儿童，徐虹依旧不忘为他们送上关怀。

武汉儿童医院与复旦大学附属儿科医院长期有着良好的学术交流关系。2020 年，新冠疫情在武汉爆发后，徐虹率医院党委于第一时间发出慰问信，表达对他们抗疫工作的支持，并与武汉儿童医院、上海音乐学院共同启动“沪鄂童心守护行动”项目。

“沪鄂童心守护行动”密切关注湖北、上海等地儿童居家学习期间的身心健康，提供 27 个临床专业 300 余名专家的线上问诊服务，累计共 6 万余人次从中获益；定期开展直播义诊，进行免费医疗咨询，观看人次达到 30 余万。

徐虹留意到，居家学习期间，儿童的内心时常笼罩着紧张、焦虑、不安等情绪。为此，她们在互联网平台新开设了“艺术课堂”与“心情树洞”两个板块，邀请来自上海音乐学院的艺术、体育、教育工作者，开展多元维度的线上辅导，为儿童输送爱心与温暖。通过互联网桥梁，两地的资源得以汇集与共享。父母在前方投身抗疫工作，子女们则在艺术的帮助下，逐渐缓解了忧虑焦灼的情绪。

徐虹坦言，尽管医学水平正不断进步，但仍有很多局限，且对技术的探索仅能缓解病人身体上的痛苦，而病人心理层面的问题往往才是影响治疗整体效果的关键。因此，医生的职责不仅是要把病人的病治好，还应具备爱心和责任心，把每一位病人都当作自己的家人，给予温暖和关爱。

“偶尔治愈，常常帮助，总是安慰”是徐虹从医的信条。“当我们选择成为一名医学工作者时，就要有南丁格尔精神，多多安慰和帮助患者，”她强调，“人文关怀在医学领域应该有最好的体现。”

二、 生命不能等待

住院、出院、复发、再住院……肾病的治疗周期漫长，令患病的孩子和家长极为辛苦。更令人遗憾的是，很多孩子发现得病时已是晚期，依当时的医疗条件无药可治。揪心于这些难题，徐虹决心将儿童肾病作为主攻方向，以期为肾病患儿的家庭减轻痛苦。

20年前，徐虹在日本、澳大利亚等国进修期间，认识到国内外小儿肾病诊治水平存在差距——那些患有肾衰竭、尿毒症的孩子，在国外能恢复健康，在国内却碍于医疗技术局限、经济困难等原因而不得不放弃治疗。这一差距激励她回国推进儿科肾病的研究，为孩子们带来更便利、有效的治疗。

肾功能衰竭早期往往没有明显症状，而中国孩子过去没有尿筛查的习惯。因此，过去的儿科医院肾脏科住院的病人多为4、5期的晚期病人为主。这让徐虹意识到，生命不能等待，建立普遍、全面、便利的筛查模式，对肾脏病及时发现与干预至关重要。

多方调查后，徐虹率领团队建立了国际上首个儿童肾脏病“两阶段双项筛查”模式，即学生的尿液检查和高危新生儿的泌尿系统超声筛查。将临床与公共政策结合，这一模式为儿童肾脏病的“早发现、早治疗、早康复”目标提供了有力的保障。

“两阶段双项筛查”模式被由点到面地在上海推广，并在全国建立示范基地14家，如今已能见到显著效果：儿科医院初次就诊的肾脏病患儿中2、3期的早期病人明显增多，儿童尿毒症（慢性肾脏病5期）病例占慢性肾脏病2～5期的构成比由25％降至15％。

对于尿毒症末期的儿童，肾脏移植和透析是最主要的两大治疗手段。其中，透析主要分为血液透析和腹膜透析，对于幼龄儿童而言，血液透析难度较大，腹膜透析相对更便捷和安全，在国际上应用范围也更广。为了让更多中国患儿及时得到规范的肾透析治疗，徐虹推动以居家自动腹膜透析技术（APD）为核心的肾替代疗法，建立国内首个、同时也是目前国际上规模最大的规范化慢性肾脏替代治疗（透析和肾移植）基地，5年生存率90％，腹透相关腹膜炎发生率降至0.34次/病人年，领先于国际。同时，徐虹持续在儿科医院举办国家卫健委腹膜透析标准操作规程儿科培训会，培养更多的专业医护人员。

同时，对于经济条件受限而就医困难的家庭，徐虹牵头成立多项慈善基金，为贫困患儿提供支持。

徐虹成立“儿童慢性肾衰竭慈善救助基金”的念头起源于一场抢救手术。2001年，8岁女孩莉莉罹患肾功能衰竭晚期，两个肾脏完全萎缩，情势危在旦夕。唯有通过腹膜透析，才能代替肾脏的功能，过滤女孩体内的毒素。然而每次透析的时效有限，为了维持莉莉生理功能的正常运转，必须达到一天一次透析的频率。高昂的医疗费用很快让莉莉的家庭无法承担，即使卖掉住房也无济于事。眼看家里的积蓄日益减少，女儿身体衰弱，严峻的现实与生活的重压让这个家庭难以喘息，在夹缝中抗击病魔，艰难前行。幸而在与病魔抗争的第4年，莉莉终于成功找到了肾移植的供体。徐虹为她完成手术，她得以返回校园，重新开启人生。

然而，徐虹意识到，更多与莉莉境遇相同的患儿则没有这么幸运。

目前，中国约有200万儿童患有慢性肾病，每年约有2000例新发的尿毒症患儿。在徐虹从医多年接触的患儿中，有半数以上受限于家庭条件，未能坚持透析治疗。

生命不能等待，徐虹不忍眼睁睁看着一个个鲜活的生命凋落。她下定决心，不能让经济费用问题成为患儿通往健康道路的绊脚石，于是开始着手募集慈善基金，希望动用全社会的力量来帮助更多孩子恢复健康。

从零开始的募集并不容易。项目开始之初，几乎没有人愿意提供募捐，直到，她们成功收到了来自上海市儿童基金会的第一份捐赠。并于2002年6月1日正式成立“上海市儿童健康基金会儿童肾功能衰竭帮困专项基金”，为家庭经济特别困难的0～18岁上海儿童提供腹膜透析、肾移植手术，以及移植后排异治疗的经济支持。

此后，资金募集的艰难状况逐渐有了好转。2010年，由上海市慈善基金会徐汇分会、龙华古寺与复旦大学附属儿科医院共同发起的“生命源泉——龙华古寺儿科肾病专项基金”正式成立，面向全国尿毒症贫困儿童开展救助。在该基金支持下，儿科医院成立“生命源泉儿科透析基地”。

从2003年成立社会发展部专人管理慈善基金开始，到2012年引入医务社工，进一步专业化、制度化、规范化、标准化及信息化的管理专项基金，经过近20年对医学慈善模式的探索和实践，复旦大学附属儿科医院已经建立了一整套规范的慈善基金管理模式。

“医学在左，慈善在右”，徐虹和她的团队始终全力以赴，致力于在诊疗的最佳时间内，让来自全国的孩子们获得医学救治与经济支持。

三、让“不可能”成为可能

徐虹从事医学、治病救人的心愿始于小学时担任卫生员的经历。年幼的她负责教同学们做眼保健操，帮助受伤的小朋友涂紫药水、红药水。那时，在她心中，医生也是这样一份救死扶伤、帮助有需要的人的职业。“久而久之，长大学医的种子就慢慢地在心间发芽了。”

1979年，徐虹顺利考入上海医科大学，毕业后进入儿科医院。学习生涯中，她持续专注儿科学和儿童肾脏病学，喜欢临床诊疗和查房、和患儿及家长进行沟通，也逐渐享受在实验室探索科研。徐虹兼顾工作与研究生学业，除此之外依然不断学习，增进医疗技术。她跟随儿科教研室主任、肾脏组组长郭怡清教授不断拓宽学科视野，跟随方利君教授进行学科前沿的科研研究，也跟随着导师盛芳芸教授对小儿肾脏和风湿病疑难病例进行条分缕析。

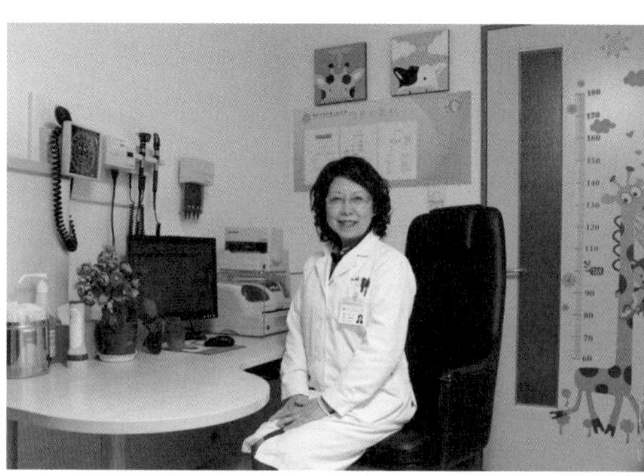

徐虹在工作中

儿科的教授们不仅在学业、医术上向徐虹传道授业，他们一心为病人着想，急病人所急、想病人所想的精神也深深感染着她。受前辈们的影响，1987年，徐虹加入中国共产党。“选择学医就是为了帮助更多的人，加入中国共产党就有更高的目标和追求，为病人多做一点，帮助他们消除疾病的痛苦，为他们带去生活的美好希望。”

如今，徐虹已成为儿科医院的党委书记。行医、科研、教学之外，行政管理工作也成为了她工作的重心所在。在她看来，行政管理工作非常考验个人智慧，如何凝聚身边的同志，有序、有效地推动工作的开展与落实，都需要不断地学习与思考。同时，行政管理工作也让她能够站在更高的角度，不仅仅思考如何做一名医生，做一名老师，更常常去思考，如何发动团队的力量去创造更多的“不可能”。

2020新冠肺炎疫情暴发之初，身为党委书记的徐虹挺身而出，起到了先锋模范作用。1月21日，抗击疫情战斗一打响，她就组织召开了第一次支部书记会议，并于1月31日成立救治前线临时党支部，强调发挥党支部战斗堡垒作用。

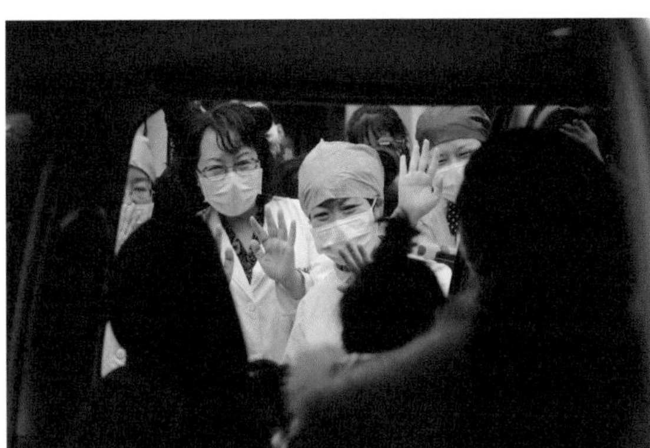

徐虹送别新冠出院患儿

徐虹率领专家组建“抗疫专家督查组”，对防疫工作进行高效统筹与专业指导。督查组成员包括人大代表、政协委员、党支部书记、科主任、统战高知和资深专家等。众人深入一线，实地考察，切实发现问题，并提出了加强岗位防护要求，优化门急诊就诊流程，注重对住院患儿的关怀与管理等一系列应对措施。全院上下形成紧密配合、相互协作的整体，为防疫工作的有序进行提供了最有力的保障。

徐虹也密切关注一线医护人员们的心理状态。在她的组织下，高强度工作状态下的一线人员得到了专业的心理疏导，感受到来自后方的关怀与支持。她也引领党支部，在微信群中相互分享欢笑与鼓励，有人过生日时，大家通过视频送上祝福。在最紧张的一线工作岗位上，常有鲜花绽放。

受徐虹等党员的鼓舞与感召，在疫情最艰难的时刻医院党委共收到 25 份入党申请书，传染科病房主任曾玫教授和传染科病区护士长夏爱梅老师成为上海首批“火线入党”人员。前方是严峻的疫情，后方则是需要保护的群众，身边是强大有力的组织与并肩作战的同志们，他们坚定信念，在党旗下立誓，转身继续投身于疫情防控之中。

在她是医学生的时候，中国现代妇产科奠基人林巧稚的光辉感人事迹广为流传。徐虹也一直将林巧稚老师视作自己的榜样。在 1986 年儿科医院首届青年医生演讲比赛中，徐虹讲述了林巧稚一生的故事——林巧稚一生接生了 5 万多名婴儿，不论病人身份高低，都一视同仁地给予照料与关心，更是以一己之力降低了中国婴儿与产妇的死亡率。她虽然没有自己的孩子，却被尊称为“万婴之母”。比赛中获得了一等奖的徐虹，于比赛之外也时刻牢记着榜样的精神。

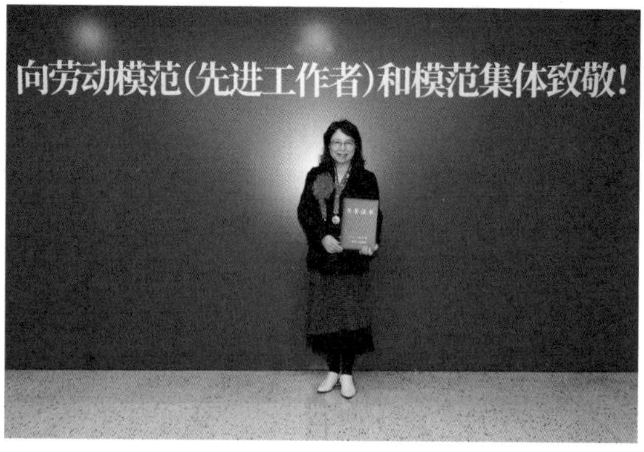

徐虹参加上海市劳模颁奖

"一切为了孩子"成为她多年行医道路上坚守的信条。

在徐虹看来，"一切为了孩子"是作为一名儿科工作者，在任何时间、任何场合都应遵循的信念。面对一次次严峻的考验，她始终没有忘记让理解、包容、共情与爱的光芒，平等地温暖每一位孩子的心灵。

复旦青年记者　赵睿佳　黄嘉茵　主笔

复旦青年记者　朱思言　编辑

何小豪　王诗妮　苏晴　校稿

徐　虹

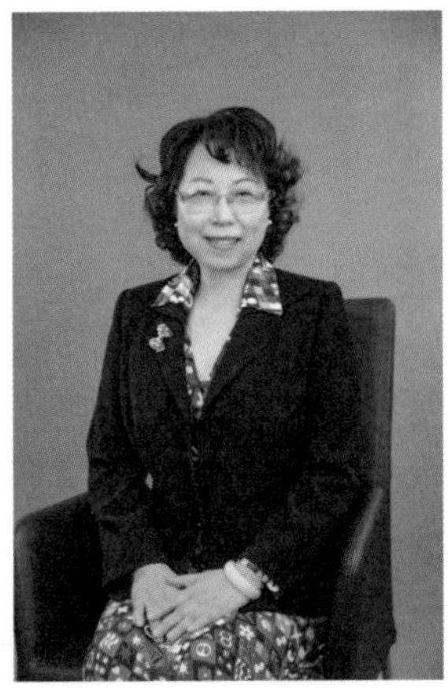

徐　虹　教授、主任医师、博士生导师、复旦大学附属儿科医院党委书记。2010 年入选上海市优秀学科带头人，2015 年入选上海市医学领军人才，主持国家级和省部级课题 20 余项，以第一作者/通讯作者发表 SCI 论文 30 余篇、核心期刊论文 50 余篇，牵头制定《儿童肾脏疾病指南/专家共识》，主编《儿科肾脏病学》。现任中国医师协会儿科医师分会肾脏专委会主任委员、中华医学会儿科学分会人文建设委员会主任委员、上海市优生优育科学协会（上海市妇幼保健协会）副会长及党建和妇幼文化建设专委会主任委员，获"2014 年度上海市科技进步奖"和"宋庆龄儿科医学奖（2015）"、上海市"慈善之星"（2015）、中国女医师协会五洲女子科技奖（2017）、第六届中国儿科医师奖（2018）及 2020 年上海市劳动模范（先进工作者）等荣誉。

华克勤：被人需要是一种幸福

在担当中历练
在尽责中成长

华克勤

“怀揣着最初的医者梦想，30 多年来，华克勤的仁心仁术和高尚品格感染着每一位结识她的人。她常说被人需要是一种幸福，这是女性柔美的写照，更是医者的价值所在。在被需要中成就自身之美，正是对“最美女医师”的完美诠释！”

这是 2016 年复旦大学附属妇产科医院主任医师、教授，妇产科医院党委书记华克勤被授予“上海最美女医生”称号时的颁奖词。位于上海市黄浦区方斜路 419 号的那片历史悠久的“红房子”，见证了她从复旦学子到如今博士生导师、党委书记的身份转变和砥砺探索。

一、 薪火相传——从学子到领路人

华克勤的博士生导师是丰有吉教授，他也是复旦大学附属妇产科医院的前院长，回忆起这位医学路上的恩师，华克勤医生直说“他给我的指导和教诲，是受益终生的。”当时丰教授是分管医疗的副院长，因为要出国1年，便提议让华克勤来担任院长助理。年轻的华医生资历尚浅，也缺乏中层干部的经历，她连连表示不行，如果丰教授在国内，至少还有他做后盾，但是他远在海外，初出茅庐的自己真的能承担起这个巨大的责任吗？

然而丰有吉教授非常坚定，不断地鼓励华克勤医生，这给了她极大的信心，最终她决定接下重任。当华医生遇到问题困惑时，便拿着当时还像“砖头一样”的手机和丰教授打跨洋电话，师生之间凭着不断的沟通和巨大的信任，完成了工作和精神的传承。

“有种说法是，带出徒弟饿死师傅，我是非常反对的。”华克勤医生在丰教授的不断激励和信赖下，踏出了自己的医学道路。而当她身份转变成为导师之时，她也继承了这种毫无保留、诲人不倦的教育精神。华克勤医生相信，每个人到人间都是一个过客，重要的是能为这个世界留下些什么，这才是个人的价值所在。无论是不是自己的研究生，华医生都会尽可能地去帮助提携每个后辈，“如果学生能够在任何一个方面超越我，这是最能够体现我价值的地方。”

敢于放手、充分信任是华克勤在工作中一贯的坚持。“一方面，我会叮嘱他们，要把每一台手术都当成是自己的第一台手术那样认真对待；另外一方面，我也主张，在做好充分准备的前提下，放手让他们大胆一试。”无论是临床，还是行政工作，华克勤对年轻医生和员工都充满着信任，总是鼓励他们放手大胆地去实践，而她则在一旁做好监督和保障，只有这样才有利于提升年轻人的积极性，促进他们成长。如今已成为主任医师的丁景新说：“我最感动的是，当我还是个小医生的时候，华书记就已经让我上台主刀，并且亲自为我扶镜指导。”

“如果在一个学术会议上，不是只有我上去发言，而是我的学生们都能去演讲分享，那就是我最开心的时候。”华克勤说道。在她的言传身教下，新一代的“红房子人”践行着“博爱、崇德、传承、创新”的院训，尽心尽力地呵护妇儿的健康与平安。

在复旦大学附属妇产科医院，每个人都能找到前进的动力，因为“每天都能接触到华书记这样的好榜样”，华克勤医生一直秉持着“培养出超越我的人”的教学精神，她的理念和行动也正在后辈中传承。“非常庆幸我培养出了很优秀的学生”，华克勤医生相信，将来等到她交班的时候，这些后辈能够继续实现自己的理想。

除了医术教学精神上的传承延续，华克勤医生也不负老一辈“红房子人”的嘱托，推动复旦大学附属妇产科医院建设更上一个台阶。华医生还记得，多年前妇产科医院只有黄浦这一个 18 亩的院区，地方狭小，大大局限了医院的发展。面对困境，丰院长果断做出拓展新院区的决策，并主动出面，不断地和政府沟通联系，终于建成了如今的杨浦院区，从而为妇产科医院创造出巨大的发展空间。同时，尽管医院的装修条件简朴，有些墙砖在不断地翻修下外观显得不统一，但丰院长坚持为医院引进先进的医疗技术和器械，为每个手术室配备最好最齐全的设备，确保医院的医疗水平能不断升级，始终走在国内乃至国际前列。

如今，作为妇产科医院的党委书记，华克勤始终努力平衡医疗业务和医院行政两方面的工作，站好每一班岗，坚持“党委领导下的院长负责制”，并努力在多学科交叉、产学研结合的过程中探索创新，为医院申请前沿课题，引进并推广最新技术。在华克勤的主导和引领下，医院 11 个“康乃馨有约”医疗健康服务品牌项目先后建立，涉及女性婚育期、生育后期、围绝经期等各个环节，涵盖女性全生命周期，同时做到院前干预、院中诊治、院后康复的一体化全程健康管理模式，在女性各个生命周期中发挥作用。“妇癌康复之家”“枣子树行动”“红丝带俱乐部”“流有关爱”“术前安抚”“顺产 GO GO GO”“快乐宝贝家早产儿俱乐部”“盆友驿站”等极具妇产科特色的志愿服务项目使医院人性化服务的触角得以延伸，成为了和谐医患关系不可或缺的纽带，也成为了众多志愿者实现自我价值、成长服务社会的最佳实践舞台。2017 年，医院获评全国文明单位。

在华克勤的倡议和努力下，越来越多的人参与到患者术后康复以及院外关怀工作中来。近几年，在上海市慈善基金会和爱心企业、社会各界爱心人士的大力支持下，医院先后成立了“贫困乳腺癌患者手术救助基金”“早产儿救治帮困救助基金”“改善医疗服务专项基金”“妇科疑难专病帮困专项基金”等公益基金 4 项，共计 50 余万，募集物资超过 170 万元，使得越来越多的妇女儿童得到重点关注和及时救治。

此外，身兼全国及上海多项学术领域重要任职的华克勤，更致力于建立起全市妇科质控三级管理网络，牵头制定 14 个妇科单病种《质控标准规范化手册》，打造了妇科质控的上海品牌。2019 年起，她又联合长三角妇科质控中心制定并发布了《长三角妇科单病种质控标准》，以期在更大区域内施行妇科同质化管理，全面质控，惠及患者。

从年轻学子、院长助理到前辈导师、党委书记，华克勤一直不变的是对医疗事业的忠诚和毫无保留的付出。薪火相传间，是一代代“红房子人”和“上医人”的使命与担当。

二、 屡创医疗成果，维护女性尊严

华克勤现任中华医学会妇产科分会常委、上海医学会妇产科分会前任主委、中国医师协会内镜医师分会副会长、上海市医学会妇科肿瘤分会候任主委、上海市妇科质量控制中心主任，她在科研与临床上，一直走在前沿。

“对女性来说，她们的需求和一般人是不一样的，女孩子非常重视完整的肌肤。”华克勤一直以“维护女性尊严”作为自己的工作准则。在妇科微创之路上，前人的步伐不断迈进，荆棘的丛林无人涉足。华克勤不断探索，屡破医学禁区，收治无数其他医院不愿意接收的疑难杂症，如妊娠合并妇科肿瘤、生殖道畸形等，为无数女性带来了“能和正常人一样生活”的可能性。

华克勤说：“对很多生殖道畸形的女孩子而言，她们可能刚值青春期，她们也希望能保留自己的隐私和未来正常恋爱的可能性。”为了尽可能地减少瘢痕，保护女性隐私，华克勤及其团队以“单孔”或是“自然腔道”的方式为她们实现梦想。但这样的手术方式对于医者而言，却是一种挑战，需要在长达几小时的手术时间里，在有限的操作空间里保持一种姿势为患者进行手术。常常一场手术下来，肌肉酸痛得近乎麻木。尽管如此，也没有让华克勤退缩，“这很值得”，华克勤微笑着回应。

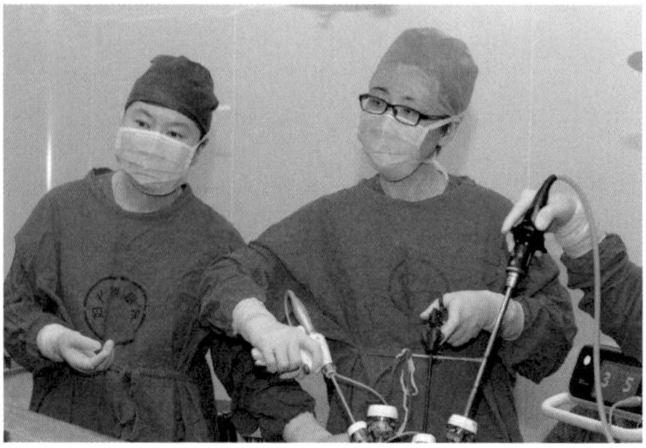

华克勤在进行单孔腹腔镜手术

单孔腹腔镜手术需要使用单孔器，高额的费用只能由患者自费。在参观完外国专家手术后，华克勤不断琢磨，学习思考后创新的点子又冒了出来，立马带领学生不利用任何辅助器械进行了一台单孔手术。把皮肤划开，推开脂肪，利用筋膜层的硬度做了一个小平台，代替了单孔器。手术非常成功，她就这样又成为了国内最早尝试不用辅助单孔器就能做单孔手术的专家之一。

从完成“国际首例孕中期合并宫颈癌患者保留宫体及胎儿的广泛腹腔镜下宫颈切除术”到“国际首次采用生物网片阴道成型术为先天性无阴道患者再造人工阴道”……她以创新回应临床难题，在保证患者生命安全的前提下，将“不可能”变成“可能”，不仅着力于解决病人的病痛，更尽可能地为她们保留生殖器官，保全生育需求，保持生理功能，以维护女性尊严。

在保留生育功能的妊娠合并宫颈癌诊疗中，华克勤始终走在国际前列。近20年妊娠期宫颈癌患者5年生存率达94%，新生儿存活率达100%。不仅如此，带着她的研究成果，她和她的团队多次受邀参加美国AAGL及欧洲ESGE妇科内镜协会组织的国际顶级妇产科学术会议，进行前沿技术交流。团队成员在大会上的发言、手术视频演示占中国投稿发言者的半数以上，不仅在世界妇产科领域发出了“中国声音”，更为中国妇科微创技术的国际化推广做出了突出贡献。

宫颈癌是最常见的妇科恶性肿瘤。原位癌高发年龄为30～35岁，浸润癌为45～55岁。近年来，其发病有年轻化的趋势。世界卫生组织2020年统计结果显示：全球宫颈癌每年新发病例近60.4万人，死亡约34.2万例；其中我国每年有10.6万新发宫颈癌病例。如今，宫颈癌疫苗虽已上市，但普及尚需时间，及时筛查仍是防治宫颈癌的重要手段。

但是，基层地区缺少宫颈疾病专科医生及病理医生，无法进行宫颈癌初筛，依靠医疗援助和外出就医，还是不能完全解决当地妇女及时进行筛查的问题，且增加了患者的医疗成本。为了帮助这些地区的患者，近年来，华克勤开展了跨界科研合作，将大数据和AI运用于宫颈癌及癌前病变的全流程诊治中，建立云平台，设计辅助医生进行宫颈癌筛查的AI工具集。目前，这项研究已完成验证，进入推广阶段。“这套工具的筛查判断能力目前已经达到主治医师的水平，我希望能以此帮助更多边远地区的女性在家门口就能通过有效的筛查及早发现宫颈癌，并得到及时的治疗。”这是华克勤的梦想。每天面对妇科恶性肿瘤患者，她最大的愿望就是“早一点，再早一点就好了”。因此，对于采用人工智能推动医疗技术落地基层，实现医疗资源平均分配的探索，华克勤不遗余力。接受采访时，华克勤说：“我觉得这是一件很有意义的事。希望在基层医院的参与下，进一步提高模型的精准性，就像‘阿尔法狗’一样，在迭代中更加智能。”

华克勤还将这样的创新用于临床科研中，在长链非编码RNA、遗传性致病基因探索等方面实现了零的突破，在*Cell Research*等国际著名学术期刊上发表论文，为更多妇科肿瘤、生殖道畸形患者的治疗康复带来了新希望。近年来，她获得国家级及省部级课题20余项，发表学术论文220余篇，其中SCI收录论文130余篇，获发明专利5项、实用新型专利5项。临床科研成果达国际先进水平，相关技术已转化为临床成果，在各级各类医院推广应用。

奖项、荣誉为华克勤的简历不断增彩，而这背后更是她十几年如一日的深耕精耘。

学医做人，华克勤始终走在前列；创新探索，她的血脉里有着复旦学子的基因。

三、十大医务青年，是荣誉更是责任

华克勤始终如一日坚守在医疗前线，用手术刀诠释医者初心。作为首届复旦大学“十大医务青年”，这 20 年间，她对这一荣誉的理解也在不断加深。2001 年，还在做院长助理的华克勤，本要去参加“十大医务青年”的评选活动，但由于当天有病人需要抢救，她毅然决然地选择了坚守阵地，放弃了现场陈述的机会。原本以为荣誉就此错过了，但评选结果公布，她的名字赫然在列。这一结果使华克勤非常意外，也大受感动。

在她看来，“十大医务青年”这个奖项的评选是非常有意义的，既是一份闪亮的荣誉，也是一份沉甸甸的责任。整个评选体系的标准是非常清晰的，最首要的就是做一个好医生。此外，从曾经获奖的这些人员来看，其中已经有不少成长为中国医疗领域的中流砥柱，不仅有院士涌现，他们的学科成果也是位居世界前列。在华克勤眼里，这个奖项的设置具有极高的前瞻性，精准地捕捉到了医疗领域的好苗子。尽管已经是中国妇科微创技术的领跑者，但她的姿态仍旧谦卑，认为自己不过是个岗位上的普通医生，这种格局和态度将医者风范体现得淋漓尽致。

对于华克勤来说，她的幸福很简单——只要能看到病人早日康复，看到疾病的阴霾从病人脸上消失，看到病人重新找回失去已久的笑容，她就会感到很幸福。“有时候，病人对我们一句不经意的赞扬，就会让我们感到很幸福。对于一名医生来说，只要感觉到自己被需要，就能体现出我们的价值。”

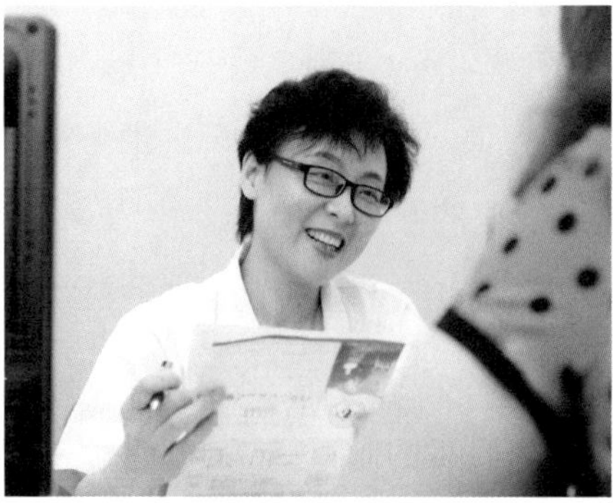

华克勤与患者交流

不仅如此，对于医生和病人的关系，华克勤也有着自己独特的理解。她认为，病人在医生给自己治病的时候可能心怀感激，而医生在病人信任自己，把生命托付给我们的时候也应怀着感激之心，“因为从某种意义上来讲，是病人成就了医生的成熟和成长。”

谈及未来工作中的新目标，即将迈进花甲之年的华克勤，感慨已经到了该交班的时候。虽然作为医生或教师身份的日子只剩下短短几年，但华克勤坦言会站好最后一班岗，尽全力开展好医院的工作。另外，她也希望把手头一些临床研究的课题完美地完成，呈现高质量的研究成果，能够在有限的时间，改变一些国际的指南，在国际舞台上发出更多中国医生的声音。

人的时间终究有限，如何兼顾家庭和工作，管理时间至关重要。在中国传统的家庭分工中，女性往往承担了更多的家庭责任，包括赡养老人、照顾孩子、料理家事等。作为女性，华克勤谈及自己家庭，觉得多少有几分愧疚。在未来，她希望能有效管理自己的时间，抽出更多的时间来陪伴家人。作为高年资主任医师、博士生导师，她在时间管理方面的感受是，不是所有的事情都需要亲力亲为，要懂得培养梯队，让更多的年轻医生尝试着承担相应的职责，从而她可以腾出更多时间做更重要的事情。

对于退休以后的生活，华克勤有着不一样的期待和展望。从医这么多年，她始终忙于工作，天天与病人打交道，无暇去兼顾自己的生活。未来有了真正属于自己的时间，她想尝试更多活动，培养丰富的兴趣爱好，比如画画、练练书法，或者学学钢琴。

华克勤始终坚信善良与仁爱是可以传递的，她以自己的实际行动感染着身边的每一个人。每年，她都会带头看望医院的老专家、老教授，号召全院以各种形式纪念老一辈“红房子人”，提醒年轻的医护人员不忘初心，在点滴工作中实践大爱。而她独创的“五点工作法”，即多一点创新、多一点突破、多一点爱心、多一点帮助及多一点传承，也在学生们、后辈们中广为流传。

作为教师，华克勤对上医的学生们有着更高的期待。她在求学时也和大多数学子一样，以上医和复旦为荣。但她希望所有学生能秉持着更高的理想信念，在离开学校或者开始医学生涯后，可以真正让母校以你为荣。年轻人必须怀揣这样一种志向，才能不断鞭策自己，在自己的学业中或是医学工作中能够走得更远，走得更好，走得更高。

华克勤说：“自己的幸福很简单，源于被病人需要，被患者信任。”这是她的动力和梦想，也是她的人生信条。从医 35 年来，华克勤不断探索、勇于突破，凭借精湛的医术成为中国妇科微创技术的领跑者，更怀揣对病人的诚挚关爱、温婉谦逊，诠释医者初心，感动着身边的每一个人。

潘雯智　何畅　周萧燕　采访、撰稿

何小豪　王诗妮　校稿

华克勤

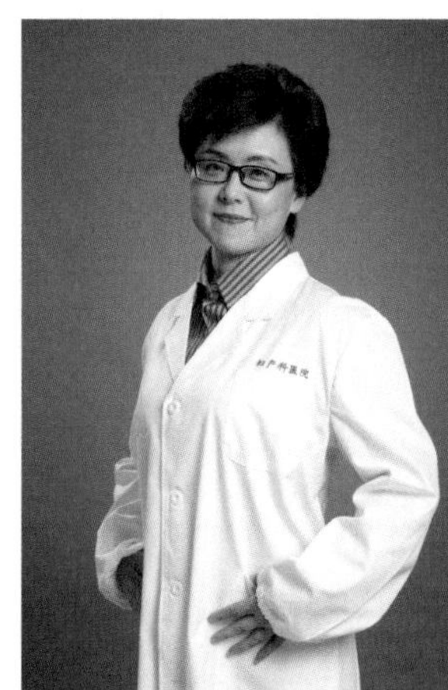

华克勤　复旦大学附属妇产科医院教授、主任医师、博士生导师、复旦大学附属妇产科医院党委书记。担任中华医学会妇产科分会常委、中华医学会上海妇产科分会前任主任委员、中国医师协会内镜医师分会副会长、上海市医学会妇产科分会妇科肿瘤分会候任主委、上海市妇科质量控制中心主任等。担任《中华妇产科杂志》《中华医学杂志》编委。以临床工作为基础开展课题研究，获得国家自然科学基金等 20 余项国家级和省部级课题，取得发明专利 5 项、实用新型专利 5 项。发表论文 250 余篇，其中 SCI 收录论文 130 余篇。主编专著《实用妇产科学》。先后获得全国优秀科技工作者、上海市领军人才、国家科学技术进步二等奖、上海医学科技进步一等奖、中华医学科技进步奖三等奖、上海政府质量金奖、上海市优秀党务工作者、上海市“三八”红旗手标兵、上海市巾帼创新奖、上海工匠、上海市五一劳动奖章、上海市优秀博士论文导师、复旦大学校长奖、复旦大学研究生心目中的好导师、复旦大学钟扬式好导师等诸多称号。

周行涛：追光者，永远在路上

传承上医人的精神
为患者提供最好的帮助

周行涛
2021.2.25

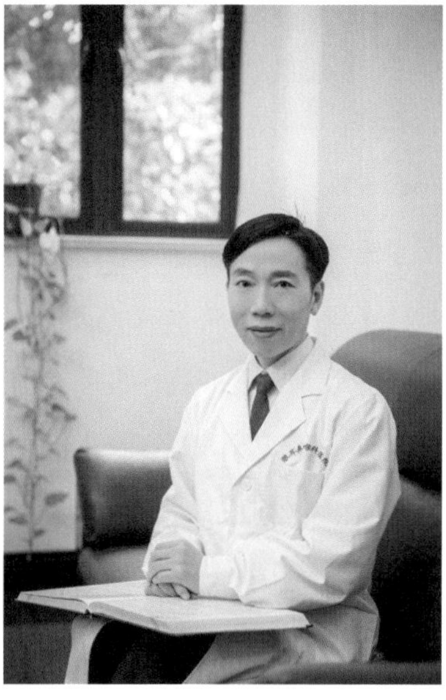

周行涛在会议室中

2021年2月25日，傍晚5点41分，在复旦大学附属眼耳鼻喉科医院，周行涛结束了下午临时安排的门诊和一场手术，走进一间会议室，落座、摘下口罩，准备接受采访。他的眼神微微下垂，嘴角总是抿成一个略弯的弧度，看起来始终在微笑。“儒雅随和”，正如不少患者形容的那样。

采访结束已接近晚上9点，记者刚欲离开，便有人走入会议室，接下来周行涛还有工作，为一个全飞学习班授课。

无论是因公出差，还是在院工作，周行涛总是步履匆匆，忙碌是他的日常，连节假日也有“常态”工作，单单在2月12日大年初一这天，他就完成了13台眼科手术。就在这一天，他带着眼视光志愿者团队，为响应“原地过年”的新上海人提供诊疗服务，包括为近视患者做手术。

“医者父母心”是周行涛的座右铭，也是他一路向前的内在动力。唯有通过医生的心，现代医学技术抵达患者时才会带有人的温暖，这是“医者父母心”内核的温度。

一、一步到位：“精益求精的N次方”

欧洲著名生物医学专家排名机构“Expertscape”公布2010—2021年“全球近视领域专家”国际排名，周行涛在全球近2万名近视眼专家中位居第八位，中国排名第一。

周行涛是中国全飞秒激光手术第一人，带领团队完成了全球最多的全飞秒病例，发表了最多的全飞秒论文，并且命名SMILE-CCL技术，建立“亚太国际屈光手术与SMILE培训中心”。全飞秒激光手术即在角膜基质层内用激光制作微透镜，然后通过极小的2毫米边切口将透镜取出，相当于在角膜上“精制一枚镜片”以达到矫正近视的目的。预约周行涛团队做全飞秒手术的患者常常排起长队，为了尽可能满足需求，周行涛总是不断改善服务流程，为患者就医提供方便，团队统一质量控制，高效精确地完成每一台手术。

不仅在全飞秒领域“飞得快”，在眼内镜植入矫正近视领域，周行涛带领团队也取得显著成绩，最早在国内开展EVOICL，也是临床实践与科学研究两手抓，并主导了我国近视眼内镜专家共识。这种名为EVOICL的菲薄镜片，只有50微米厚，相当于一根头发丝的直径，中央有一个360微米的孔，这一技术近年发展较快。

受访前2天，周行涛为一位高度近视患者做眼内晶体植入手术，为了达到最佳拱高的效果，周行涛采取了两种不同的切口位置。对一只眼睛，他采取水平位的进入方式，另一只则由垂直位进入，目前眼科界还从未有人这样操作，但他却做到了“一步到位”，仅在十几秒之内完成整个手术，眼睛前房内的其他操作都“秒杀”！患者术后双眼视力分别达到了 1.5 和 1.2。周行涛表示：“要想两只眼睛都能达到满分，实在是太难了，非常高兴自己做到了。”

他特意回放了手术视频，“堪称完美”，他说，事实上，此次手术采用垂直位进入方式的单眼手术，他只花了 18 秒，而双眼手术总用时也不到 2 分钟。

这只是他操刀的数万台近视手术中普普通通的一例。从 2010 年完成国内第一例全飞秒激光手术至今，周行涛已带领他的团队成功完成全飞秒激光手术 13 万台以上。他的团队在去年的高度近视眼内镜 EVOICL 就超过 5 000 多台，他的进步就来自这每一例实践。

在视光学科医学技术方面，周行涛身上有许多个“第一”的光环。他在国内第一个开拓了优化表层切削、 LASEK 技术，也是第一例全飞秒激光手术者、国内第一例高度近视眼内镜（EVOICL）手术者。尽管如此，他仍然在技术上不断谋求突破。周行涛说，实践当中一定要做到“精益求精的平方或者精益求精的 N 次方”，不仅要快、要精确，还要开拓、要创新。

随着全飞秒激光手术的普及，手术完成量越来越大，角膜基质透镜这一手术中常规被废弃的“透镜”大量出现。将它们“变废为宝”用于治疗角膜病患者，是周行涛团队一直在开拓的领域。他们先后用兔子和猴子做实验，最终证实将取出的透镜组织植入病变的角膜组织内，具有良好的可行性和安全性。他们尝试将这一创新技术应用于圆锥角膜等角膜病患者，取得了良好疗效。

周行涛及其团队从未满足于已取得的成就，而是不断地探索着全新的可能性。在周行涛团队筹备下， 2021 年 1 月 3 日，“中国角膜透镜再生转化联盟”在第十届“关爱近视 · 微笑论坛”上成立。更多医院的眼科医生将参与角膜透镜再生转化课题，推动临床应用，以冀能实现更多全飞秒手术患者角膜透镜的转化利用。

二、守护光明：“医者父母心”内核的温度

医生可以借助于各种各样的新的设备以取得最大疗效，精益求精的目标驱动着周行涛在精密仪器的毫厘间创新技术。但他清楚地明白，医学技术永远只是一个手段，机器终究是冰冷的，“使人更好”才是技术创新背后的出发点和内在动力。

周行涛来自基层，1987 年从宁波卫生学校中专毕业，到宁波镇海石化医院做医生，那时他 19 岁。老师告诉他，中国有一句老话叫“医者父母心”。当时的周行涛并不能完全感悟老师的用意，却从此记住了这句话，“不管是怎样的患者，我们都要怀着父母般的爱心去呵护。”

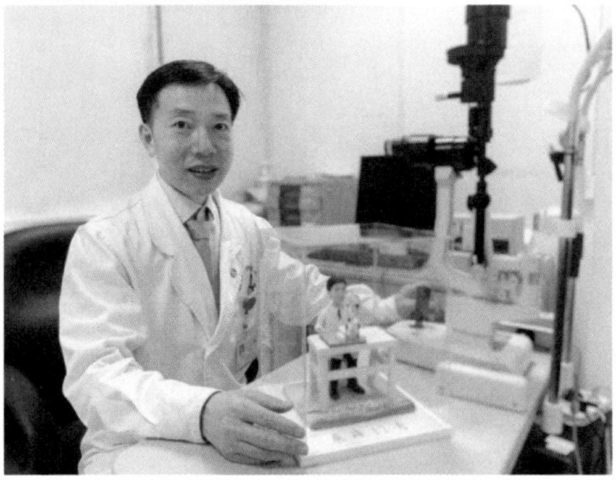

周行涛在实验室中工作

起初，作为一名五官科医生，从眼睛、鼻子到耳朵的鼓室成形术，在基层，周行涛“几乎什么都做”。而后来选择眼科则是一个“慢慢聚焦”的过程，也是自然而然的。人 85%的信息来自眼睛和视功能的加工，工作过程中，不止一次，有高度近视患者告诉周行涛，自己因为眼睛问题几乎对生活失去信心，在治疗后如获重生。眼科，在周行涛心里是追求光明的事业。

1993 年，他考上研究生，选择了眼科方向；硕士毕业后，他又来到上医完成博士学位。

到底什么是“医者父母心”？躬行之中，他慢慢有了自己的答案——对待患者，永远坦诚、以心相待。当患者一心渴求通过手术获得更清晰的视力时，医生有责任比患者想得更长远，唤醒他们理性的思考。

周行涛对是否施行手术非常谨慎。每次检查过后，他总会坦诚地告诉患者医学技术可以在多大程度上解决他们的问题，以及术后可能出现的并发症和需要承担的风险。甚至哪怕患者已经上了手术台，他还会与患者交谈，缓解患者紧张情绪，尽可能在患者身心状态适合下手术。不少患者分享诊疗经历时提到，“周医生人很好，说话好温柔。”

唯有通过医生的心，现代医学技术抵达患者时才会带有人的温暖。而一颗炙热的“医者父母心”，可以温暖多少人？在周行涛看来，医生所具备的科学知识赋予了他们责任，要影响更多的人，让更多人健康。于是走出医院，他又走入社会去帮助更多的人，与公益结下缘分。

2012 年，他承担国际奥比斯（ORBIS）“眼见为实”项目，联合 12 家医院，牵头公共知识讲座，传授视力检查与科学用眼方法，培训专业眼科医师与护士，并为 320 所学校普及防盲知识、为 40 余万人次筛查视力。在项目实施期间，他常常利用休息时间奔跑于各学校和活动场馆，带领医生团队深入到福利院、特殊学校，为那里的孤儿和残障儿童进行筛查和救助。

在福利院义诊的经历使周行涛感触良多。一次义诊中，最大的孩子约 16 岁，最小的只有几个月大，皆受眼疾所困。有个孩子才 3 岁，患了 Goldenhar 综合征。这种病又称小儿眼-耳-脊椎综合征，以眼、耳及颜面、脊柱畸形为主要症状。这个孩子的状况尤为罕见：他的半边脸是混元未开的，只留有一只眼。本该是另外一只眼睛的位置上，只有侧面残留的微小孔隙，半脸鼻子及颚部都没有发育开来。检查时，孩子却咯咯地笑着，融化了周行涛心中巨大的悲伤。他想，起码医生们可以努力恢复他左眼的位置，或是呵护他现存的这只清澈明净的眼睛。在那次义诊中，团队还发现了三个患有先天性白内障的孩子。通过手术，他们很有希望复明。

现有的医学可以在多大程度上帮到这些患有眼疾的孩子们？周行涛并不能

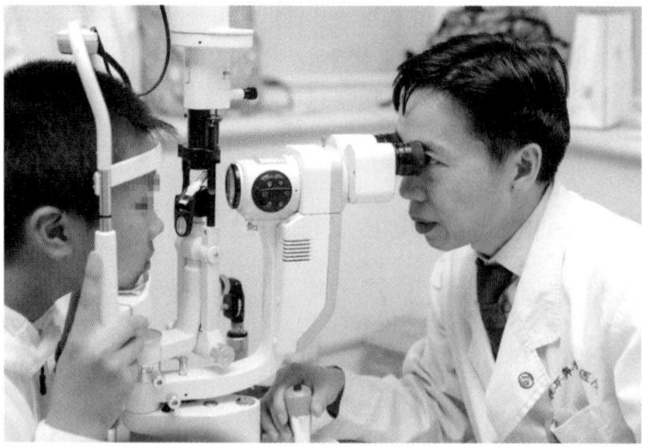

周行涛在为患者检查

够确定，但写道，“我确定我还会再来，因为那里有一双双渴望光明的眼睛。”

沿着医学技术精益求精之路一路走来，周行涛没有忘记技术的出发点是使人更好。作为一名眼科医生，他便肩负着为渴望光明的患者送去希望的使命。

借由互联网平台，他希望医生的知识可以传播得更广，最终到达需要相关信息的人们身边。周行涛热衷于分享医院的新成果、新活动和同道们的进展，打开他的朋友圈，映入眼帘的几乎全是对科普活动的宣传。2020 年 6 月，周行涛正式担任复旦大学眼耳鼻喉科医院院长。除了以身作则，他号召护士们也加入科普的阵营，甚至帮他们算了算：每个人一年写一篇科普小文章，短短四年内便能产出非常多的科普内容……

“我觉得没有一双眼睛是不美的。从做医生的角度看，无论状况多么‘糟糕’的眼睛，有了光，便有了一切。”周行涛说。

三、步履匆匆：“所有的拼搏都是加上时间的”

40 年前，还在读初中一、二年级时，周行涛上学要走七里的路。这 3 500 米，是一个孩子步行一小时的距离，他总是跑着走过。“上学的时候肯定是跑。跑一会儿走一会儿，跑一会儿走一会儿……”他把两只手掌立在桌上，向两边分开，比出一段距离来，就好像那条小路近在眼前。他喜欢早一点到学校，常常是第一个到达。

时光荏苒，几十年过去，汽车出行取代了步行，周行涛仍然在跑步。几年前的他，有时甚至晚上接近十一二点还在小区里跑步；下雨天，他带上雨伞，照跑不误。

周行涛钟情于跑步像极了他对待时间的方式——不甘于亦步亦趋行走，而要迈开步子跑起来，和流逝的时间搏斗。

采访途中，突然有人给周行涛打来电话。“不好意思，我接一下电话，”周行涛抱歉地笑了笑，转过身接起来电，“喂？……哦，我找一下，你等我 1 分钟！……等我 1 秒钟也行！”他低下头，手指飞快地打起了字。不一会儿，事情解决了，他重新坐下，把手机推到一边，“好了，我们继续说吧。”

对于他的忙碌，同事们深有体会。“我们的时间是按小时、按分钟算的，周院长的时间是按秒算的。”复旦大学附属眼耳鼻喉科医院团委书记韦雯漪谈起周行涛的行程，笑着表示。

早上 06：50，周行涛抵达医院，几乎是立刻开始接诊，为早早到来的病人们进行手术。有时候都来不及吃饭喝水，刚结束门诊又奔手术台。利用碎片化的时间，他见缝插针地接诊、做手术。接受采访前，他刚刚结束了一次手术。高峰时期，为了满足病人的时间需求，手术往往在晚上 10 时以后结束，对周行涛来说，凌晨 12 时以后回家也是“家常”。

一个人对时间的安排，究竟能够紧凑到什么样的地步？

曾经有一个周末，他在上海加班到晚上，直接出发去机场。凌晨 4 时，他到达南宁机场，从早上 8 时开始讲课；下一站，飞往南京授课；再下一站，坐高铁到山东淄博。然后，他回到上海，却没有回家，而是为了中转，从浦东机场出发去赣州，完成这个周末最后的一堂课。他竟在 24 小时之内完成了 5 个城市的机场转机。

2016 年，国际防盲办授予周行涛“eye health hero”（传统称“防盲英雄”）称号。该奖项每四年评选一次，当年，全球共 24 人获奖，周行涛是其中唯一一位中国的一线眼科医生，也因此受邀参加国际防盲协会第十届大会的闭幕式。那时的周行涛不是院长，也不是主任，只是一名普通的医生。在他的记忆里，闭幕式是一场“非常棒”的盛会，来自世界各地的与会者们流露出跨越国界的爱与光明的内在召唤，他深受感动。

周兴涛原计划在大会结束后要飞回国内去西部讲课，然而，大会闭幕式的个人颁奖仪式时间推迟。考虑到航班时间，他决定按计划离开颁奖现场。他内心里虽然很愿意站上台，和志同道合的人们一起领奖，但他最终还是选择了工作，他离开时距离颁奖时间仅仅十几分钟。

时至今日，说起那天的所见所感，周行涛仍然流露出兴奋和憧憬。“颁奖照片？我还发了朋友圈的呢，让我找找啊……”他甚至记得仪式上演奏的乐队在会议开始之前是如何一遍又一遍地排练，只为呈现最佳状态。然而那天，大会工作人员只能把获奖证书提前交给他，对于他不能上台领奖表示遗憾。周行涛提到这一经历时，说自己特别记着这份感动。

“所有的拼搏，还必须加上时间的考验。”周行涛说。没有上过高中的他，闯过了一段废寝忘食“补课”学习的岁月，他那一年同时考取了医科大专和硕士研究生，当然，他选择了攻读眼科学硕士学位。

现在，不再是为了自己的未来，而是怀揣着为更多人视觉健康的追光之梦，周行涛仍然在与时间赛跑着。

四、 银杏依旧：时代下的应变与坚守

过去，医生唯有通过见面才能为患者提供医疗服务，难以追踪患者的康复状况。互联网时代却带来了医患社交方式的转变，越来越多的医生可以直接向患者提供线上医疗服务，包括图文问诊、电话问诊、远程视频门诊等。

面对时代之变，周行涛曾长期活跃在互联网医疗平台上，他认为，互联网能够帮助医生打破时空限制，更加贴近患者需求。互联网医疗平台“好大夫在线”每年都会以医生服务时效性、搜索热度等为依据从平台 21 万名医生中评选出“年度好大夫”，周行涛曾 4 次获得该称号。

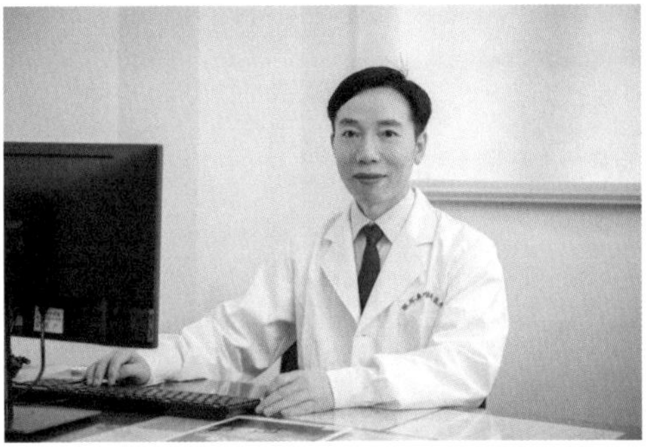

周行涛在办公室

他不仅为患者提供线上医疗服务，亦利用互联网平台无边界的优势，通过发表科普文章等方式建立起个性化的医患交流渠道。截至 2019 年 10 月 13 日，他在互联网医疗平台“好大夫在线”网站上共发表过 102 篇文章，内容以对某种特定眼疾的治疗、视光学科学术研讨记录为主，风格细腻，也具有一定故事性。不少患者在评论区留言称赞他文笔好，“读了之后心里暖暖的。”

令周行涛遗憾的是，由于线下工作繁忙，自己近年来投入到互联网医疗平台上的时间大大减少，但他并未感到动摇。“我至少要做好传统意义上的好大夫。”周行涛以坚定的口吻说道。现有的医患社交模式仍在科学技术的发展中不断更新，而在他看来，变化的时代之下，“好大夫”的标准未曾改变——内心勇于奉献、同行心悦诚服，患者沉甸甸的口碑便是这不变的标准。

在周行涛的前辈中，有多位他心目中的“好大夫”。研究生阶段，他的导师仇宜解教授，是一位著名眼科专家，曾参加中国援助坦桑尼亚医疗队工作 2 年，其奉献精神让周行涛深受感染。读博士时，他来到了上海医科大学，师从褚仁远教授。褚仁远教授作为国内隐形眼镜和屈光手术的开拓者之一，在近视眼领域成就斐然。他高超的专业水平、“上知天文，下至地理”的博学和精益求精、刻苦钻研的精神，无一不对周行涛产生了深远的影响。

与视为楷模的前辈们相比，周行涛始终觉得自己离好大夫还差得远。2016 年第 3 次获得“好大夫”称号时，周行涛曾发文称自己受之有愧。但在看到奖状上写着的“感谢您 2016 年通过好大夫平台对患者的无私帮助”，他又释然。这份荣誉褒奖的是努力成为一名“好大夫”的付出，激励他继续以“好大夫”的标准要求自己。

周行涛回想起初来复旦大学附属眼耳鼻喉科医院时，偶然在10号楼的顶楼眺望，看到庭院里两株高大挺拔的银杏。树叶的颜色金黄，正如同他记忆中初到沪的日子也是一片金色。

那时，面对患者无条件的信任，为得到最佳诊疗方案，年轻医生常常和资深医生一起抽丝剥茧地分析病情，其中也有周行涛年轻的身影，但他丝毫未感觉到累。

周行涛还记得，“十大医务青年”是他来到复旦大学附属眼耳鼻喉科医院获得的第一份荣誉，也是一次特别惊喜。虽然当时感到意外，尚是一名青年医生的他却十分珍惜荣誉背后的信任，暗暗给自己提出更高的标准。

许多年过去，他获得的荣誉一个接一个。他贯彻了当时获得“十大医务青年”的态度，从未将得到荣誉视为目的，他默默前行，“只要做了，总会看见”。

如今，周行涛来沪已近二十余载。连续多年，他会给参加“关爱近视·微笑论坛”的学员们准备一份特殊的礼物，一本自己团队所著的《飞秒激光手术、ICL和LASEK》。而送出去的每本书的扉页，都夹着一片金黄色的银杏树叶。

复旦青年记者　顾芃　主笔

复旦青年记者　陈杨　编辑

何小豪　王诗妮　徐冯祎旸　校稿

周行涛

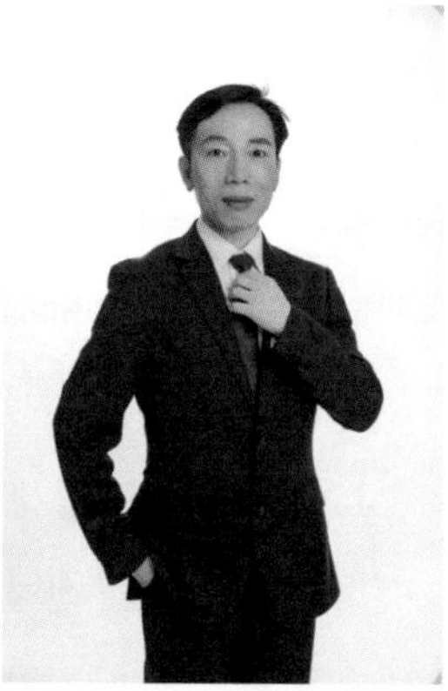

周行涛　教授、主任医师、博士生导师、复旦大学附属眼耳鼻喉科医院院长、全国综合防控儿童青少年近视专家宣讲团副团长、上海市领军人才。

担任中华医学会激光医学分会副主任委员、上海市眼视光学研究中心主任、上海市学校卫生保健协会青少年生长发育与健康促进专委会主委。

擅长眼视光学、近视防治、激光治疗复杂性角膜病等领域，主持多项国自然基金及省部级课题。

获得国家发明奖和科技进步奖、上海市科学技术普及奖一等奖、上海市科技进步奖二等奖、上海科普教育创新奖“科普贡献奖（个人）”一等奖，以及国际防盲组织“眼健康英雄”“中国好医生”“上海市十佳医生”“上海工匠”“上海医务工匠”及上海市卫生系统“银蛇奖”等荣誉。

徐文东：从“第一块砖”出发，手外科的接力长跑

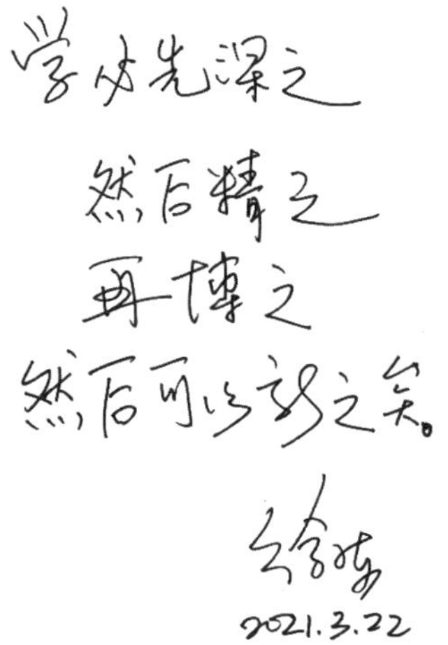
学必先深之
然后精之
再博之
然后可以新之矣。
徐文东
2021.3.22

成为复旦大学“十大医务青年”第一届得主时，徐文东三十岁出头，刚刚博士毕业。他清楚地记得，当时“十大医务青年”的评委中，有“世界断肢再植之父”陈中伟院士、肿瘤专家汤钊猷院士、手外科领军人顾玉东院士，都是中国医学界老一辈中熠熠生辉的名字。

如今，徐文东已是复旦大学附属华山医院副院长、静安分院院长、华山医院手外科新一代领军者，在手外科领域耕耘二十多年，探索“手-脑”关系，在国内外杂志发表数十篇论文，获奖无数。“健侧颈7移位术治疗中枢性偏瘫的Ⅱ期临床原创研究”这一由华山手外科师徒三代接力完成、造福无数患者的重要科研项目，也由徐文东接过了接力棒。

徐文东仍然会想起二十一年前复旦大学“十大医务青年”的荣誉，这个肯

定对年轻的徐文东来说弥足珍贵：“人生路上有很多‘砖’帮助你前进，这是我的第一块‘砖’。”

一、“并不讨好”的道路

徐文东出身名副其实的“医学世家”，父母都是上海医科大学的教授。在医院的大院里度过童年，他观察着外科医生的精湛技巧，也目睹了患者的痛苦与挣扎。父母看出他有动手能力强的潜质，建议他学习临床医学。

时值改革开放后中国经济高速发展的时期，摆在年轻人面前的有无数选择。但在环境的耳濡目染、父母的言传身教下，徐文东选择了在当时“并不讨好”的医学道路。

在上海医科大学（复旦大学上海医学院前身）就读期间，徐文东经常聆听医学大师的讲座。其中，华山医院手外科领头人顾玉东教授关于臂丛损伤和诊治的一堂讲座，至今令他记忆犹新。

顾玉东院士首创的“健侧颈 7 神经移位术”，轰动医学领域：人体复杂的神经脉络中，臂丛有 5 根神经，是人脑指挥肌肉做出动作所需经过的一条“通路”，手也在其支配范围内。通过 1 000 多例的病例观察，顾玉东院士发现，健康状态中，最中间的“颈 7 神经”的作用并不是很大。顾玉东院士大胆假设，反复研究与实验，将健康手最中间的这根神经截取一段，移植到瘫痪的手上，重建患手的功能。

顾玉东教授在讲座中所明确展示的“探索外科技术，追求理论创新”的前景，如同一道光一样点亮了他年轻的心灵，奠定了往后医学道路的求索方向。

“我一下子脑洞大开，心里想，这就是我想做的事业。”徐文东说。

二、接　　棒

手是人体使用最频繁的器官之一。然而，在我们身边有无数人因意外或疾病丧失了手功能，吃饭、系鞋带，甚至上完厕所提裤子，都无法自己完成。由于手部结构复杂，治疗难度大，手术要求精度高，手外科学应运而生。

创建于20世纪60年代的华山医院手外科，是我国手外科的发祥地之一。半个世纪以来，对于重建手功能这一世界级难题，华山医院手外科不断发起攻关。

彼时，我国刚刚步入工业化的时期，一线工人容易受手外伤。1963年冬天，上海青年工人王存柏因操作不慎，被冲床纵向切断右手、鲜血淋漓。受伤的工人及其断手被送到上海第六人民医院。连续8个小时的手术，陈中伟等人完成了世界首例断手再植。

继断肢再植之后，已经损坏的断肢再植也找到了解决方案。华山手外科的筹建者杨东岳教授首创“游离足趾再造拇指”术，将患者第二足趾游离下来代替拇指，在手外科领域谱写了奇迹的一页。

1981年杨东岳病故后，顾玉东带领华山手外科继续前进，在该领域创造了许多个“第一”：他是世界上用膈神经移位治疗臂丛损伤的第一人；他首创的“第二套供血系统”，使足趾游离移植再造拇指手术成功率达到了百分之百；他突破医学禁区，用伤者健侧的颈7神经修复瘫痪的手臂获得成功……

1993年，徐文东从上海医科大学毕业时，手外科已经是我国临床医学的领先学科。他如愿以偿地进入华山医院手外科，师从顾玉东、徐建光，开启了自己在医学领域的探索。

三、从“换神经”到“换大脑”

顾玉东于1986年首创的“健侧颈7神经移位术”，利用未受伤的健侧颈7神经移位，修复患侧受损的臂丛。在该手术的术后康复过程中，一开始，患者需要健康的手带动患手进行活动，且患者被触摸患手时，健康的手会有被触摸的感觉。 3～5年后，患手才能在不需健康手带动下实现独立活动。

徐文东对这一术后恢复机制感到好奇，他开始寻找 1986 年接受顾老师手术的第一个病人。

这是一位来自哈尔滨的车祸受伤小伙，没有住址，没有电话。经过苦苦寻找， 2001 年，徐文东终于找到了这位病人。他告诉徐文东，即使是手术 16 年后，患手已经可以独立活动，但在患手被触摸时，好手依然感觉被触摸。

徐文东意识到，这个现象说明患者两只手的感觉不能完全分开。这一细微的临床发现，给徐文东的研究带来了全新的灵感。徐文东推断，这一现象有可能和大脑功能变化有关。他猜想：改变手的神经，是不是脑的神经也会变？在此前，人们认为手和脑是不相关的，“周围神经系统”和“中枢神经系统”这两个解剖学命名显示着手与脑分属于不同的系统。

从 2001 年起，徐文东带领团队开始了跨界攻坚，进入了一个在国际上全新的研究领域——周围神经移位和脑功能的关系研究。这是对教科书权威的一场挑战。

经过六七年的探索，课题组发现，大脑功能的重塑确实参与了患者术后的修复过程。他们进而提出脑科学领域的全新观点：一侧大脑具有同时控制双侧上肢的潜能。

基于这一观点，徐文东团队提出了治疗中枢损伤后瘫痪上肢的新方法：将健侧上肢颈神经移位至瘫痪侧的颈神经，避开损伤侧大脑半球，让偏瘫上肢与同侧健康大脑半球相连接，使健侧大脑半球同时控制双侧上肢，促使瘫痪上肢恢复功能。

《文汇报》如此描述这一全新的临床方案：“如果说健侧颈 7 神经移位手术用于臂丛损伤是给病人‘换了臂丛’，那么，用于中枢损伤后的上肢偏瘫则相当于是给病人的瘫痪手‘换了大脑’。”这一理论倘若实现临床转化，将是对于半侧大脑中枢损伤后导致的上肢偏瘫患者的一大福音。

自 2008 年始，在前期大量动物实验的基础上，徐文东团队对一侧大脑损伤进入平台期的患者开展了该项新技术的临床应用。

小孩子的大脑可塑性强，所以他们的手术最初从脑瘫患儿开始做起，并进行两三年的跟踪观察。同时，在基础研究方面，徐文东团队试图厘清一侧大脑控制两侧上肢的机理，再将基础研究成果进行临床验证。

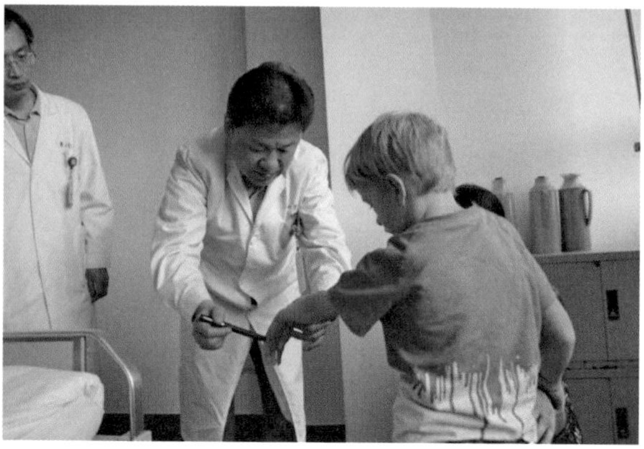

徐文东为国外患儿诊治

随后，手术范围慢慢覆盖到 23 岁左右人群，再扩展到中老年患者，现在受治患者的最高年龄已经到达 83 岁。目前，该手术已经实现了年龄段全覆盖和脑瘫、脑中风、脑外伤的病因全覆盖。

2008—2017 年，经过 10 年的临床应用，徐文东团队总结出了周围神经移位术后大脑感觉、运动中枢的脑重塑规律，更新了原来臂丛损伤修复的理论体系，形成了从“大脑”到“靶器官”新的更完整的理论体系，并基于这一理论体系，创新了手术方式和术后恢复办法。

2018 年，“健侧颈 7 移位术治疗中枢性偏瘫的Ⅱ期临床原创研究”这项来自中国的原创研究登顶《新英格兰医学杂志》，并入选该杂志“2018 年最受瞩目文章”。这本以严谨著称的世界顶级医学期刊，自 18 世纪发刊以来，所刊登的均为影响世界、改变世界医学的内容。

在鲜花与掌声面前，徐文东显得格外平静。尽管徐文东团队的发现被称作医学界当之无愧的“重大突破”，但对徐文东而言，这只是工作中“日积跬步而至千里”的结果。

“出发的时候，你根本不知道以后会有什么成果，整个过程中大家是沉浸其中的，”徐文东说，“直到最后才发现，原来我们做的每一件事串起来，是一串很漂亮的珍珠。”

四、 寂寞的雕刻

神经手术属于极高难度的外科手术，要在显微镜下进行。神经非常细软和脆弱，手术钳头是它的五六倍粗。无论对显微技术，还是对医生的手艺和心理素质，神经手术都要求极高。

在徐文东团队首创的“左右颈 7 神经交叉移位术”中，他们在食管后面、椎体前面找到了一个间隙，能够让另一侧神经能够通过去。这需要在非常深和小的间隙里面，进行两边的神经的吻合。用比头发丝还细的显微缝线，缝合两边神经外膜，好让里面的四万多根神经慢慢长过去。

小时候，徐文东就对外科医生高超的技术心怀憧憬，他把外科技术的魅力形容成“大师一般的雕刻”。后来，他也练就了一双能够“移花接木”的妙手。

1999 年，徐文东 29 岁，还在读博士，已经独立完成了一场超高难度的手术：在人体心包表面分离膈神经，将它从胸腔中游离到外面。整场手术下来，徐文东浑身被汗湿透，有一种虚脱的感觉。

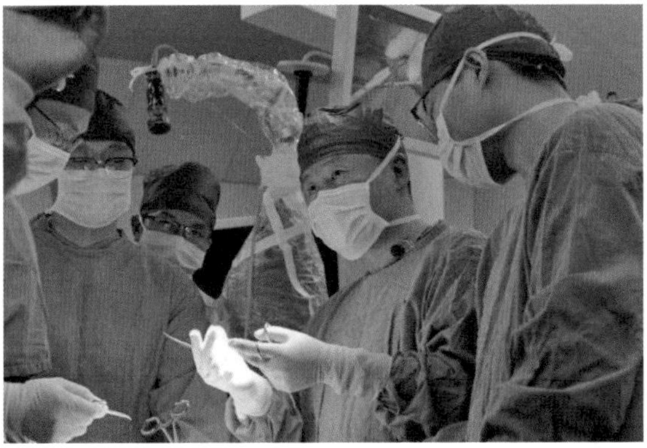

徐文东与同事在术中交流

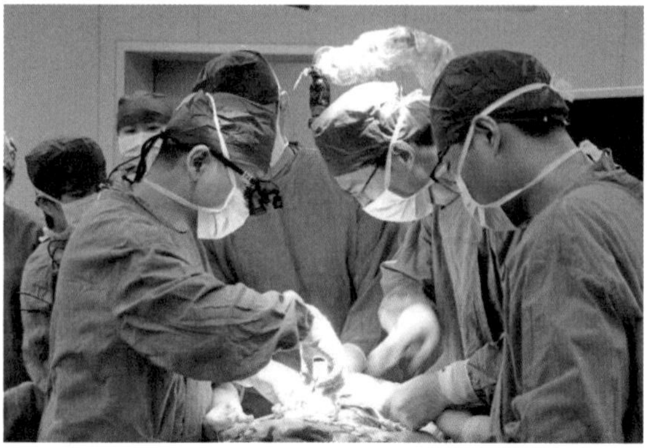

徐文东在进行手术

徐文东对这场手术至今仍然印象深刻。“如果出了差错，它造成的后果……”他停顿之后改口，“一定不能造成后果，这是无法挽回的。”

当时国际手外科主席特意从国外来看这场手术，称赞道：“我相信你是全世界唯一会做这个手术的，这实在是太难了。”

然而，从医生涯中并不全是这样的高光时刻，更多的时候，要静得下心、沉得住气、耐得住寂寞。显微外科手术很多时候都在半夜进行，医生很可能是一个人孤独地坐在手术室里，戴着显微镜，一根一根地帮患者缝血管、缝神经、缝肌腱。“这个时候，越急越缝不通，只有把心全部放下来，心无旁骛。”

徐文东将对待手术的严谨也贯彻在了生活当中。采访时需要录像，他会要求摄像人员进行录制时离开自己的视野，并诚恳地道歉：“我们外科医生的职业要求，视野之内不能有任何影响。差之毫厘，失之千里。抱歉。”

五、 一锹下去就是一个金矿

从2001年初开始研究手脑关系，到如今结出累累硕果，徐文东团队用了17年的时间。

用徐文东的话来说，漫漫的科研长征就像在大海上航船，“没有指南针，但你知道北斗星在哪，跟着它走就能到达陆地……必须坚信自己的方向是对的，坚持不懈地走下去。”

什么是正确的方向？在徐文东看来，一个好的课题，必须要在应用前景和理论创新中占一个。“如果碰到这样一个课题，是非常幸运的，你应当用上全部的力量去攻克它。”

徐文东认为自己正是这样碰到好课题的一名幸运者。他的课题所兼顾的重大应用前景和理论前景，正是指引着徐文东前进的“北斗星”：“恢复偏瘫手”是医学界面临的重大临床难题，如果坚持走下去，受益患者将以亿计；而证明“手脑之间的关系”，则将长足地推动脑科学理论的发展。

然而，“幸运”更像是一种谦词，成功背后往往有迹可循。好的课题也不是现成地等待研究者偶然撞见的。一开始，徐文东尚凝练不出像现在这样清晰的核心问题，只是懵懵懂懂地感到临床现象和教科书中的理论体系之间，总有哪里解释不通。他并没有草草地放过这种“懵懂的感觉”，好奇心驱使他钻进去、把它搞明白。“好奇心是科学家的第一个要素。”他说。

在徐文东看来，科研路并不总是一帆风顺，不顺利的时刻往往比顺利的时刻要多，他告诉学生们：“如果发生了一两件很顺利的事情，千万抓住它，不要把它放掉。很可能这一锹下去，就是一个金矿。”

六、“让患者少受点苦”

在被问及医者最重要的品质时，除了“好奇心”，徐文东考虑半晌，最终给出的答案是：善良。

“善良就是看到患者的痛苦能感同身受，所有医学进步都来自帮助患者少受点苦……如果你和病人聊天，问他能不能自己洗澡、吃饭，甚至走路，你就会知道他对家庭的依赖有多大。”徐文东说，“我们的目标是让瘫痪患者能够恢复生活自理，重返工作，这样家庭的负担就可以释放出来。”

徐文东至今记得 2008 年接受健侧颈神经移位手术的“第一例”和“第二例”偏瘫患儿的问诊画面：第一例患者是一名 4 岁女孩，是爸爸陪来的，为了给她看病，家里卖房卖地，走到倾家荡产的边缘；第二例患者是 12 岁女孩小赵，妈妈和外婆带她来到华山医院问诊时，走进诊室第一件事就是给他下跪……

因为脑瘫导致的左侧肢体偏瘫，小赵只能歪歪斜斜地走路，从没上过体育课，从没穿过腰部不是松紧带的裤子，因为她自己没办法拉上裤子的拉链。

徐文东对小赵的外婆印象深刻。“她对我说她老了，想给孩子看好病，不求自食其力，至少可以生活自理，姑娘越来越大了，难道上一个厕所还要麻烦别人吗？”

小赵的手术很成功，术后，康复训练持续了 6 年。如今的小赵不仅能够生活自理，还上了大学，考上了公务员。她为徐文东和其他帮助过她的医务人员制作的泥人作品《指尖之爱》获得了首届全国“随心手愈” 手工作业治疗作品大赛一等奖。

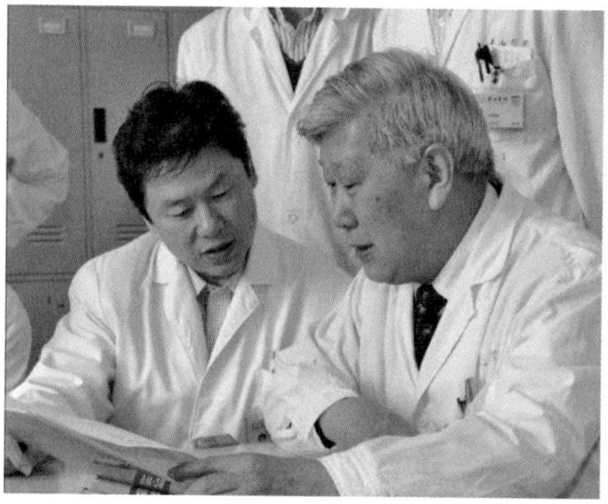

徐文东与导师顾玉东院士交谈

导师顾玉东常常教导学生，让患者拥有一双灵巧的双手，值得医生们奋斗终生。“帮病人解除痛苦”的初心，使华山手外科一代代人明知偏瘫手是世界级医学难题，也迎难而上、前赴后继、薪火相传，创造出一个又一个医学奇迹。

七、从临床出发，回到临床中去

除了医学方面的专业教导，更多时候，导师顾玉东对徐文东的影响是“润物细无声”的。

顾玉东办公室的小隔间里，藏着他几十年如一日地给治疗过的每位患者做的档案卡，堆满了一个又一个的抽屉。他不断琢磨看似重复的病例的差异，才发现了“颈 7 神经”的秘密，进而向医学禁区发起挑战。

“同样都是臂丛损伤，但是每一例，它都有不一样的地方，你要善于去记不一样的地方。”顾玉东说。

顾玉东对病人的关心堪称“榜样级”。徐文东曾跟着顾玉东做门诊。10 个左右的病人，顾玉东从下午 1:30 开始看，要看到晚上 6、7 点。“只有看得细，才能把里面的临床问题给剖析清楚”，徐文东深受导师态度的影响。

徐文东 2001 年开始研究手脑关系，正是同病人的不断交流，给他带来了灵感和方向的。这种交流往往发生在诊室之外，“大家坐在一起聊聊”，会有很多无意中的发现，比如“触摸患手，好手会有感觉”这一关键线索就和他原先想象得并不一样。

如果没有长期的交流和敏锐的观察，很多信息容易遗漏。现在有了更多的方法、设备和技术，年轻医生习惯以机器的判断代替大脑的判断，但徐文东认为，医生的逻辑思维、判断能力、归纳能力等机器没有的东西不能失去，以前的临床诊断中那种“以病人为中心、以疾病为中心”的精神更不能失去。

“就像是在一盘散沙中，慢慢地把这样一些关键点挑出来，这要花时间。”徐文东说。善于观察，和病人交朋友，才能发现更多有价值的线索。然后通过不断的实验验证，把这些隐藏在线索背后的问题挖掘出来，把机理剥离清楚。

所有的科研创新，在徐文东看来最终都要以临床实践为导向。

在徐文东的学生时代，顾玉东常常提醒学生：做一个研究，要考虑它怎么对临床有什么帮助？在当时，国家对基础研究大力投入，但很多并不能转化为临床成果。导师顾玉东及时进行反思，展现出了极强的方向感。

从临床出发，回到临床中去，这是华山手外科恪守的准则。这一点关乎于医者最根本的使命：治病救人。

复旦青年记者　王妤宁　赵芸巧　编辑

胡亦清　苏晴　任宇辰　校稿

徐文东

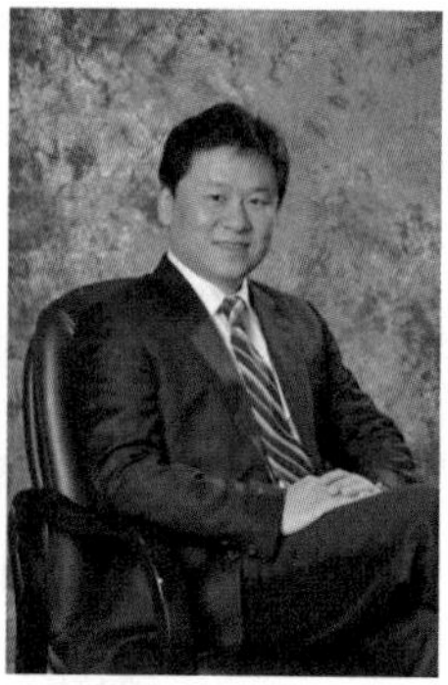

徐文东　主任医师、教授、博士生导师，复旦大学附属华山医院副院长、手外科副主任，复旦大学附属静安区中心医院院长、肢体功能重建中心执行主任，国家老年疾病临床医学研究中心常务副主任。入选国家杰青、万人计划、百千万工程、卫计委突贡、科技部创新领军人才等，享受国务院特殊津贴。担任中华医学会手外科学分会前任主委、国际腕关节镜协会（IWAS）主席、亚太腕关节协会（APWA）候任主席、中国老年医学学会副会长、“中华手外科杂志”副总编等职务。获得“国家科技进步奖二等奖”“中华医学科技奖一等奖”“上海市科技进步特等奖”等国家级和省部级奖励近 10 项，获得“教育部新世纪人才”“全国优秀院长”“国之名医”“上海工匠”等荣誉称号 20 余项。国际首创“左右颈 7 神经交叉移位术”治疗中枢性偏瘫，开创了手外科与脑功能联合研究的新领域；在 NEJM（*New England Journal of Medicine*）、*Nature Communications* 等国际权威杂志发表论文 100 余篇。

周文浩：儿科医生的自我修养

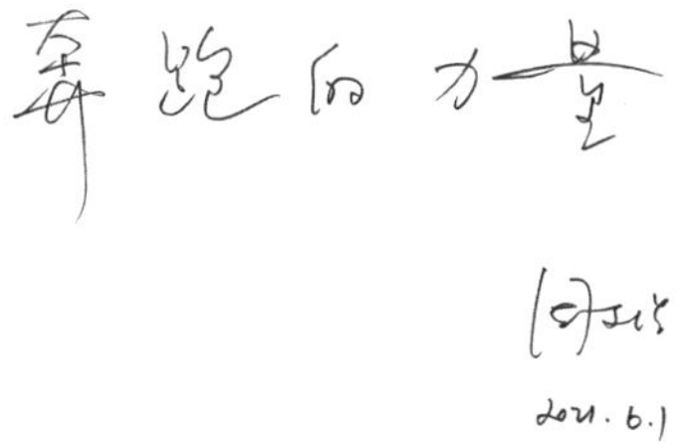

2003年， 34岁的周文浩获得了第二届复旦大学“十大医务青年”称号。谈及曾经获得的“十大医务青年”，周文浩表示，获奖部分原因是自己所在的儿科相对是薄弱学科。他认为如果把自己放到华山医院、中山医院，“会有一大堆（更优秀的人）”，自己并不出色。

目前，除却副院长、主任医师、教授等职务的工作，他还承担了多项国家自然科学基金、国家重点研发计划；参编著作9部，发表论文215篇；获得省部级科技进步二等奖4次，获得第七届宋庆龄儿科医学奖、第七届中国儿科卓越贡献医师，入选教育部新世纪优秀人才计划、上海市领军人才和上海市优秀学术带头人。周文浩担任导师期间，带领学生团队运营的中国新生儿基因组计划获得了美国贝勒医学院、杜克大学及耶鲁大学等世界一流大学教授的认可。

周文浩的专业领域为新生儿危重症诊治临床及转化研究。作为老师，周文浩自认为对待学生有点严厉，乃至于不近人情，希望他们工作研究上“少走弯路”。在访谈中，他还想要告诉广大的医学学生，学医永远是非常荣耀的，做医生永远有福报。

一、跑起来

周文浩的日常生活繁忙。复旦大学新闻学院2020级本科生第一团支部采访团记者与周文浩约定的访谈时间，是周文浩在繁忙工作间隙抽出来的。除了作为复旦大学附属儿科医院副院长、主任医师、教授、博士生导师，他还同时担任上海市出生缺陷防治重点实验室副主任。

作为工作、科研之外的协调，周文浩能够长期坚持下来的的爱好都很简单，原则上要容易获得。

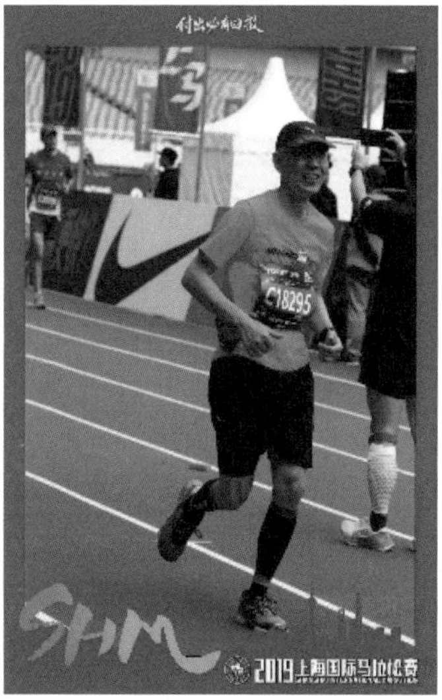

周文浩参加马拉松赛

例如，坚持了多年的跑步。出去开会，周文浩会在背包里带双跑鞋，到达目的地后，早上起来一边跑，一边“想想事情”。年轻时还会纠结速度和时间，“要用多短的时间跑完多长的距离”，现在他觉得不如先动起来，去获得乐趣来得重要。

他认为自己的个性也和跑步有关：能力平庸，但有毅力。在科研领域坚持钻研，周文浩比喻就像跑马拉松，胜利的原则是不能掉队。跑步的人看到前面总有人在，总会感到喜忧参半，于是总给自己打气，不要停下，一直跟着队伍，一直在向前跑着。

对于科研领域，周文浩认为，“不掉队”最需要持续的思考。此外，还要把思考内容与同仁讨论，寻求更多可能性。有了持续思考，就算目前做的不是最新的、最好的，自己也能成为更好的医生、更好的思考者。

本科学习医学，在基层市医院工作2年，后于第二医科大学（今上海交通大学医学院）攻读遗传学硕士。1998年，周文浩进入上海医科大学，即如今的复旦大学上海医学院读临床博士，主攻新生儿研究领域。

关于自己在上医学到的态度，周文浩总结，就是严谨加勤奋：做研究、搞学术秉持严谨的态度，并且充分利用时间，尽自己所能，把应酬的时间变成了工作的时间。“（交际）对我来说好像并不擅长”，他也自认为会被当作枯燥、不愿抛头露面的人。

在参编著作 9 部、发表论文 215 篇的科研成果面前，周文浩表示，支持自己在科研领域坚持的动力，是对正确答案的追寻和思考。

问题通常没有 100％正确的答案，碰到病人的问题需要解答，医务工作者总会揣摩自己的答案是否逼近真相。

这就引出了两个问题。首先，答案的证据在哪里？在于大量的文献阅读，以及基于循证理念形成的、研究问题的方案。临床研究循证医学乃是知识科学研究中的重要方向，也被周文浩认为是一名优秀医生所必须掌握的。其次，如何逼近真相？通过临床的研究，以及反复的思考、讨论。周文浩认为，通过研究和思考，总能达到一个研究上未必最好、最新，但一定更好、更新的状态。

同时，医生也是需要沟通的工作。周文浩的医疗专长是新生儿脑病和出生缺陷的诊断与防治。在从医过程中时常遇到刚出世的孩子患重病，对孩子的家庭造成了很大的影响。周文浩认为，自己在与患者家属进行有效沟通、发展医患关系方面，目前能够采取的方法只有给患者家属提供更好的治疗方案和建议。

这也是周文浩想要用新技术去帮助病人的一个重要源头。遇到病人，尽力给他们更好的建议，给予他们信心。例如，现在的整体状况是怎样的，证据在哪里，数据在哪里，通过这些来给他们做抉择时提供重要帮助。同时告诉他们最新的技术还是有希望治疗的。

在新生儿治疗过程中，救护首先需要整个团队，需要医生护士共同合作交流，个人的力量是非常微薄的。因此周文浩向病人充分展示医院整体临床医疗能力，给予他们信心，同时在儿科科室内也建立了非常多的救助慈善基金、关怀项目，来帮助这些家庭渡过难关。

即便是如今周文浩所在课题组，在做新生儿罕见病筛查的过程中，也会面

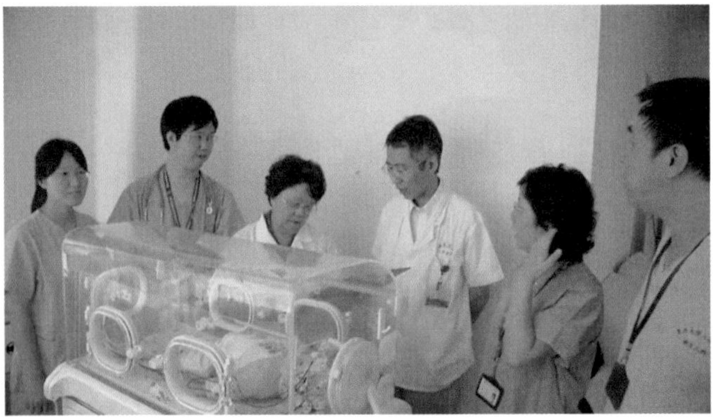

周文浩及其团队在国内首先开展亚低温治疗新生儿缺氧缺血性脑病临床新技术

对诸多诊断不明、诊断后治疗的困境。但同时也可以发现，一些遗传病在早期时也许通过改变饮食的摄入就可以被控制；在一些早期诊断之后，原本以为不可救治的疾病，换一个新的药物或移植的方法就可以被救治。他更多看到的是希望。

二、给孩子益处

2016 年 8 月 7 日，中国遗传学会遗传咨询分会，联合复旦大学附属儿科医院在上海发起了中国新生儿基因组计划。为从根本上实现新生儿疾病的早发现、早诊断、早干预，中国新生儿基因组计划计划在 5 年内开展 10 万例样本的新生儿基因检测，旨在构建中国新生儿基因组数据库，建立新生儿遗传病基因检测标准，促进新生儿遗传病基因检测的产业化。

截至今日，在四五年的时间内，中国的新生儿基因组计划从复旦儿科发出的诊断报告已经超过了 1 万份。其中，有大约 15%～20%的阳性结果的病人被给予遗传咨询以及相关的个体化诊疗，相关的临床决策也因此得到了转变。新生儿基因组计划的诊断，经过了美国贝勒医学院、美国杜克大学医学院、耶鲁大学等世界一流学府的教授的认可与中肯评价。

采访中提到自己参与和主导的新生儿基因组计划，周文浩的话也变得多了起来。新生儿基因组计划在 2016 年 8 月启动，周文浩评价这 5 年是一个非常痛苦的过程。原因在于，基因组计划需要把最新的二代测序诊断，尤其是全外显子全基因组检测出的方法，运用于新生儿疑难和危重症患儿的遗传病因解析，来帮助患者进行个体化治疗，而这是非常困难和繁琐的。

虽然在如今看来，罕见病是十分受到重视的。然而在十余年前，人们对于罕见病仍然缺乏认知。周文浩自己在研究新生儿神经系统疾病时体会到神经系统中的很多问题都是由遗传造成的。在开展新生儿基因组计划之前的十年过程中，课题组致力于研究各种各样的环境因素，例如，感染、缺氧、缺血等因素造成的疾病关联性。然而一些内在的因素，“我们永远是隔着一层纱看不清楚”，需要有先进遗传学的诊断技术来帮助搞清楚病因。

周文浩在硕士期间修读的是遗传学，进行过各种各样遗传病的诊断。复旦大学儿科医院每年都会接收到来自全国各地上百万种疑难专科疾病病例，因此在复旦大学儿科医院建立一个基因诊断的平台就显得极为迫切。

建立一个这样的平台，有三个方面的问题要解决：第一，是要有仪器设备；第二，要有一群有热情、有能力、有过专业训练的人；第三，要有一个很好的临床问题需求来推动。周文浩认为，复旦大学附属儿科医院的仪器设备条件不成问题，医院也非常需要把平台做好，不存在动力上的问题。

核心的问题在于：如何培养出一群有能力、有出色临床遗传专业能力的人才。即，人才从哪里来。基因诊断平台所需要的人才并非医学界以往统一的培训模式能够培训出来的，因此， 2009 年—2010 年之间，医院陆续选送了一批年轻人，到世界上顶尖的遗传学机构中去，包括贝勒医学院、耶鲁大学、哈佛大学、波士顿儿童医院等，进行专项的遗传诊断技术培训。从 2014 年开始，他们基本上已经能够熟练地将各种临床的基因诊断技术运用于儿科亚专科疾病。例如，神经发育障碍、孤独症、癫痫、肝病，以及各种结构畸形等。

从 2016 年开始，周文浩所在的的课题组，已经建立了将二代测序技术运用于新生儿重症监护病房的临床应用，开展一系列早期诊断、早期筛查、早期治疗，以及相关疾病的多学科团队合作管理项目。截至目前，中国新生儿基因组计划已经完成了超过 1 万例危重新生儿的基因诊断，有 15%左右的孩子得到了临床治疗方案的调整和改变。在 1 万人的队列人群基础上，形成了超过 10 种以上代表性疾病的临床研究队列，开展了相关疾病发生发展机制研究，以及新的诊断技术筛查、干预技术的研究。基因组计划针对这些研究结果发表了超过 50 篇国际论文和超过 10 项国内首创的临床性技术。

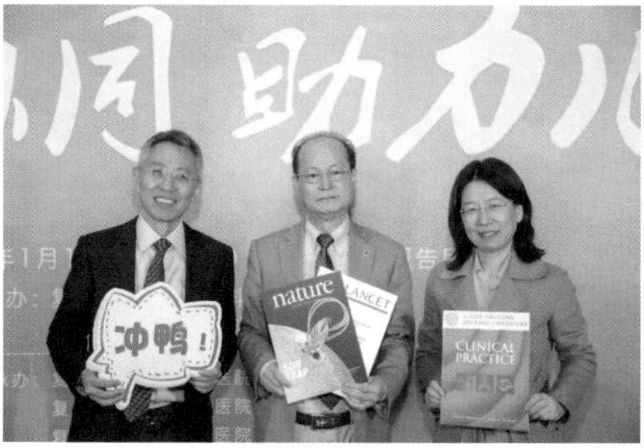

周文浩（左一）在出生缺陷防治重点实验室启动仪式上

三、传下去

周文浩很感谢自己在上医遇见的导师。周文浩从外地考来上海，导师对自己非常照顾，给予了很多温暖。在自己毕业留校、走上教师岗位后，他也努力向导师学习，尽己所能在学习和生活上帮助学生。但相比导师温柔地对待自己，周文浩对待学生更严格。

“希望他们在工作上少走弯路”，就算学生走上工作岗位，成了自己的同事，自己也会像对待学生一样地严格要求他们。有时候，周文浩也会反思自己是否对学生过于苛刻，还笑称“可能男老师和女老师对待学生的方式不一样”。随着年龄增长，他会反思自己作为导师的教学方式，调整自己，有时会想，如果是我的导师，她会如何。总而言之，周文浩对学生有要求，对他们在学术研究上做出的进步深感自豪。谈起学生，他如数家珍。

一名学生原本是新生儿科医生，在 2009 年进入儿科医院攻读博士学位，课题组当时进入了研究新领域——新生儿遗传疾病诊断和治疗。学生为之经历了 5 年的摸索，成为了在全国范围内都非常出色的儿科临床遗传专科医生。无论是基因诊断，还是遗传咨询，她都能够非常熟练地开展临床工作，并且坚持将自己的知识一点一滴地同新生儿科临床医生分享。

从 2009 年至今，已经过去了 12 年时间。在 12 年的时间里，学生不断地努力，持续地学习。周文浩说：“（持续努力）对一个普通的医生来讲，其实是蛮难的一件事。因为我们原来的医学教育里面都是固定在一个专业体系里去重复，但是现在要重新向鲜为人知的地方不停地往前进，这是有很大压力的。”周文浩觉得他的学生做到了这一点，而且已经成为了现在中国最好的儿科遗传病诊断医生之一。“我想像她这样临床和研究全面发展的儿科临床遗传医生，在中国不会超过 20 个。”

一个并非在他作为导师的名下，但指导过的学生，就毕业是否留校时征求自己的意见。周文浩告诉他，应该留在中国最好的儿科专科医院去看更多的病例，去给自己创造更多学习的机会。学生也听从了他的建议，把待遇更优厚的机会推掉，留下来做了普通的医生。周文浩认为，要去努力做一个平常的好医生，去做更全面的医生，而不单纯是医术高超的医生，要努力用医术去帮助别人。同时，还要以教书育人的态度去培养更多的后来者，更要服务于国家的战略，服务于人群。

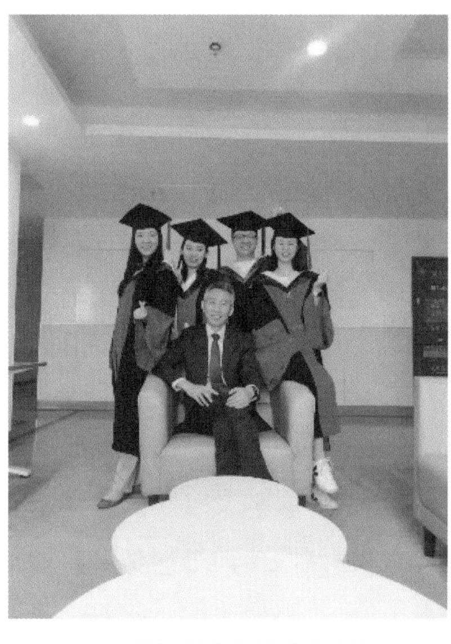

周文浩与学生们的毕业合影

一个学生在国家需要人才前往边疆，支持祖国边疆医疗事业的时候，医院向其征询意见，学生第一时间来求教周文浩，得到的回答是应该去的，因为不同的地方会看到不同的需要，会更好地看到“我们要做的事情的意义和价值”。虽然对家庭、对经济状况来说，前往边疆的选择会造成一定的影响，然而“毕竟我们还是做医生的人，在一个环境里面待久了，可能我们的‘视野和思维’会比较局促”。换一个环境，换一个角度去认识自己的工作，会有不一样的想法。后来那位学生前往了青海，担任挂职干部，改变了当地医院的医疗水平和管理，造福了当地百姓，在 2021 年脱贫攻坚表彰大会上，获得了全国先进个人的称号。

2002 年，周文浩加入了上海青年志愿者支援云南的队伍，担任队长，去支援云南红河州基层医院，帮助建设当地完整的新生儿医疗救治系统。2003 年，作为青年志愿者队的代表，周文浩被评为全国“学雷锋标兵”，同年也被评为第二届复旦大学“十大医务青年”之一。他自认为，能够获此荣誉，一方面因为儿科相对是薄弱学科，另一方面就是恰巧因为自己去做志愿者时被评为“学雷锋标兵”。获得“十大医务青年”的荣誉，有学校和评奖人对于基层工作、对于支援国家边疆地区工作的回应和褒奖，并不是因为个人的优秀程度。

周文浩常常会想，自己在 2002 年作为青年志愿者支援云南红河基层医院，学生在 2020 年前往青海担任挂职干部。“我们一直在坚守作为一个医生最朴素的思想去提高自己，去帮助别人，发挥自己的力量。”

榜样的力量是无穷的，周文浩从每一届的医务青年中看到的都是榜样，自己很荣幸位列其中。例如，第一届复旦大学“十大医务青年”、儿科医院的黄国英院长和徐虹书记都是他非常熟悉、了解和敬佩的前辈医生。还有同为第二届“十大医务青年”的徐文东教授，周文浩钦佩他在每一个阶段都能取得新的临床成就。所以，周文浩认为自己看到的是一群优秀者，让自己能够跟随他们，保持前进的状态。复旦大学“十大医务青年”给予了大家一个总体的、综合性的评判，让大家努力成为好医生、勤奋创业的医生、努力奉献的医生，甘为人群、单位、集体所努力，做好自己的全部工作，奉献自己的

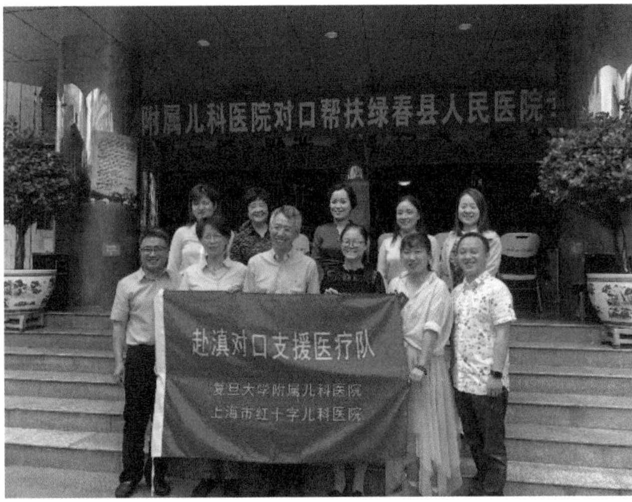

周文浩（前排左三）作为赴滇对口支援医疗队队长

力量。

作为过来者，周文浩向广大医学生寄予希望：学医永远是非常荣耀的，做一个医生有福报。努力去做一个好医生，是对于社会和个人来说都是一件非常有价值的事情。

“当下的医学生可能会很辛苦，以及经过横向比较所获得的一些负反馈，并不让人觉得平衡。”对于这种现象，周文浩提出要把自己的力量放在最值得做的事情上。所谓值得，并不在于金钱多少，或是荣誉多高，而在于自己对别人的帮助，别人因此受益多少。“医生是有非常多的朋友，朋友建立的基础都是来自于互相之间的帮助，或者更大意义上是你给予的帮助。（他们）对你最真挚的信任，我觉得这是最有意思的事情。”

储未然　曹诗芸　丁俏力　资料整理

刘睿敏　采访

计丹洁　文字

何小豪　王诗妮　徐冯祎旸　校稿

周文浩

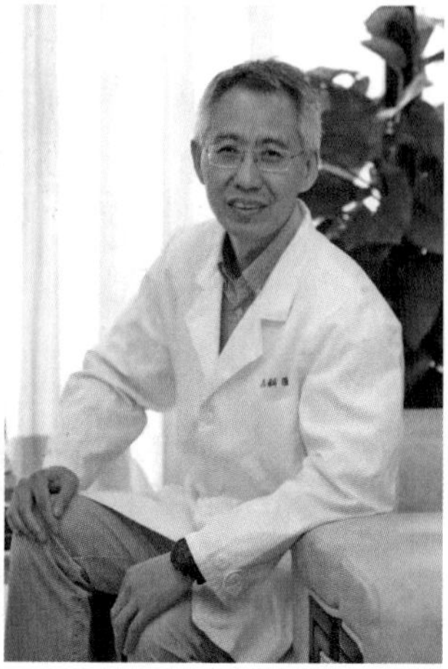

周文浩 主任医师、教授、博士生导师。现任复旦大学附属儿科医院副院长、上海市出生缺陷防治重点实验室副主任。

专业领域为新生儿危重症诊治临床及转化研究，重点涉及新生儿脑病和新生儿罕见病方向。国家卫健委第二届罕见病诊疗与保障专家委员会委员和国家医学考试中心儿科委员会委员。承担国家自然科学基金9项和国家重点研发计划等项目12项。发表论文215篇，在*Nature Medicine*、*JAMA Pediatric*、*Developmental Cell*等国际期刊上发表SCI论文128篇。主编《儿科人文与医患沟通》儿科专业方向教材和《胎儿新生儿脑损伤》等专业著作12部，参编著作9部。获省部级科技进步二等奖4次，获专利10项。

入选教育部新世纪优秀人才计划、上海市领军人才和上海市优秀学术带头人。获得第七届宋庆龄儿科医学奖（2014）、第七届中国儿科卓越贡献医师（2019）和全国学习雷锋、志愿服务先进个人（2003）。

卢　奕：三十载从医路，光明的守护者

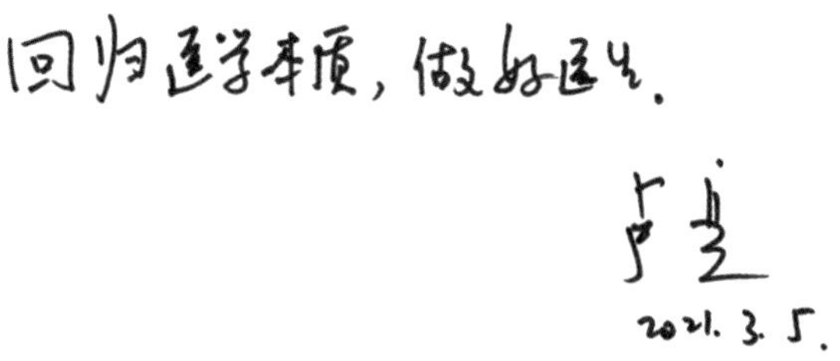

卢奕医生是优秀的学生、优秀的医生、优秀的科研工作者，对于后来者而言，他是一个标杆，是一个榜样。卢奕医生的经历是属于他的独特记忆，也是我们这些晚辈的宝贵精神财富。作为新闻学院的学生，能够同2003年复旦大学“十大医务青年”获得者卢奕医生对话，探访他从医三十余年来的心路历程，获得他对我们青年学生的谆谆寄语，是我们莫大的荣幸。

一、“敢问路在何方”

1987年，浙江医科大学毕业，同年考入上海医科大学，硕博连读，直到1991年年底博士毕业，除了1995年、1996年在澳大利亚墨尔本大学眼科做访问学者，卢奕医生完成学业后一直在复旦大学附属眼耳鼻喉科医院工作，至今已经30余年了。他也从一个青涩的“学徒”，成为了复旦大学附属眼耳鼻喉科医院眼科研究院的院长，主刀过数百台手术，为无数人带来光明与痊愈的希望。

在手术台上纵横30余年，给无数人带来光明的卢奕医生，其实也是误打误撞入了医学行业。医科本不是卢奕医生的第一选择，而是一个阴差阳错导致的美丽巧合。

说起自己年轻时的志向，卢奕医生有些笑意，“我在高中学习的时候，就特别喜欢工科，类似计算机、工程这些。一开始觉得医学和我的性格不合。后来才发现，医学和工科也有异曲同工之妙。”

那种细微的科学，精巧的工艺技能，是卢奕医生在了解医学的过程中发现的一线灵光——现代医学很大程度上是类似工程的。它非常依赖科学设备。准确诊断、定量用药，都是基于“精确”二字。医学检查领域则更是与工科深度融合——提倡“医工结合”，对核磁共振成像等检查设备的研发与运用，都体现了这一点。

医学与工学的相似点让彼时误入行的卢奕感到宽慰，而其中的眼科，更是由于它的学科特点，正是卢奕的兴趣所在。

眼科，被誉为手术刀上的艺术。这与精细的工程学科触类旁通，因它们同样是“失之毫厘，谬以千里”的精细活。人体就像是一个庞大的工程项目，而每一次治疗都需要极其精细的修缮与心力，需要精确稳定的操作。比如说白内障问题，如果是因为晶状体坏了，那可以换一个人工晶体，这是一种工程，而且是更加高级的工程，需要更高的操作技术和精准性。

转眼几十年，年轻时凭着兴趣的一个选择已成为卢奕一生的事业。这一个阴差阳错的志愿，却误打误撞正中卢奕的优势，让他开启悬壶济世的职业生涯，并找到了自己的职业信念。

正是在发现、学习和探索的过程中，卢奕医生渐渐确定了自己的人生方向。在后来的几十年里，眼科成为他深耕的一片领域。

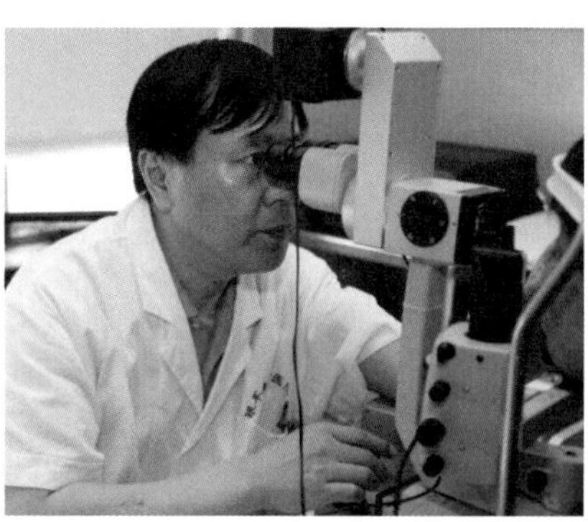

卢奕为患者检查

二、“手术台上，纵横春秋”

合抱之木，生于毫末；九层之台，起于累土。那是在1989年，卢奕还在攻读研究生的时候，他完成了人生第一台独立操作的手术。即便是30多年后的今天，卢奕医生回忆起这件事，眉眼中仍透露着激动，仿佛回到了学生年代，发生的一切还历历在目。

“我记得很清楚，当时有一个病人是要做青光眼的手术。由医院的医生带教，然后让我独立去做这个手术。那时候有点激动，也有点紧张，毕竟觉得这是自己第一次真正要开始做医生。”

说起这段话的时候，卢奕医生眼中有了神采。他谈到自己第一次做手术时有些紧张，“我做过很多次助手了。那时，自己终于可以独立了，但是好在老师就在旁边，让我镇定一些。”30多年过去了，他还对一些细节记得清楚，仿佛就发生在昨日。而30年后，他也不再是那个略有胆怯的研究生，而是成为能够独当一面，指导学生，为学生带来信心的老师。

经过手术台上30年操作经验的积累，卢奕医生已然成为白内障晶状体领域首屈一指的专家，是名副其实的“领跑者”。欧洲著名“Expertscape”机构公布了2021年最新的“Expertise in Cataract: Worldwide”，即“全球白内障专家”的国际排名。在这份榜单上，卢奕医生排名全球第三，中国第一。面对这样高的荣誉，卢奕医生并没有掩饰自己的意外，他坦然地展示自己成果被认可的喜悦，又强调着荣誉本身是团队一起努力得到的。

“这不只是我一个人的荣誉，而是我的团队的荣誉。”说起这份荣誉时，卢奕医生语气里有藏不住的自豪，并坚定地告诉我们这份荣誉不是他一人的成果，而是一整个团队的力量。“所有人一起合作才能完成这样的结果，我一个人做不到的。”

在1998年，曾有媒体找到卢奕，希望他能全程直播一天之内做300例白内障手术，申请吉尼斯世界纪录。但他拒绝了这个创造世界纪录的机会，因为一个简单的原因：理念不合。

“这个计划本意其实是好的，是为西藏地区之前苦于没有医疗条件的病人集中进行一批手术。”卢奕医生解释说：“但我想，直播做手术这个理念也许还是不太对，感觉是为了炫技而不是救人。”

在令人眩目的聚光灯前保持清醒，需要巨大的勇气与坚定的信念。卢奕并未为成名的机会降临而违背初心，世界纪录也不能打动他。他认为帮助西藏的病人治病，宣传手术并不是坏事，只是与自己内心对医者的定义相悖。他做到了贯彻自己的理念，做自己认为正确的事——低调，救人。“毕竟医疗本质是给病人看病，不是让医生表演。”他笑着说。

三、“继往开来，创新第一”

2000 年，卢奕开始做白内障超声乳化术，他是国内最早接触这类手术的医生之一。卢奕没有意识到，他引领了这一技术在国内的先河。

中国眼科，在世界上处于一种什么样的地位？在“全球白内障专家”榜单上名列全球第三，卢奕医生站在眼科白内障的前沿，得以概览全貌。对于中国的情况，他直白指出：“虽然水平在进步，但核心是缺少创新。”

“我们医生之间的差距其实很小，特别是临床方面，我们做手术的技术绝不比国外的许多医生要差，但我们的短板还是在创新。不管是技术的创新，还是医疗前沿设备的研发，都缺少创新的空间。”他和我们悉心介绍，谈到我们国家医生的勤奋与手术技巧时有些骄傲，“我们中国的医生，就像在白内障手术这一板块的，操作技术一点也不比外国人差，甚至在某些领域我们做得更好。”

但在谈到创新动力不足时他又十分严肃。作为中国眼科医生的一份子，他对中国缺乏高精尖医疗设备的创新现状耿耿于怀——“这是我们一定要突破的壁垒。在这个设备上，绝不能被国外卡脖子。”他将华为作为中国企业的代表，谈起被制裁的现状，反复和我们强调创新的重要性。但又告诉我们，绝不能急于求成：从现有技术的实际应用，到理论创新、技术创新和体系创新，中间仍是路漫漫其修远，有不小的鸿沟需要跨越。

卢奕医生在眼科领域深耕多年，担任复旦大学附属耳鼻喉科医院眼科研究院院长。在他的主持和带领下，2017 年，仅仅成立一年的眼科研究院的国家自然科学项目达到了 23 项，他对眼科科研投入大量关注，这也无疑反映了他对创新的重视。

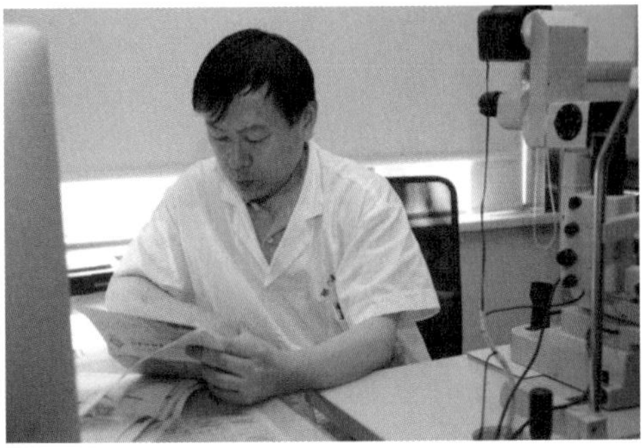

卢奕在门诊中

然而，无比注重科研的卢奕医生也道出了现在许多科研工作者的困境，以及国家政策的左右为难。“科研需要开拓创新，需要投入大量的人力、物力和财力，才能不断开拓创新。而这背后可能是 10 年，甚至是 20 年。”他对于现有科研评价体系同样有着自己的思考：如果一个人 2 年没做出成绩来，你怎么知道他 10 年不能做出成绩呢？但科研却就是需要投入非常多时间的。经费的不足，人员的短缺，都是制约科研创新的痛处。谈起这个时，他也十分无奈，但仍然坚持着我们应该保护一个宽松的科研环境。

“必须要让致力于创新的人有充分的时间、资源和机会，才能有所作为。”他郑重地告诉我们。

如今卢奕医生有的学生也有了很好的成绩。对医学上的师生传承，卢奕医生也认为，现在做任何事情都要依靠团队，靠一个人是不行的。“我拿的很多荣誉都是靠我们团队一起做出来的。我有一些想法、灵感，是我们整个团队一起做，然后发表文章。我作为导师要给学生方向性的指导，提供研究资金等，他们具体地去进行研究，然后得出成果，相辅相成，这也是一种传承的形式。”

四、“上医：青春与未来”

卢奕现在已是教授、博士生导师，和他的研究生时期相比，老师在课程教学上发生了很大的变化，我们国家医疗科研水平和教学方法也是随着科技的发展日新月异。

“当时我还是个研究生，我记得非常清楚，任何东西都是国外的非常先进，我们很多项目都是没法做，就算做，也是非常简陋的条件和成果。但这些年来完全不一样了。”医疗领域，中国的进步在世界范围内都十分亮眼。据《柳叶刀》杂志的数据，中国每年都稳定地在国际医疗水平排名上上升 10 名左右，这样的成绩甚至得到了《柳叶刀》官方杂志的评价：2000 年—2016 年，中国和土耳其等国的医疗水平都进步迅速！

国家这样的进步，卢奕本人就是一名亲历者。在他读研究生时，老师说：“能够在《中华眼科》杂志上发表一篇论文就已经革命到头了”，但现在而言，对于研究生的要求就是基本要发表在国际性的那些杂志上，特别是一些重要期刊。这也折射了我们的医疗水平在不断进步。

“我一直和我的学生们说，现在，我们的设备、器械、资源这些东西都和国外的一样了。能不能做出成绩，完全看你们自己有没有好的思维，能不能努力去把想法付诸实践。”卢奕对于学生始终坚持这样的理念——我们的硬件在进步，思维更是实验或科研的决定性因素。在优越的条件之下，我们更应该努力。

在上医求学工作的阶段，对卢奕现今的成就也有很大的影响和帮助——他到现在也能信手拈来地背诵出上海医学院的校训：严谨、求实、团结、创新，并对其中“严谨”二字深以为然。

卢奕在背诵完校训后，还神情严肃地指出：“严谨”与“求实”在贯彻实行中的重要性是最重要的。作为一个务实主义者，他觉得每位老师和学生都应贯彻校训精神，有自我约束，才能用行动去证明、践行校训，保持进取的态度和优势。

“这一定需要自上而下全体人员的努力和奉献。”卢奕说，“不能随便只是在口头上过场。考研究生，还是考博士，无论是哪个，都必须严格要求自己。”他说，医生和律师都是非常受人尊敬和依赖的职业，必须要掌握专业知识，对自己有高要求、高标准，基础扎实又深入实践，不能怀着“划水”的心态。

“做人做事，一定要有原则。”他十分庄重地说起对职业的要求，“获得了好的学习机会，就应该努力读好书，不要想着混一混，混个文凭，不是成绩及格了就够。要做到优秀，就要真正做到严谨、求实、创新。在学校里的学习是之后事业重要的基础，要有批判精神，更要脚踏实地。”

卢奕医生所获得的荣誉数不胜数：被誉为“指间的光明使者”，2017 年，获上海市医疗行业唯一的“上海市质量金奖个人奖”，2018 年，获眼科学唯一的“仁心医者·上海市杰出专科医生奖”及入选上海工匠（医疗行业仅 7 人入选）。以第一/通讯作者发表科学论文 167 篇，其中 SCI 论文 109 篇，包括在权威杂志《新英格兰医学杂志》（IF：72.4）发表述评一篇，卢奕医生享誉世界。2003 年，他也被评为复旦大学“十大医务青年”。对此，卢奕医生认为荣誉在很大程度上是作为一种鼓励，是激励人的一种好的形式。通过树立典型、创造竞争机制这类方法可以激励人奋发向上。谁做得好，做出好成果，做出好贡献，就给予谁荣誉。像科技成果奖这些，就会吸引很多人为之竞争，这是可以促进人努力的，也是利于促进科研各方面做得好的方式。

五、“薪火相传——从业，先要做人”

时光流转，卢奕已桃李满天下，有些学生也在领域内崭露头角，在国际上有了亮眼的排名。为师数年，他也有自己坚持的教学理念——从业，先要做人。

“最基本的就是要管好自己。”他语气十分坚定，“我作为一名医生，就想认认真真看几个病人，把他们的病看好。一个人的能力总是有限的，在我个人的能力范围之内，在我的病人之中尽我最大能力把他们看好，在我的团队里面

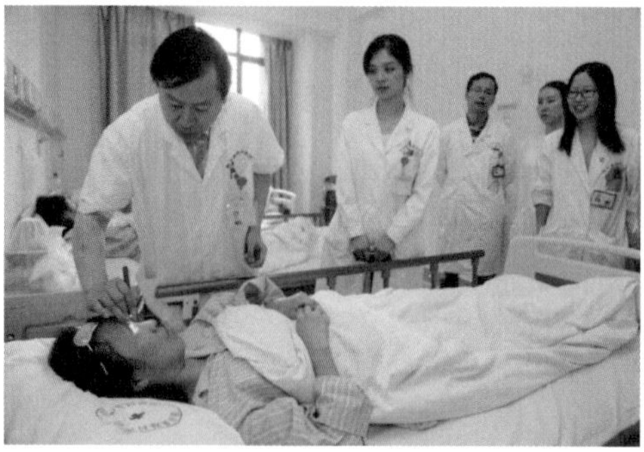
卢奕在带教查房

好好地做研究。简单地说，就是要对得起自己、对得起学校、对得起父母、对得起病人。”

对于刚结束学校生涯的学生，他总是会说一句话：“你之前所有的成绩都忘掉吧。无论是好，是坏。”对此，他解释道，医学是一门非常注重实践的学科，不能囿于课本之中，况且课本与实操中间尚且有难以逾越的距离。“来我这里，都是从头学起，昨天的一切都不重要了。”轻松地抹去过去的辉煌或狼狈，这是他教学生进入实践的第一课。唯有这样才能保持平常心，不沾沾自喜，也不妄自菲薄，做一个纯粹的医者。

面对一众唱衰医学的社会声音，他立刻做出了反驳——“枯燥是枯燥，但是这是高尚的。我们应当感到自豪，治病救人，这真的是一个很高尚的职业，所以一定要严格要求自己。”

对于现在医学临床博士八年制的体系，他对此也有自己的改革主张——“医学注重实践，灵活学习很有必要。只有后两年到医院里去真的是远远不够的，我也一直在思考，应该早一点让医学生接触医院的环境。”纸上谈兵，对于如医学一样的注重实践的学科而言十分危险而低效。基于多年来的经验，他也在呼吁着改革，也有自己的主张。

卢奕医生告诉我们，学到的知识要能应用，会应用，敢应用。如果在学生时代有机会到外国的学校或者机构去进行交流，就要能听明白、听准确别人的看法，并且能充分地、自在地表达自己的观点。这需要扎实的知识理论基础和良好的语言功底，这就需要学生自己对自己负责，好好地学习和练习基本功。

悬壶济世，春风化雨，这些医者的美好品质在时间的长河中被吟诵传唱，经久不衰而历久弥新。选择医学作为一生的事业，勤勤恳恳地学习科研，对每一个病人尽到自己应尽的职责，这不仅是卢奕医生内心的真实写照，也是广大医学青年心中最真切、最温暖的图景。今天的“十大医务青年”，也正是从老一辈那里传承着这份热爱与坚守，千言万语，千辛万苦，只为医者仁心。

“雄关漫道真如铁，而今迈步从头越。”就像卢奕教学生的第一课一样：无论过去的辉煌或狼狈，从今后，从头开始。我们永远在创新的路上，踏着明日的朝阳。

蔡欣彤　吴亦阳　采访

蔡欣彤　欧柯男　吴亦阳　张子涵　谢似锦　撰稿

何小豪　王诗妮　校稿

卢　奕

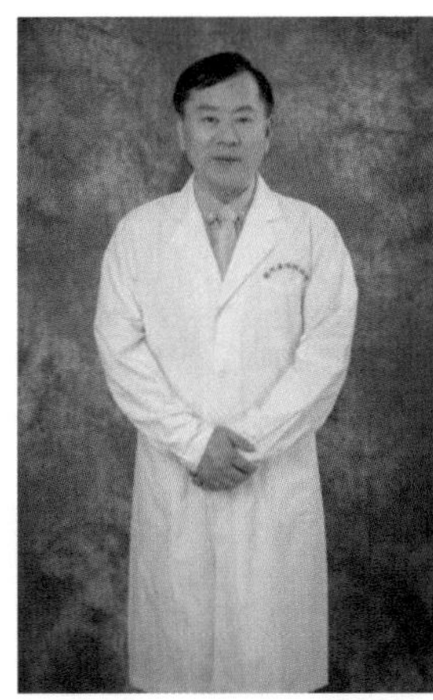

卢　奕　复旦大学教授、博士生导师，上海市眼科临床质量控制中心主任，复旦大学附属眼耳鼻喉科医院眼科研究院院长、眼科主任。上海市领军人才、上海市卫生系统新百人、上海市优秀学科带头人、2020 年度“上海市先进工作者”、上海工匠。

主要从事眼科学白内障晶状体疾病的防治。从医 30 年，在国内最先采用微创及后囊膜切开 + 前段玻璃体切割治疗先天性晶状体疾病，解决了这一领域众多的技术难题，改进了老年性白内障手术微创方式，显著提高了手术效率和效果，被誉为“指间的光明使者”。技术成果 5 次获省部级二等奖（4 次为第一完成人），2017 年获上海市医疗行业唯一“上海市质量金奖个人奖”，2018 年获眼科学唯一“仁心医者·上海市杰出专科医生奖”。同时桃李满天下，培养了一支技术全面的优秀医疗团队。

纪　元：驰骋“切片世界”的奇妙

医之为道
非精不能明其理，
非博不能致其得。

一、 求学之路

2020 年，一场突如其来的疫情暴发，让无数亲眼看到医务人员为全国人民的健康做出贡献的莘莘学子萌发了学医的理想。回首 30 年前的自己，纪元医生坦言，在 1990 年报考大学的时候，自己对于医学的选择还没有这么明确的目标。

虽然在小学、中学学习的时候一直看到像林巧稚医生这样的光辉形象，心中产生了对医学的向往，不过当时并没有非常多的了解，反而是在后来的求学过程当中，不断地加深了对医学的理解和对医生这个职业的认识。

步入神圣的医学殿堂后，有的医学生会羡慕外科医生的干脆利落，有的会欣赏内科医生的有条不紊，而纪元却钟情于显微镜下的微观世界。一张一张病理切片看过去，看到的是静态的细胞以及周围组织结构反映出各类细胞的之间的相互关系。

病理学是研究人体疾病发生的原因、发生机制、发展规律以及疾病过程中机体的形态结构、功能代谢变化和病变转归的一门基础医学科学。早在本科二年级的时候，纪元就读的天津医科大学就开设了病理学这门课程。在学习这门课程的过程中，纪元发现病理学对后面将学习的诊断学、内科学、外科学都有着很重要的影响。她认为需要病理学这样的一个学科去帮助加深对疾病的认识，对医疗的指导。因此，在报考研究生的时候，她选择了病理学专业。

从天津医科大学一毕业，她就决定将疾病的病理学诊断作为自己的终身事业。为此她去过北京 301、协和等著名医学院，兜兜转转一圈下来，经过比较，还是选择了上海医科大学。1995 年，纪元告别父母，离开故乡，来到上海医科大学攻读硕士学位。这里最吸引纪元的正是肿瘤医院的病理科。它不仅是全国最早以病理诊断为主要方向而设立的病理科，对于肿瘤的诊断在当时也是全国首屈一指的。

在上医，纪元师从病理学名家沈铭昌教授，在国内病理学界首屈一指的肿瘤医院病理科研习，也受到王懿龄、朱雄增、张廷璆等老一辈病理学家的亲自指导，打好了肿瘤病理学诊断的坚实基础。

让纪元感到既幸运、又荣幸的是，她成为了沈铭昌教授的最后一个研究生。在求学过程中，沈教授不仅言传身教，还安排纪元接受老一辈病理学家们的指导，使纪元深切体会到他们对疾病诊断的严谨、对病人的关心、与临床科室相互配合的团队精神，从他们身上学到了如何做好病理医生，如何做好临床医学的“眼睛”，打好了对肿瘤病理学诊断的坚实基础。

二、 精湛的技术

硕士毕业，纪元来到中山医院病理科工作。在这里，吴肇光、王承棓这样的外科学大家下了手术台，也会来病理科看标本、看切片。纪元通过与这些外科学大家的交流，深切感受到病理是医学之本，是基础医学和临床医学的桥梁，病理医生要勇于担负起这个“桥梁”功能。

当时，中山医院率先开展肝移植手术。为了填补国内移植病理的空白，她于2001—2004年赴德国移植中心学习移植病理，回国后立即担负起移植相关的病理学诊断工作。

肝移植前，需要先进行移植病理精准的分析，评估供肝质量，看有无脂肪变，有无特殊感染，避免排斥反应。这对病理科医生而言是崭新的课题，而且肝源一到，需要立即投入工作，半夜被叫去医院是常有的事。那时纪元刚结婚不久，但每逢有移植手术，不论昼夜，她随叫随到，以自己精湛的技术做外科医生身后最有力的支持者，把小我融入大我，使自身发展顺应医院发展的要求。

在工作开始阶段，纪元坦言遇到过许多困难。

首先，对于供体的诊断而言，病理是一个非常重要的依据，而肝源又经常在深夜到来，所以她和同事经常需要快速评估供体质量，通宵达旦地忘我工作，加之深夜加班不可能有很多技术人员陪同，所以要自己取材、制片、读片，然后进行报告，并且即使晚上时常需要加班评估供体质量，白天的工作也不会因此减少。虽然非常辛苦，但是纪元认为，正是这些工作让她在和临床的配合以及移植中心合作进行肝穿刺的过程中，不断积累了对移植病理的认识，成为该领域的专家，并参与制订了国内首个肝移植病理诊断指南。

其次，中山医院的病理科工作量十分繁重，为此纪元不得不牺牲大部分与家人相处的时间，对此她感到十分愧疚。以前周末经常需要开会，还有各种学术交流活动，陪伴小孩子的时间大大减少。幸好，同样从事医学工作的婆婆和丈夫都给她提供了非常大的理解和支持，让她得以全身心地投入病理工作之中。

三、医患温情

在医治过的众多患者中，有一位女学生给纪元留下了深刻的印象。那是

2005 年，纪元回国工作不久的时候，一位 14 岁的女中学生因剧烈腹痛，发现肝脏长了个巨大的肿瘤并破裂，被外院诊断为肝癌晚期，给她的学习和生活造成了严重影响。但是她的父母并没有放弃，来到了中山医院求医。纪元的病理诊断为一个肝脏的巨大腺瘤，使得手术切除风险大大降低。

在手术成功后，这个女孩毅然走上了学医之路。她曾在自己的微博上说她遇到了一名“彩虹医生”（即纪元医生），让她有信心面对这个疾病，然后立志学医。这让纪元医生觉得十分有成就感，无比欣慰，也让我们看到：爱，是可以传递的。

后来，这位患者的奶奶也得了肝病，当时不能明确原因，所以他们当地医院建议转诊到北京或上海。出于对中山医院的信任，对中山医院医生工作的认可，患者的奶奶也来到了中山医院治疗。经肝穿刺，纪元明确诊断为药物相关性肝损伤，通过挖掘病史，发现是与使用中药土三七有关。

纪元认为，患者给予她们的信任和认可，对她而言是极大的鼓励，因此也要更认真地给患者进行诊断和治疗，同时不断提升自己的诊断技术、诊断能力。

还有一次，一位来自温州的 60 多岁的男患者，黄疸一直未能得到有效控制，被当地外科医生怀疑为胆管癌，建议尽快手术。老人的孩子闻讯后，特地从国外飞回来，陪着父亲来到上海中山医院，打算带着切片去国外寻求手术治疗。

然而，纪元通过判读原单位的病理切片，认为黄疸系自身免疫性胆管炎所致，患者根本不用手术，只需通过激素治疗便能完全控制。患者及其家属千恩万谢，称赞纪元是“医生的医生”“疾病的法官”。为临床和患者提供准确及时的治疗依据，其中的成就感是无与伦比的。

作为“最后的诊断”，病理报告是肿瘤治疗的基础。而有些病人在前期已辗转多处就医，留给病理科医生的时间非常有限。病理检测运用常规方法往往需要五六天时间才能出报告，而对于危重病人，延误几小时可能就是一条生命的陨落。

有位16岁男生正在备战高考， 2020年春节前突发高热，淋巴结肿大，外院让他过了春节再去诊治。到中山医院时已告病危，因气促无法平卧。

春节长假前一天上午病理科收到淋巴结穿刺活检样本，纪元动员科室多个流程齐心协力，以最快速度制作切片，下午初阅切片，判断为高度侵袭性淋巴瘤。纪元深知疾病的险恶，如果等春节后发报告，患者可能因病情迅速恶化而无法挽救。她立即启动病理科快速流程，科室多位同事放弃休息，加班进行免疫组化检测及荧光原位杂交检测，除夕下午就出了报告，诊断为高度恶性的淋巴母细胞淋巴瘤。临床医师拿到报告，立即对症治疗，到春节后孩子病情已趋于稳定。全家人来病理科表示感谢，给她送来锦旗“视病人如亲人”。

纪元也把这个成功归功于全科的默契配合和团结协作，为年轻医生上了一节很好的职业素养课，让他们懂得了“每一份病理报告背后都是一个鲜活的生命，甚至牵动着至少一个家庭”。

四、 传道授业

在行医之外，纪元还把自己这些年的经验不断传授给青年医生。早在2007年，纪元便开始带教研究生。除了为这些青年学生提供知识方面的帮助，纪元还在对待科研与临床的态度上严格要求他们。

“作为一位病理医生，我们必须要对每一个切片负责，要在科研与临床上做到态度严谨，不断学习。”她说，“通过切片中的几个细胞，我们要想到切片背后是一位病人，甚至是一个家庭的命运，因此务必要严谨。”

病理医生从切片上获得信息，并作出判断，也会直接影响临床医生对患者疾病的认识。病理诊断在患者的救治过程中所发挥的关键作用，使得纪元无论在行医，还是在教学上，都保持着严密谨慎的态度。

为促进国内外病理界学术交流及中国病理事业发展，我国每年都会开展全国病理年会。而纪元所带的研究生中，每年都会有1～2名在其中获奖，自第一届吴秉铨病理学发展基金的优秀青年精英病理医师评选开始，历届均有斩获。

她把自己的经验毫无保留地传授给青年医师，她带教的年轻医师逐渐在国内外病理学术会议上崭露头角，获得业界好评。

纪元并不止步于读片、诊断，她还参与规范的制定、多部指南的撰写，并在全球病理界规模最大的美加病理年会上就肝癌病理做大会发言，展示了中国病理的发展，得到与会者的关注。

从天津到上海，从移植病理到免疫病理，纪元从兴趣出发，精勤求学，忠恕任事，不计得失，甘于奉献，业精于勤，行成于思，逐步成长为一名出色的病理医师。

五、 赤子之心

纪元晋升为主任医师后，仍不放松对自己的要求。2013 年，纪元飞往纽约，到世界上历史悠久、规模最大的癌症中心之一——纪念斯隆-凯特琳癌症中心进修免疫相关病理。在那里，她接触了肿瘤免疫治疗这门新兴技术，病理医师不仅鉴定肿瘤的性质、分化程度，发现微小转移灶，探寻肿瘤起源，确定肿瘤分期，还要通过辅助手段指导治疗和预后，甚至帮助判断并发症的原因。

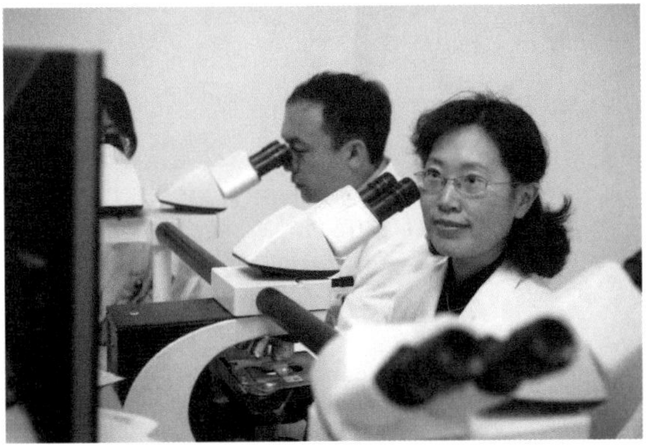

纪元在实验室中工作

一年的学习让纪元登上了病理学更高的平台。她扎实的基础和超强的能力也获得美国专家的肯定，极力劝她留在纽约。当时她在美国找份适合自己的工作轻而易举，已在纽约定居的弟弟也劝她留在美国发展。

但纪元认为，作为一名党员，能为祖国病理学发展尽一份力，能为祖国人民解除病苦尽一份心，才更有意义。于是，她义无反顾地回到了中山医院。

中山医院病理科的工作量居全国前列。仅快速病理，纪元一个人一年就诊断近 1 万例。这样的工作量在国外往往需要五六个医生才能完成。对纪元而言，加班早已习以为常。越来越繁重的工作量让纪元落下颈肩痛的病根，她开始每周参加一次医院工会组织的瑜伽训练以舒缓身体的僵硬不适，现在已经坚持十余年。然而面对外科医生在手术台上等着病理报告决定手术方式，病人在病理科门口急切地等着命运的判决，她负任蒙劳，无怨无悔。

六、 团队精神

在纪元看来，个人的工作很大程度上是受科室影响的。她认为自己所在的科室有非常团结奋进的氛围。病理医生的工作更多的是幕后工作，诊断疾病以后，临床医生直接治疗，所以很多病人能看到临床医生的工作，不了解病理医生的贡献。而病理技术室是病理科医生的后盾，制片以及其他新技术的提高，能帮助病理科医生更好、更快地认识疾病。

中山医院病理科医生的工作量在全国单体医院中，连续很多年都是最多的，所以对巨大的工作量而言，团队默契的配合是很重要的。而且中山医院有快速诊断的项目，给很多病人，尤其是外地的病人快速地诊断、治疗提供了帮助。而这些是在不断克服困难、提高技术的基础上才能够做到的，所以，团结和奉献是很好的科室精神，在这种氛围的感染下，虽然工作量大，但是大家的工作效率都非常高。

中山医院素有团结协作的院风，病理人是各肿瘤多学科协作团队(multidisciplinary team，MDT)不可或缺的队员，纪元和她的同事参与了 20 多个疾病的 MDT。根据每个病人的不同病理，提出因人而异的治疗方案。纪元还牵头组织了中山医院 12 个临床科室专家参与的神经内分泌肿瘤诊治团队（NET – MDT），为多省市患者提供了精准诊疗。

有位 26 岁来自福建的甲状腺髓样癌患者，通过影像检查发现有多脏器肿瘤，家属担心是肿瘤晚期转移，准备放弃治疗。纪元和 MDT 团队诊断为多发性内分泌肿瘤综合征，并从各自的专业角度给患者提出手术、放疗、靶向治疗的综合治疗建议。同时她还根据病理和基因的特点，解答了患者以后能否生育的问题，给予患者全程的指导。

七、 病理之学

对于科研与临床的关系，纪元发现许多临床无法解决的问题，都需要病理的辅助。但是在疾病的病理学诊断中也还是存在不少新问题，这时候就需要通过科研的方式找到新思路、新方法来应对，或者是再探究一些相关原理，通过科研手段转化实施为临床方案。所以，临床和科研其实是相辅相成、互为表里的。

在病理学检查工作中，纪元对"病理是医学之本，是基础医学和临床医学的桥梁"这句话有深刻的体会。对于临床很多棘手的疾病，如果没有很清楚的认识，就很难在治疗方面对症下药，这时候病理可以通过一些基础医学的手段，无论是分子生物学，还是一些遗传学的方法，都可以去帮助分析和诊断这些疾病，让临床能够更有针对性地治疗。

反过来，病理学又需要不断地从基础医学的发展当中汲取营养和力量，就像现在飞速发展的分子遗传学、免疫学的知识，还有一些其他交叉学科的知识，都是通过病理学连接起来，投射到临床上去的，所以病理学是很好的桥梁，病理科医生又要不断地去吸收这些新的知识，提升自身，更好地为临床服务。

八、练就“火眼”

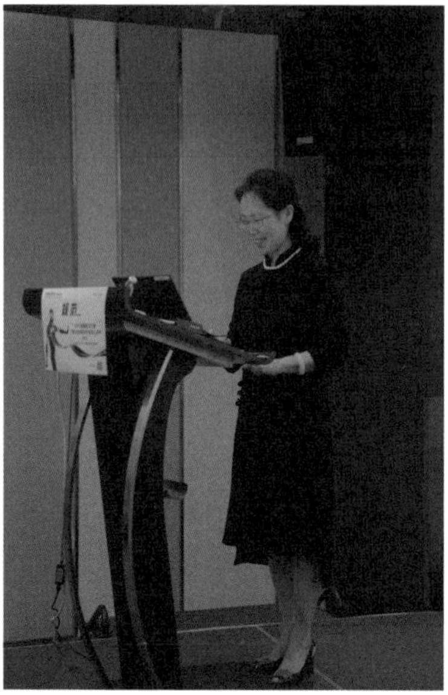

纪元在学术会议上发言

如今，纪元经过求学、出国留学和多年的实践工作，练就了一身病理诊断的真本领，在复旦大学附属中山医院担任病理科副主任、肝胆胰专科的主任、分子病理检测中心主任。她还是病理学的学术专家，发表了大量高水平论文，在临床工作期间也进行着学术研究。

急病人之所急，想临床之所想，是中山医院病理科工作的原则。如今病理科医生已成为临床医生治疗上离不开的人。纪元身体力行，走出切片，走出病理科，走向前台，组织了神经内分泌肿瘤多学科团队，定期为患者提供最优质的服务。

透过现象看到本质，是“恶性”还是“良性”，纪元用眼睛和大脑为一位又一位患者做出诊断，她笑称：“看得出病变的‘前世’‘今生’还要判断出‘来世’。”病理科医生说出的最动听的话语是“你患的不是恶性肿瘤”，但她不满足于宣判病变的良恶性，还要利用先进的手段，帮助患者找到治疗的可能靶点，判断可能的治疗方案。

纪元，有北方女子的爽朗大气，又洋溢着知识女性的睿智通达。她在临床、教学和科研上不忘初心、不断精进，甘于做“幕后英雄”，尽管辛苦，却乐此不疲。随着一张张切片有了明确的诊断，患者得到及时有效的临床治疗，患者及家属悬着的心逐渐放下，这种犹如破案般探明病情的成就感，好比向受困于井者施以援手的欣慰感，沁人心脾，难以言喻。

这些年，纪元甘于清寂，心无旁骛地醉心于病理学诊断工作。她每天埋头于显微镜前，判读一摞又一摞病理切片。尽管对绝大多数疾病的病理学诊断已经熟稔于心，但纪元依然不敢掉以轻心，而是明察秋毫、抽丝剥茧，排除形态及辅助技术的干扰，做出最适宜的诊断，以免给临床治疗带来方向性的偏差。

经年累月的磨炼，她锻炼出一双“火眼金睛”，让病理切片中善于伪装的“嫌疑犯”都无所遁形。她擅长各系统疾病的病理学诊断，尤其是肝胆胰及神经内分泌肿瘤领域的病理学诊断。在临床工作之余，她还广泛涉猎基础病理学研究，与时俱进，将基础病理学与临床工作相结合，希望为精准化、个体化治疗做出更多贡献，使更多患者可以从中获益。

九、谆谆寄语

“作为一名医生，我们首先要做到医者仁心，除病痛、助健康，一切为了病人；其次，就是小我融入大我，要把自己的事业发展融入科室和医院的发展需要，勇于承担责任，为人民健康奉献自己的精力与热情。”谈及从事医学的品质，纪元给出了两个关键点：作为一名医生，既要心怀梦想，仁爱身正，也要脚踏实地，严谨认真。

作为第三届复旦大学“十大医务青年”，纪元给出了自己对复旦医务青年精神的见解。在她看来，这一精神内涵不仅仅是一名医生本应具有的品质，还体现在每位复旦医务青年身上的时代责任感与开拓创新精神。

身为“十大医务青年”，纪元积极地带领青年医生一起前进，继承老一辈医学家的优秀传统，在交叉学科上进行合作，在学术上进一步开拓创新，诠释责任与担当。她也衷心希望更多有志向的青年才俊投身病理学事业，享受这种喜悦，使祖国病理学事业薪火相传。

宋钇坤　闫文轩　余秋芳　采访、撰稿

何小豪　任宇辰　校稿

纪　元

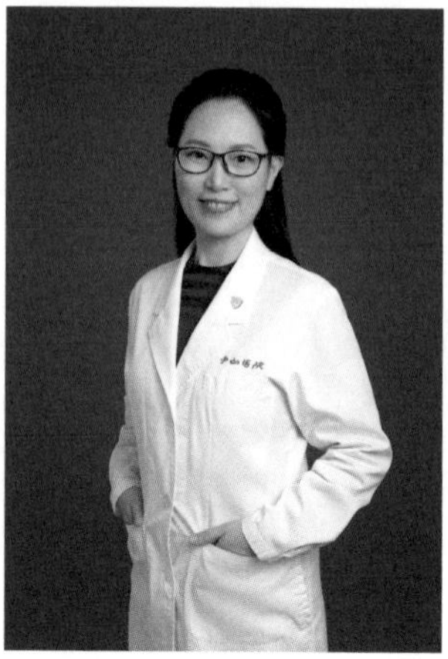

纪　元　主任医师、博士研究生、硕士生导师，现任中国医师协会神经内分泌肿瘤专业委员会副主委、抗癌协会肝癌专业委员会病理学组组长、抗癌协会肿瘤病理专业委员会肝癌学组副组长、中国医师协会移植医师分会病理学组委员、中华医学会消化病分会病理学组委员、中国医疗保健国际交流促进会神经内分泌肿瘤分会常委、美国 Hans Popper 肝脏病理协会常委。

张文宏：从“跟跑”到“站在风险里”

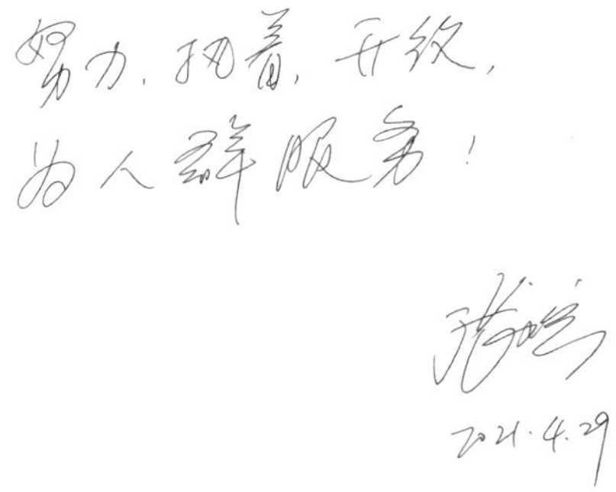

采访结束后，一位工作人员邀请张文宏出席5月的一场会议，张文宏当即回绝了邀约：“我知道所有会议都很重要，但是对我而言所有事情都不重要，只有救治病人是最重要的。”

在2020年抗击新型冠状病毒肺炎（简称新冠肺炎）的最艰难时期，作为上海市新冠肺炎医疗救治专家组组长、华山医院感染科主任的张文宏像一枚“定海神针”，带领团队抗击疫情、向大众开展科普。国内疫情平稳后，他仍然奔波在大大小小的会议上，讨论平复疫情的最优解，公开呼吁人们保持警戒心，尽早接种疫苗。

“我不能说我毫无贡献，”关于抗疫贡献的评价，张文宏有自己的标准，他把个人贡献放到更大的群体中去定位，“如果说我没有贡献，那就是0乘以中国几万名的医生，总的结果也是0。所有的医务工作者都为国家做出了巨大的贡献，我是巨大贡献当中的一份子。”

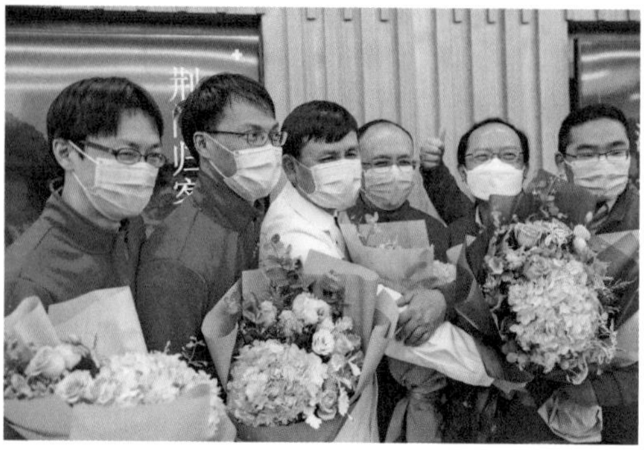

张文宏迎接援鄂战友回科

一、初心："为人群服务"

"人生意义何在乎？为人群服务；服务价值何在乎？为人群灭除痛苦。"这是复旦大学上海医学院院歌，也是张文宏反复提及的从医初心。

1987 年，张文宏从浙江瑞安中学考入上海医学院临床医学专业；1996 年，青年张文宏进入华山医院感染科，开始了他作为医生的职业道路。

选择专业时，张文宏发现自己文理综合能力不错，认为自己和医科契合，而上海医学院是全国一流的医学院之一，在国内外享有盛誉，"所以对我一个乡下人而言，当时能够冲到上海来读书，也是蛮激动的。"

在后来的从医生涯中，他越来越感受到：医学像一扇独特的了解社会的窗口。"新冠肺炎疫情以来，你看到的难道仅仅是科学吗？你可以看到疫情中的悲欢离合，看到社会思潮的影响，看到外交之间的交锋，看到疫情下科学家们的精诚合作。"从一次疫情向外张望，张文宏的目光所及不再仅仅是疾病、病毒，"通过医学你才得以了解这个社会"。对于张文宏来说，医学是多学科的融合，是一门关于"人"的学科，其兼容博大深深吸引着他。

1996 年，张文宏硕士毕业，进入华山医院，正好碰上感染科的学科低谷。疫苗、抗菌药物的研发使得大量传染病已经得到较好的控制，加上医生收入不高，当时科室里的很多医生选择辞职。在这里，张文宏遇到了翁心华教授——

当时的华山医院感染科主任。

在张文宏的印象里，翁心华教授有着高超的临床医学诊断水平，做事公平、为人温和，从不对学生发脾气，却会为了感染科医科楼修建的事和院长据理力争，“为了学科的发展，要呼喊”，“在非常艰苦的环境里面，永远是那么热忱”，这位领路人对张文宏的人生道路影响至深。

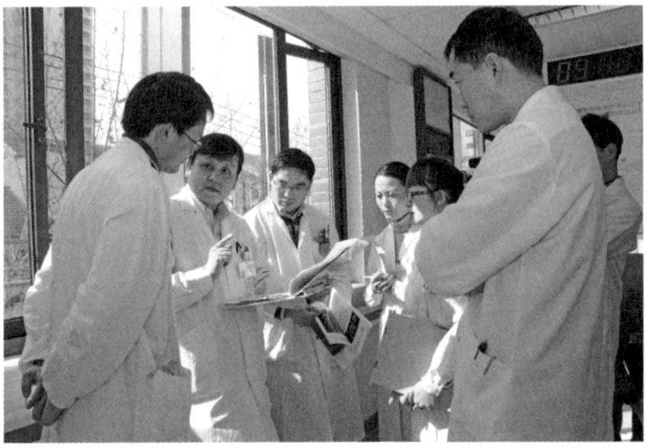

张文宏在带教查房

如今，张文宏已成为华山医院感染科“传帮带”的新领头人。他坚信，好的领导者必须尽可能减少成员彼此的内耗，达到“没有领导存在的感觉”。在短短一段话中，“共同的目标”这个词被他提到了 5 次。他自豪地表示，疫情期间，即使自己大部分时间不在科室一线，但他团队的学科运作“一分钟都没有停过”，不断为他在前方提供坚实的支撑。

二、 青年：“苦是苦了点，坚持下去”

2005 年，张文宏获得第三届复旦大学“十大医务青年”称号。那一年，张文宏 36 岁。

在张文宏看来，30 岁到 40 岁是一个医务工作者从年轻走向成熟的重要阶段，一个塑造从医职业未来的阶段。因此，“十大医务青年”的评选对参评人有一定年龄限制、专注于鼓励、表彰杰出的青年医务工作者，在张文宏眼中是

"恰如其分"。

对于他和很多其他获奖者而言，这份荣誉成为了一个新的起点。"我看到第三届'十大医务青年'里，有很多我熟悉的医生，今天都活跃在一线，曾经的年轻医生今天都变成了老医生，他们仍然在坚持着自己最初从事医学工作的职责和信仰"，张文宏感到这份坚守尤为难能可贵。

后来在一次颁奖典礼的致辞时，他看着台上的年轻人笑着说："35 岁的时候自己还在医院值夜班，要带孩子，每个月拿着不高的奖金，年终奖也不多，自己也曾经迷茫过，想着还要不要继续做下去，要不要离开上海。"在张文宏的年轻时期，"几乎每天都在做选择，挑战最多、压力最大"，可是如果能够和年轻的自己对话，他笑着讲，"蛮好的，苦是苦了点，坚持下去。"

没有人告诉那时的张文宏应该以怎样的心态应对压力与挑战。如今他轻松地描述那些艰难的岁月，轻描淡写地说："几乎所有人都是这样度过的。"千帆过尽，他终于明白，人在年轻时，"顺风顺水都可能是虚假的，不如意才是常态。"

不如意的常态带来了不确定的未来。但张文宏坚信，不确定之于青年，是"一切会更好"的可能，因为青年的优势正在于"旁人所不具备的体力、精力，和巨大的抗击打能力"。近日，张文宏得知友人的子女在美国感染新冠病毒，便建议其购买制氧机在家中吸氧，疗效显著。"年轻人的优势在各个方面都是别人不能比拟的，哪怕在新冠面前"，他与友人都不禁感叹，"年轻真好。"

而当年轻的个体，面对"时代变迁之际，百年未有之大变局"，将发生怎样的碰撞？张文宏从未忘记关注这一点。他认为，这个时代给予医务青年们特别多的机遇，但挑战也是无与伦比的。"一步一步走来，"他微笑着说，"日子就过去了。"

张文宏曾经形容自己是"一个书呆子碰到了一个腾飞的中国"，他记得一段故事——有人问邓小平同志在长征时在做什么，邓小平就讲："我跟着走。"张文宏感觉自己属于"跟跑"的一代，在筚路蓝缕、开山辟路的前人们身后幸运的一代。

这位“跟跑者”，在2020年新冠肺炎疫情的危急时刻，接过了17年前感染科老主任、恩师翁心华防治非典时的接力棒。张文宏像一枚“定海神针”，担任上海市新冠肺炎救治专家组组长，带领团队抗击疫情、向大众开展科普。这一次，他不再跟跑了：“在面对危险的时候，在风险最高的时候，在大家还很难对风险作出评估的时候，我必须走在前面。”

谈起这个“走在前面”的自己，他说“时代经常在你没有准备的时候，突然把你放在一个重要的位置上，希望你为人群做更多的事情”，面对充满不确定性的未来，青年人应当有决心——“无论多么困难都坚持下去”。

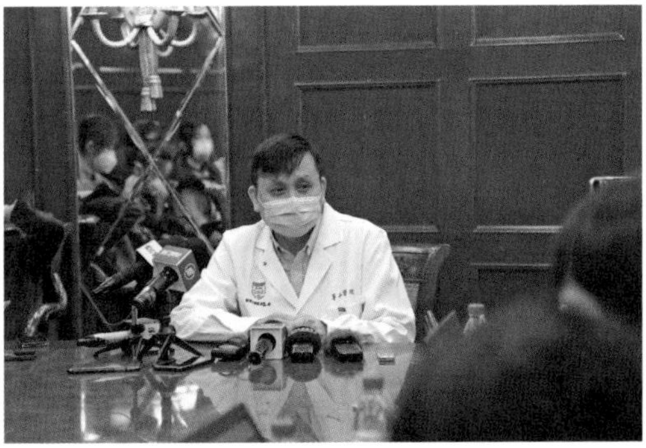

张文宏接受媒体采访，“共产党员先上”

当记者提出能否分享一个自己在青年医生时代的故事时，张文宏婉拒了。“如果总是关注别人的故事的话，自己的故事就讲不好了。”此时采访已接近尾声，他匆匆起身准备赶赴一场会议。手机的消息提示音已经响了数次。临走前，他对两位正读大一的记者说：“一年级，正好从头开始写，我希望你们将来都能写一篇非常好的精彩的故事，好吗？”

三、从医：坐绿皮火车的感染科医生

在张文宏眼中，医生是一门非常独特的职业。在东方，有孙思邈的“大医精诚”；在西方，有希伯克拉底的誓言。对于医生而言，在严格的技术要求之上，更需要有“非常高的职业道德”，需要全身心地为自己服务的对象进行服务，而不是把报酬放在第一位。

但是，在职业独特性的内部，所有医务工作者面临的是普遍的要求。“没有一名医生因为你的级别很高，你担的责任就更高或者更低。”新冠肺炎疫情暴发后，无数医务工作者奔赴感染重灾区，让公众感受到了医者的担当；与此同时，后方大量科普讯息及时跟进，让公众关注到医务工作者的另一重角色。

在疫情期间，张文宏通过自媒体向公众普及抗疫知识，在微博上的阅读总量达数十亿。他认为，在暴发公共卫生危机的时候，应该有专业人士“给公众一个非常客观的声音”来解释目前的抗疫策略，破除谣言，传授科学的防控方式，提振抗疫信心。

张文宏明白，科普“是一件很困难的事情”。科普基于科学，但有了科学也不一定就能做好科普。一方面，“普及”需要讲述者和受众良好地交流，需要专业工作者不断地“敞开胸怀”同社会沟通，所以“医学除了是科学以外，还是一种沟通的艺术，要让别人听懂你的话，知道你要传递的什么信息”。另一方面，做科普常常面对物质激励匮乏的境况，“通俗地讲就是做科普不挣钱”，所以张文宏认为“做科普还要有一些情怀，要真的希望向大众传递正确的知识”。

疫情期间，张文宏强调的“闷两个礼拜”“防火防盗防同事”等金句在网络上广为流传，每当防疫政策刚出台、不被群众理解时，张文宏就会挺身而出，作出客观专业、简洁生动的解答。2020 年 3 月，由张文宏主编的中文版《2019 冠状病毒病——从基础到临床》，著作版权无偿授予出版方，并向多国提供免费版权，6 月，新书海外版发布。另一本同样由他主编的《张文宏教授支招防控新型冠状病毒》在出版后，被送至上海各个社区和服务窗口、送到武汉方舱医院，被译成意大利语、波斯语、法语、日语等十余个国家的语言向海外发行。两本书都没有收取版权费。张文宏说：“虽然印了 100 多万册，一分钱都没赚到，但是为整个抗疫做出了贡献，我觉得欣慰无比。”

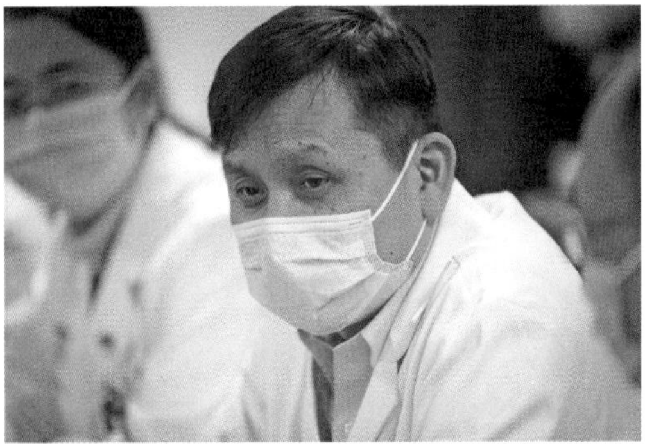

张文宏在会议中

无论是“沟通的艺术”还是做科普的“情怀”，张文宏以专业的学术功底作支撑，向社会传达了他理想中“公正的、具有影响力的声音”。

“在公共卫生学科，如果你做得好的话，就会被人给忘记。”在一次讲座中，张文宏这样说。他解释道，公共卫生管控的是“社会里的发病率”，功夫在日常与细微处，如疫情科普。而感染病学科却处于一种“你想忘记，却没办法让你忘得了”的特殊地位，因为在自然界的微生物面前，人类实在过于年轻。他指出，人类曾经尝试着把感染病学科从医学中给清除出去，这过于傲慢。“在很长的一段时间里，我们必须和它一起存在，继续为抵抗自然界给我们的挑战作出贡献。”

在《2019冠状病毒病——从基础到临床》的新书发布会暨捐赠仪式上，对于新书发布和弟子张文宏的成果，新书主审翁心华在致辞时，一连讲了三个“高兴”。他说：“感染科是每个医院的‘角落科室’”；感染科医生要坚守、要传承，要经受考验、耐住寂寞；“高铁很发达，但总还有人要坐绿皮火车，感染科医生就是坐绿皮火车的。”

复旦青年记者　陈诗雨　朱骊冰　主笔

复旦青年记者　陈诗雨　朱骊冰　报道

复旦青年记者　赵芸巧　编辑

任宇辰　校稿

张文宏

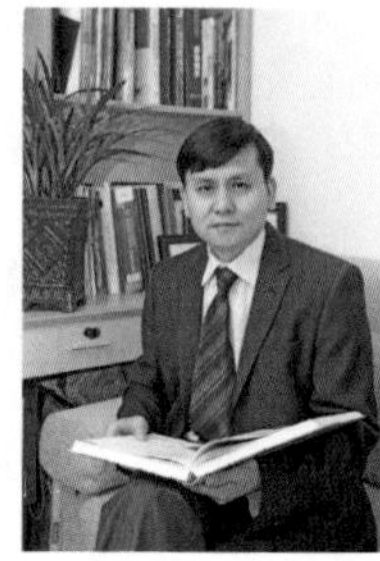

张文宏　教授、主任医师、博士生导师，复旦大学附属华山医院感染科主任，兼任国家传染病医学中心主任、复旦大学临床医学院内科系主任、上海市抗新冠肺炎临床救治专家组组长。担任中华医学会感染病学分会副主任委员、中国医师协会内科医师分会副主任委员、《中华传染病杂志》总编辑。共发表论文 400 余篇，其中 SCI 收录第一或通讯作者 150 余篇，主编专著 10 余部，承担国家、省部级科研项目 20 项。近年来先后荣获“全国优秀共产党员”“全国抗击新冠肺炎疫情先进个人”“第九届国家卫生健康突出贡献中青年专家”“全国创新争先奖”“全国科普工作先进工作者”“全国最美教师”“上海市科技进步一等奖”等荣誉称号。

关　明：在检验医学这片土地上扎根、深耕、成荫

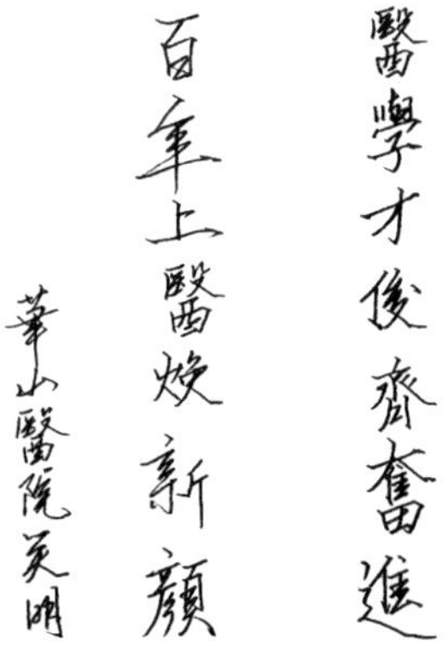
醫學才俊齊奮進
百年上醫煥新顏
華山醫院关明

从 1988 年考入上医检验系算起，关明和检验医学结缘已经 33 年了。他扎根在这片土地上，深耕学科、深耕人才，在他的身后，一片森林蔚然成荫。

一、从检验到临床——做医学的侦察兵

“医生的作用是明确诊断，并对症下药，我们检验科就像是医生的侦察兵，替他们找线索。”

检验医学是对取自人体的材料进行微生物学、免疫学、生物化学、遗传学、血液学、生物物理学及细胞学等方面的检验，从而为预防、诊断、治疗人体疾病和评估人体健康提供信息的一门科学，是临床医学的一个分支。在我国，检验医学技术的发展经历萌芽与探索、滞后与追赶，已然进入了蓬勃发展

的新时代。医学检验也从原来的单纯辅助性技术发展为直接参与临床诊断、科研和医疗决策的独立医学实验诊断学。

关明现任复旦大学附属华山医院检验医学科主任、中心实验室主任。他介绍，检验科是医院中的一个平台科室，主要通过对血液、尿液、脑脊液、胸腔积液腹水、粪便等体液物质中含有的蛋白、核酸等成分变化的分析，为临床各科的医生在预防、诊断、治疗监测和预后判断等方面提供有价值的信息。

“几乎所有的科室都和我们有关系。”关明说，“呼吸系统的疾病、心血管疾病、胃肠道疾病等我们都有一些不同的标志物去显示。病情的诊断、判断、早期的风险等，都和检验有关系。”

2016 年，关明曾遇到一位罹患高眼压的患者。此前，医生一直无法确定其患病的原因，只是对他采取了常规的降眼压和抗炎治疗。但病人的病情并未缓解，关明提取了患者的房水（一种充满在眼球前、后房内的透明清澈液体），对其进行了基于数字聚合酶联反应（PCR)的病毒基因检测，最终从中发现了巨细胞病毒，才明确了其病因。临床医生很快对症下药，选用抗巨细胞病毒的药物，最终治愈了患者。基于之前的案例，关明所在的复旦大学附属华山医院课题组与复旦大学附属眼耳鼻喉科医院陈君毅教授课题组联合发现了“巨细胞病毒”的眼内感染是造成国人难治性青睫综合征的一个重要原因，研究成果发布

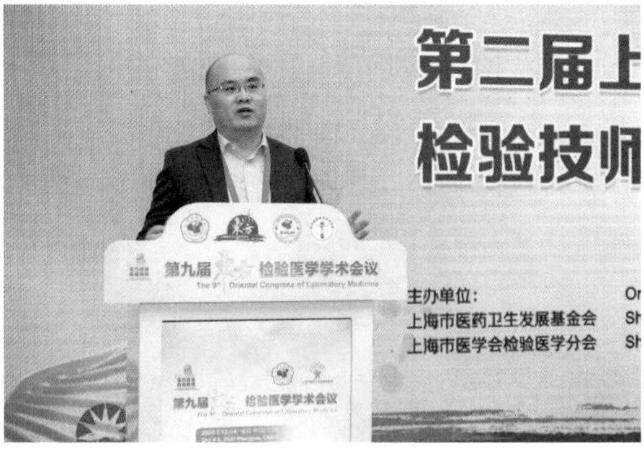

关明在学术会议上发言

于 *Clinical and Experimental Ophthalmology* 杂志。

这不是个例。关明领导的检验科由于开展了许多特色检验，常常有全国各地患者前来华山医院送检标本。在华山医院检验科，检验人员攻坚克难，通过各种技术与手段获取这些“疑难杂症”的“蛛丝马迹”。

“我从业的30年，也是检验飞速发展的30年。”从手工到全自动化，从注重技术到注重临床，从检验这一单一学科到目前与多学科融合，在关明看来，检验学科的发展非常迅猛，为这一代人提供了展示自己，展示能力的舞台。

在医学飞速发展的同时，检验科也面临着挑战。

关明谈到，在国家医改的大环境下，对区域医疗卫生机构的医疗服务要求越来越高。区域医疗服务中心是城乡居民基本医疗服务的场所，而在医疗服务中心，区域检验中心的作用日益凸显，承担着对社区居民的疾病预防、治疗、诊断以及健康检查和保健康复等工作。由于检验的高度自动化，这就导致不少检验员工不重视检验本身的科学问题和报告解读，在给区域检验中心带来发展机遇的同时，也带来诸多挑战。关明认为，区域和基层检验科必须要提升自身科室的检验水平与素质，抓住当前发展机遇。

二、从后方到前线——疫情中的检验科

在新冠肺炎疫情阻击战中，检验科也发挥了重大作用。疫情初期，由于核酸检测试剂品种不多，质量参差不齐，核酸扩增时间久、“假阴性”结果等问题比较突出。关明对核酸检测呈现“假阴性”结果的影响因素进行深入剖析后发现，在核酸检测实际的临床应用中，大样本病毒基因组研究及临床验证的缺失、临床采样导致的误差、样本保存和运输的限制以及试剂盒本身的不完美等问题在一定程度上影响病毒检测结果，最终造成“假阴性”结果的情况。

关明在《中华检验医学杂志》上发表论文“正确认识新冠病毒核酸检测

的影响因素”并指出，目前，由于新冠肺炎疫情的紧迫性，国家药品监督管理局已对多种新冠核酸检测试剂启动了“绿色通道”，为病毒的早期诊断、疫情监测提供了极大的便利。学者们认为，保证试剂盒质量、规范采样/保存/运输流程、完善医院的实验室设备、提高检测人员的技术水平以及优化检测流程等，对提高新冠核酸检测结果准确性至关重要，也是目前疫情防控的关键。

检验科是排头兵，新冠的防治需要检验先行。华山医院检验科在2020年先后派出了多支队伍赴武汉、新疆等地支援。

对于检验科而言，新冠肺炎检测也是对他们的一次锻炼。PCR检测需要持证上岗，原本科室里仅有六七个人有证。现在，这个数字上升到了40多人，检验科近小一半的人都拿到了上岗证。

2020年年初，复旦大学附属肿瘤医院出现疫情。关明回忆，当天晚上接到医院领导电话，说要进行大规模的新冠核酸筛查。他并没有感到非常紧张，在之前进博会的保障工作中，他们科室已经有过经验，一切按照程序进行。

“我在核酸检测群就说了句，目前有筛查任务，谁能过来请报名，在短短5分钟内，有多达数十位员工报名。”关明说，“让我很感动的是有些人是刚刚下班后，扒了几口饭就赶过来，有些人是刚刚献血后不管自己体虚赶过来，大家不顾劳累，发扬连续作战的顽强作风，通宵鏖战，最后圆满地完成了筛查任务。”

那个晚上，华山医院动员了10多人的队伍。晚上11时，人员全部到位。样本从12时开始分发，大家连续六七个小时通宵奋战，完成了2 000余份核酸检测。

“在疫情面前，更能够彰显一个队伍的团结、凝聚队员互相之间的信任、锤炼困难下的意志。”关明对华山检验科团队的表现非常满意。疫情锻造了队伍坚强的韧性和战斗力，招之即来，来之能战，战之能胜。

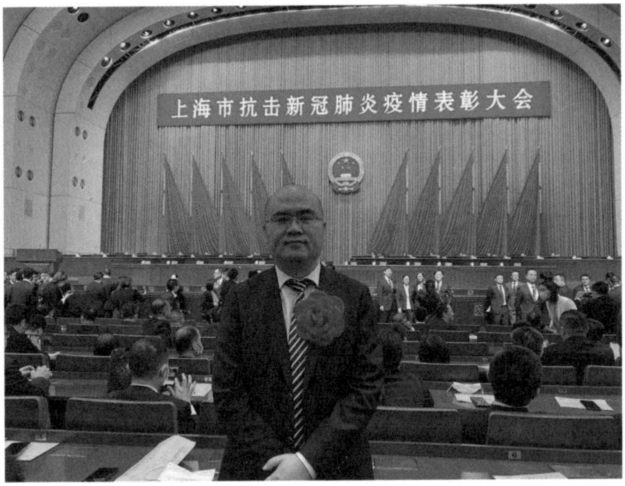

华山医院检验科获上海市新冠肺炎疫情防控先进集体，关明代表科室领奖

三、从上医到华山——为医医伤、为师医愚

关明参加高考时的第一志愿，就是上海医科大学。“我的家人都是医务工作者，因此从小家里就要求我和他们一样也成为一名医生。”关明说。从医多年的父母深深觉得，临床上某些疑难杂症最核心的难点还是不能确诊，导致患者无法得到最有效的治疗，这和当时的检验水平不发达有很大关系。

彼时，大多数人对检验专业仍是不够了解，甚至存在误解。20世纪80年代初，检验类专业开始陆续在我国各个医学院校开设。得知上医也开设了这门专业，父母鼓励他去报考这门比较新的专业。他们觉得，以后检验对医疗的支撑作用一定会越来越显著。于是，1988年，在父母的支持下，关明考入上海医科大学检验系，成为上医检验专业的第五届本科生。

第一次来上医，是关明和父亲两人骑自行车一起来的，骑了50分钟。上医是全国招生，关明的室友都来自四面八方。他回忆，刚见面时大家还有一点拘谨，时间久了就和大家相处得很好。

上医在各个学科领域都很有实力，在专科课程上，常有名家大师授课或设讲座，使得同学们无论在基础理论，还是在临床实践上都见识了很多，积累了很多。

当时的检验系副主任倪赞明老师，也曾是华山医院检验科主任。他讲授的都是临床应用类课程，比较实用，也比较风趣，深得同学喜爱。

倪赞明的一席话让关明至今记忆犹新——“他告诉我们，检验并不仅仅是做一些技术操作，学校建立这个专业就是为了让我们能和临床进行沟通和交流。检验是本行，临床是目标，很多疑难杂症的线索就在检验，这个专业对于临床的支撑作用非常大。”

从此，关明更加坚定了自己从事临床检验的决心和信心。

1993 年毕业后，关明留在了华山医院检验科，一直工作至今。倪赞明主任招收他进入华山医院之后，他在吕元主任的指导下完成硕士博士的课程。2003 年，又前往美国国立卫生健康研究院进行博士后研究。2006 年，关明留美归来。因为在科研上的建树，他成功地入选上海市科委启明星计划。同年，被评为第三届复旦大学“十大医务青年”。归国后的关明并没有仅仅选择在科研道路上继续求索，而是在临床检验一线岗位上，关明发挥了检验科独有的光与热。目前，他已经成为上海领军人才和上海市优秀学术带头人，是上海医学会检验分会的主任委员。

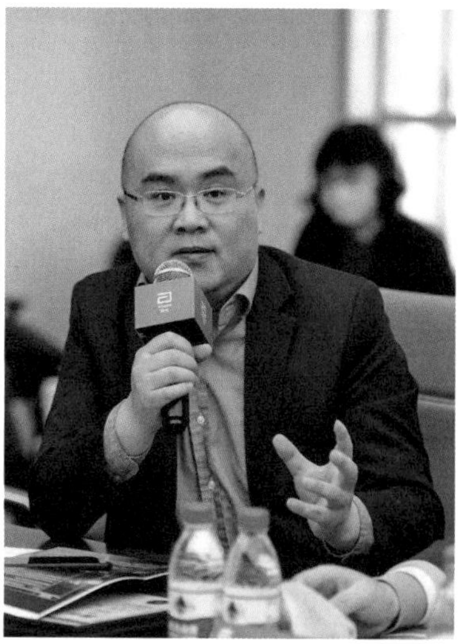

关明在会议上发言

如今，关明已经从上医的一名学生成长为上医的一名老师。他主要负责《临床科研概论》这一门课程的教学。这门课程教授研究生入门的一些科研知识，如生物安全、科研设计、伦理知识及撰写文章技巧等。同时，关明也担任博士生导师，每年会招收 1～2 名博士生。

对他而言，教育意味着责任和担当。

“博士生导师”的身份不仅仅是荣耀的光环，更意味着付出。每周他都会找一位同学进行个别指导，了解他在科研或者生活上的问题。每两周会有一次实验室例会，请研究生汇报这两周的研究进展，确保自己有足够时间和精力指导研究生的论文写作，保证指导质量不打折扣。

“我常常为学生们的创造力而感动。”关明说，“作为医学生、作为检验专业的医学生，希望我的学生能为检验的发展做出科研工作，也就是说科研能解决检验的问题。”关明认为，对检验基础工作的了解非常重要，然后能海量阅读大量文献，从而能获取在某个领域的全面知识，加上执着地从事开创性工作，才能成为一名优秀的检验医生。

关明常和学生们说：“我们这一行没有 8 小时工作制，病人急救需要我们随时待命，祖国需要我们的时候，就要挺身而出。”

上医是国人创办的第一所医学院，具有悠久的历史和辉煌的过去。如今，复旦大学上海医学院正加快建设中国特色、世界一流的医学院——这是党和国家的要求，也是时代赋予的使命。

回首过往，展望未来。关明对青年一代充满希冀，他认为，作为复旦医务青年的杰出代表，这项工作将很大程度上落在青年人身上。青年应该将个人的发展紧密地与学校的发展、与学科的发展、与国家重大战略结合起来，以成为世界一流的医学家为目标，不断追求卓越，实现引领。

“前辈大师创造了无数辉煌，让新时代的青年人得以站在巨人的肩膀上。但医学发展如逆水行舟，不进则退。”关明将这个最好的时代视作自己奋斗的契机，“我们当前应该更加发奋图强，为医学之兴、国家之兴做出自己应有的贡献。”

刘浩然　陈至　段明森　王宇航　杨伽　撰稿

任宇辰　朱余烨　王鑫　校稿

关 明

关　明　博士生导师、教授、研究员，复旦大学上海医学院临床检验诊断学博士，美国NIH博士后，复旦大学附属华山医院中心实验室主任、华山医院检验医学科主任。现任中华医学会检验医学分会常委兼秘书长、上海医学会检验医学分会主任委员、《中华检验医学杂志》副总编辑、《国际检验医学杂志》副总编辑。以第一或通讯作者发表SCI文章60多篇，主持7项国家自然科学基金。荣获上海市优秀学术带头人、上海市领军人才、上海市医务青年管理十杰等荣誉称号，以第一完成人获得上海医学科技奖二等奖一项。

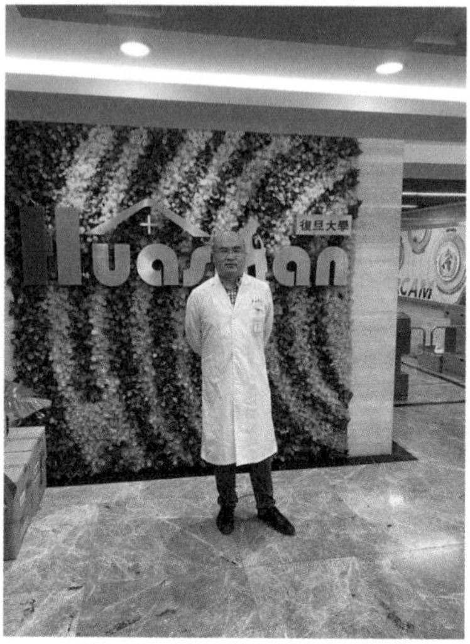

钱　飚：但立直标，终无曲影

做有责任、有担当
的新时代复旦医务青年

钱飚
2021.3.5

一、“是这份对医学的情怀吧，促使我走来走去还是回到医院”

复旦大学附属眼耳鼻喉科医院（简称五官科医院）的上班时间是上午 7 时半，而早在 7 时之前，钱飚书记就走出地铁站，带着沉稳与安定来到办公室。办公桌前的他很享受这段正式上班之前的安静时光。“我会用这段时间把前几天的工作做个梳理，然后启动当天的规划和安排，”钱飚书记说，“我们很多职工每天像一只上紧发条的钟，不断地高节奏运转。”而钱书记的工作也从未松懈。会议、学习、调研、座谈以及其他纷繁复杂的工作占据着他的一天，傍晚下班后，他的手里偶尔会多出一份文件袋，这是他忙碌一天之后的“家庭作业”。在他眼里，回家不代表休息，而是意味着他得到了不被干扰的、独立思考的空间与时间。

责任就是对自己决定从事的事业抱有一种爱。钱飚的父母亲都是医生，从小在耳濡目染之下，他对医学逐渐产生了浓厚的兴趣，从医这条道路在他眼前逐渐变得清晰。高考过后，钱飚成为了上海交通大学医学院（原上海第二医科大学）卫生管理系的首届学生，在当时这是新兴的一个学科专业。钱飚说："我们这届毕业班人数不多，转行的却不少，大部分离开医院或者医疗系统。我虽然没成为严格意义上的医生，但是这种情怀促使我换来换去、走来走去，还是回到医院。"无论这份专业与职业是偶然，还是必然，钱飚选择了、坚定了，就用一生的忠诚和热情去对待它。

在校期间，虽然面临着对新兴专业的未知、对未来职业道路的迷茫，但钱飚始终向前不断迈进。他担任班长，参与班级各项工作；对于学习也从未掉以轻心，在本科五年中始终保持着班级名列前茅的学习成绩。大学五年级上半年，在辅导员的引导以及自身对中国共产党的认识下，钱飚提交了入党申请书，正式而庄严地选择加入中国共产党，他与党的故事就此开始。

从校园走向社会对任何人来说都是一个充满挑战的过程，钱飚也不例外，"当时自己感觉比较好，但到社会当中发现有很多不足、很多差距。"在进入工作单位不久后，钱飚正式成为一名中国共产党党员，这一层身份对那时的他来说有着独特的意义，"有党员这个身份之后觉得自己要争气，多干一点、多学一点，抱着这样一个朴素的想法努力地在自己所从事的岗位上多做点工作"，青年钱飚正是在平凡的岗位上养成了把每件事情做细、做好、做实的习惯，这一习惯也如细水长流般伴随着他，正如钱飚所说："我觉得年轻时候的习惯，特别是好习惯，会影响终身。"

20 世纪 80 年代末 90 年代初，"医院管理"这一学科在我国尚属于摸索阶段。如何进一步和国际接轨，通过改革提高管理水平，成为当时钱飚所钻研的问题。为此，他和同事们不断学习企业管理的模式及方法，根据情境灵活运用到医院的运营中。除此之外，他前往海内外多所高校求学深造，不断借鉴吸取国际上特别是发达国家在医院运营管理方面的经验，以期为我国医院管理实践的进步做出贡献。在从业几十年里，行业发展的要求"促使着我不断去吸取新的经验”，钱飚从未停止学习的脚步，他始终走在精益求精的道路上。

从华山医院到复旦大学再到五官科医院，钱飚的工作岗位发生了变更，但出于对所学专业的高度认同以及对医学事业纯粹的热爱，他在每个岗位上都不遗余力地发光发热。现在的钱飚就职于复旦大学附属眼耳鼻喉科医院，担任党委书记这一职位，全面负责医院党委的整体工作。医院离钱飚的家相对较近，但他还是“习惯于常年在医院工作”，正如文章开头所描写的，钱飚同大多数职员一样，遵守着医院的日程安排；结束一天的工作回到家中、远离喧嚣之时，他常常会利用这样的安静环境处理一些书面工作。在采访中钱飚书记向记者透露了一个数字，那就是五官科医院的人均门诊量达到全上海平均数的2倍，每位医务人员所承担的手术数量也比上海的平均数高出35%～40%。面对如此庞大的工作量，钱飚书记坦言：“我们的管理工作也很紧张。”但同时他也认为，正是因为任务的繁重而带来的快节奏，促使医院上下“形成一个更高的效率”，全院职工在各司其职的同时拧成一股绳，“我也很喜欢五官科（医院）这样一个氛围。”

二、“你只有做一些公益，才会触动人家，让老百姓觉得心里暖暖的”

自2018年起，五官科医院就提出争创全国文明单位的目标。将“敬佑生命、救死扶伤、甘于奉献、大爱无疆”的精神融入文明创建全过程，以“五官我守护，世界你感受”为口号，力争用三年时间，着力打造“优文化、优医疗、优服务、优环境、优公益”的“五优”医院。

“我们讲第一层次的管理是人管人，中等层次的管理是制度管人，那么最高境界的管理是文化管人，文化育人。”五官科医院通过举办一系列活动，打造优质的医院文化。在钱飚书记的带领下，医院每年举办一个文化节，而文化节的主题也凝聚了包括钱飚在内的领导班子、策划班子的心血。每年的文化节都是一个文化管理的重要节点。在他看来，每一年都通过一种文化活动去聚焦一件事情才能真正地达到目标。比如，前年围绕“创全”和补短板，去年则要围绕建党百年。

钱飚认为，党建工作和业务能力是不能完全隔离开来的。他本人虽然主要负责医院的党建管理工作，但他更意识到医院最大的特色和品牌是医疗能力和学科能力。“一定要把学科建设好，把服务老百姓的能力建设好，那这才是你的长处。”这样的管理理念促进了五官科医院学科排名的进步、品牌的建设与影响力的扩大。

在优服务层面，五官科医院面临人口密度高、改建困难等问题，所以，在钱书记的带领下，医院整体实施“互联网 + ”医疗服务的举措。最近，上海市将五官科医院纳入“就医便捷”的试点单位范围。“我们要通过流程的再造和优化，把为老百姓服务的质量提升上去”这是优服务行动的核心和宗旨。

在优化环境层面。“小和旧不代表不能小而精，旧不代表脏、乱。”钱书记的观念和理念促使着他带领医院做一些微改造、微创新。比如，原来封闭式的门诊台被改造成开放式的，在面积不增加的情况下，让视觉体验升级，这是很考验能力和创新思维的。同时，医院也在不断地进行着“厕所革命”。“微改造”带来更好的“微体验”。相信每一个用心的细节都能被感受到，每一份爱意都能温暖人心。

“我们要想清楚公立医院的立足点和落脚点。我们一直讲公立医院的定位是什么，公立医院是联系人民、服务群众的窗口，这不仅仅是字面上的意思。这还是在说，公立医院做得好，人家不单纯说你五官科医院做得好，人家说你共产党好、中国好。我讲句实在的话，公立医院办不好，百姓是骂政府的。”在这种党性与人民性结合的理念领导下，五官科医院积极公益、热心为民。作为党委书记，钱飚为五官科医院 16 支志愿服务队感到骄傲和自豪。这 16 支队伍涵盖了多个学科，他们践行着触动人心、温暖人心、凝聚人心的志愿服务。“从善如登，从恶如崩”修养善良之心，要一点一点汇聚爱的凝露。钱飚书记心中有这种力量与希望，“这种温暖不光能留在老百姓心里，更是驻扎在我们团员青年的心里。”一场公益达成了两个层面的凝聚，这种带动性是不可忽视和小觑的。

2020年12月6日的浦江院区热闹非凡。经过特别装点的门诊大厅迎来了一群“微笑的榜样”，他们是近百位来自上海市公共卫生临床中心奋斗在抗疫一线的医务人员及其子女。本场“瞳心战疫　微笑助力”活动由钱飚书记所在的五官科医院发起，旨在感谢抗疫先锋们的坚守奉献，致敬每一位奋战在前线的医务人员，呵护抗疫“微笑榜样”及其子女的眼健康。在这场活动中，钱飚书记代表医院感谢公共卫生中心同仁为上海市抗疫事业做出的贡献，并向他们致以最深切的问候和敬意。在活动末尾，钱书记用三个“同心”做出总结：“同心战役”——在疫情来临之际公共卫生中心的同仁在一线守护上海，为上海的平安做出贡献，而五官科作为高风险学科，共同奋战在抗疫一线，体现了同心抗疫的内涵；“同心战近视”——近视眼的防控重在防，防重于治。钱书记希望以此次活动为契机，大家携手给孩子一个光明的未来；“同心为民”不论是公卫中心还是五官科医院，同心为老百姓健康服务是我们共同的初心和使命。

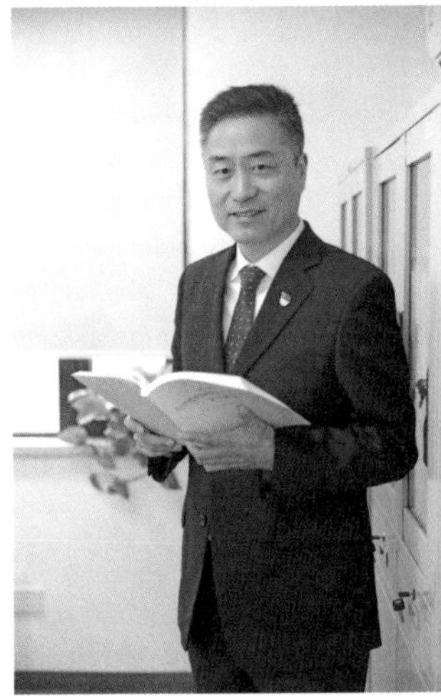

钱飚坚持学习，充实自己

“大道之行也，天下为公，选贤与能，讲信修睦。故人不独亲其亲，不独子其子，使老有所终，壮有所用，幼有所长，鳏寡孤独废疾者皆有所养。”《礼记·礼运篇》的这段话很好地描绘了一个令人神往的大同之世。一个美好的世界必然是消除了贫困，让每一个人都能够自由发展的。钱飚书记所在的五官科医院多次开展援疆援藏工作，这也是一种公益性的体现。“我们已经成为一种习惯，这是正常的工作任务”，领导公立医院行动起来，助力脱贫攻坚，这是他的使命，他的习惯，也是他的骄傲。他承认医疗方面的城乡差距是一向存在的，但他同时相信，这种差距是能够凭靠医疗扶贫的方式逐步缩小的。每一支留在贫困地区的医疗队就像一颗希望的种子，伴随这种子一同落地的，是他关怀群众的心。

医学是关乎生命的学科，市场很难且不能用价格弹性控制医疗需求，所以每一项防止因病致贫的举措都是重要且有意义的。钱飚书记的初心与责任支持他在前半生的事业里热心公益，积极奉献。党的心中有人民，人民才能跟党走。作为一名医学界的党委书记，他充分地将自己的热忱付诸实践，身着白衣，心有锦缎，他有着青山一道同云雨的情怀与热爱。这热爱可抵岁月漫长，虽然辛苦，但他仍然会尽全力继续向着更好地服务于民众的公立医院这一目标砥砺前行。

三、“让我们的青年人更快地脱颖而出”

回忆起十多年前被评选为第三届复旦大学“十大医务青年”，钱飚说：“重要的并不是我们要评出多少人，而是在这个评审的过程当中，凝聚人心、弘扬先进，同时大家来相互学习。”从 2001 年开始，复旦团委以权威评审的形式，为复旦优秀医务青年授予这一荣誉，至今已有 20 年的历史。作为曾在复旦任职的“老同志”，钱飚书记对这一奖项的评选予以高度评价，他认为这个奖项既与复旦共青团的建团宗旨——先进青年的群众组织相一致，又体现了医务青年的特色，两项合并，能够充分起到通过荣誉激励青年人凝聚力量的作用。“多为医学院的发展，医院的发展和医科的发展做一些贡献”，他认为经过 20 年历程，“十大医务青年”如今已成为复旦医科和复旦团委的“一个重要的品牌”，一年比一年做得更好，一年比一年更受重视，在医务青年内部形成了良性的竞争环境，对促进医务青年在本职岗位上做出更大贡献起到了有效的激励作用。

在谈到五官科医院中青年医生的故事时，钱飚书记的语气显得自豪而欣慰。与复旦团委的理念相一致，五官科医院也十分关注青年人才的培养与激励。钱飚书记以院中的青年医生洪佳旭为例，谈及洪医生在病毒性角膜炎临床领域取得了重要的科研成果，连续两篇论文被 *Nature* 杂志的子刊收录，“我们的青年医生在科研攻关方面有很强的钻劲儿和意识，同时有敏锐的创新性”，在医学技术甚至学科发展上都作为中坚力量而发挥作用。就医院层面而言，无论在医疗上，还是在管理上，五官科医院都积极主动地给予年轻人更大的舞台，“通过一些参与性管理的锻炼，让我们青年人更快地脱颖而出”。医院的平台与学校又有不同，广大医学生苦读数年终于进入医院开始自己的职业生涯，“这个台阶是不可或缺的，”钱飚书记说道，“所有青年人的发展都是一步一个台阶，才能往更高层面去推，所以应该给青年人更多的平台，更多的机会。”青年有信仰，国家有力量，民族有希望，于医学领域此理亦然。在医务青年人才的培养工作上，钱飚书记充分体现着一名医学专业出身的党委书记的坚定决心与诚挚关怀。

与此同时，对于当前国内高校，例如复旦大学应当培养具有哪些品质的医务青年，钱飚书记提出了许多宝贵的想法。他认为，这与复旦大学人才培养方案的宗旨是一脉相承的，即“人文情怀、科学精神、专业素养、国际视野、国家意识”这五词二十字。

“你说医学生不要人文情怀吗？我一直在讲，医学这个学科是和人类生命最密切相关的学科，没有人文情怀的医学是没有温度的，是冰冷的，是机械操作的。”钱飚书记用亲身实践说明了医学并不仅仅是人们眼中一门关乎科学、关乎理性的学科，恰恰相反，正是因为其与生命息息相关，因而必须要培养医务青年的人文情怀，救死扶伤的信念、敬畏生命的态度、充分的理解与沟通。在钱飚书记看来，这都是医术之外，一个合格的医务青年应当在进入行业前所应具有的品质。

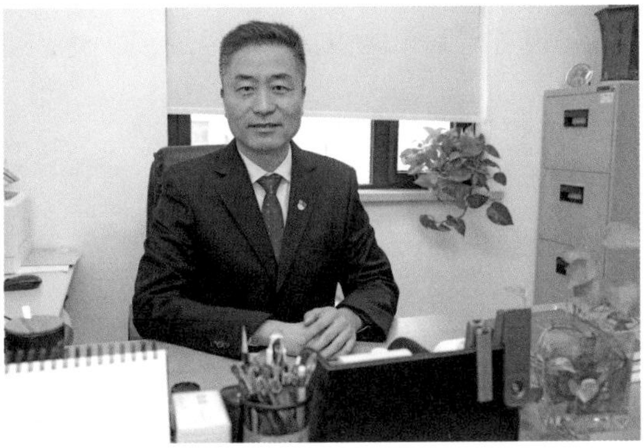

钱飚在办公室工作

科学精神对于医学而言是必需的，没有科学也就没有现代医学。钱飚书记特别强调了“终身学习”的理念。他说，“医学知识的更新很快、很快，你稍稍不学习就很快被淘汰。所以，专业精神一定是要的”，为了更具体地解释，他拿对人类社会具有颠覆性的技术最先的应用领域来说明，“一个是军事，一个是医学，一个要人命，一个救人命”。

此外，谈及医务青年所必须具备的国际视野，钱飚书记认为“科学技术是没有国界的，人类命运也是没有国界的，我们要放眼全球学习最先进的技术”，将先进技术为我所用，与此同时，我们的优秀成果也为世界所用。正如最近的新冠病毒疫苗，“像‘疫苗外交’的说法是在污蔑我们，因为人类命运是共同的，全球经济一体化之下没有一个国家能独善其身”。医学无国界，高校应当培养医学青年以更纯粹的眼光看待全球医学技术的进步和医疗事业的发展，并在其中做出力所能及的贡献。

谈到医学青年人才培养应当注重的最后一方面时，钱飚书记连用了三个“最”字，他说道，“最最最基础的落脚点我觉得是国家意识……你没有国家意识，所有后面的事情就会迷失方向，说不定会越钻越迷失方向。特别是医学，你做的是人命关天的事。”

最后，对于复旦的医务青年，钱飚书记提出了这样的寄语和希望：“人类社会发展到如今的阶段，中国也步入了第二个百年奋斗目标，在全面小康的目标实现之后，接下来将要建设富强、民主、文明、和谐、美丽的社会主义强国，医学在里面是可以做很大文章的。那么我想，对复旦青年来说，必须要站在全球引领的立场上，而不仅是着眼于国内，这点格局和视野必须要有。那么，复旦医学要引领全球医学发展需要什么？需要责任和担当。第一是责任，你要知道身上承担的是什么责任，不能简单地说我是个医生，我会看病、我会开刀，而是要考虑全球医学发展里你能在里面做什么，不是简单地说我能毕业、我能找到工作，把从医的工作仅仅想象成养家糊口，那大概不是复旦医科学子该有的目标。担当是什么，担当是发生重大疾病、重大公共卫生事件时，你能不能挺身而出，你能不能不顾自己的安危，为这个家，为这个国作出牺牲，这是复旦人的精神所在。”

吴昊　采访

秦源　程若然　撰稿

杜烨莹　李昂　提纲设计

任宇辰　朱余烨　王鑫　校稿

钱　飚

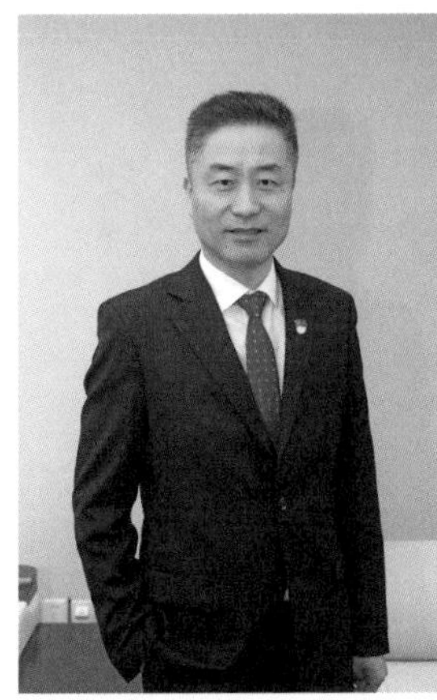

钱　飚　复旦大学附属眼耳鼻喉科医院党委书记、复旦大学人事处处长。在人事管理岗位上求真务实，勇于实践，坚持“深化改革优化设置、公开招聘、择优聘用”原则，推进各项人事制度改革。招聘工作注重岗位设置合理性，广纳人才。注重亚人才培养，将其与学科建设相结合，积极拓展出国考察交流、进修科研的渠道。以第一作者的身份撰写论文10余篇，获华东地区医院管理论坛三等奖等。

陶　磊：一颗仁心，德胜千金

幸运固然令人羡慕

但战胜逆境则令人佩服

——塞涅卡

陶磊医生

2021.3.4

一、“从 2001 年到 2015 年，我从未休过一次假”

早上 7 时整，陶磊医生准时踏进医院的大门，匆忙喝下一杯提神的咖啡，便赶往病房换药查房。查房后，他又步履不停地前往门诊，开始一天的门诊工作。下午 4 时，当最后一位门诊患者离开，他又要赶回病房查看一天的情况。晚上 7 时，陶磊医生又坐到了电脑前，准备参加今晚的线上会议。会议结束之后，他开始联系自己的研究生，询问实验进展，督促学习进度。当然，每天不是一天门诊，就是一天手术，这是陶磊医生，也是其他专业医生生活的常态。

作为一名在喉咽部良、恶性肿瘤诊疗和科研领域从业 20 余年的主任医师，陶磊医生以高超精湛的技艺以及温和坚定的态度鼓舞并挽救了无数罹患头颈部肿瘤患者。喉咽部肿瘤早期症状不易察觉，大部分患者临床确诊时大多也已接近晚期，这大大增加了手术的难度。同时，由于肿瘤所处部位为颈部，周围分布重要的血管和神经，稍有闪失都会有严重后果。手术除了要保证肿瘤切除干净，在确保生存率的基础之上，更要为患者的生存质量考虑。肿瘤切除后的缺损还要通过“拆东墙补西墙”的方法进行修复重建，尽可能地保留和恢复患者的言语、呼吸、吞咽等功能。这些手术都需要医者高超细致的技术，还要怀有对患者同情关爱之心。

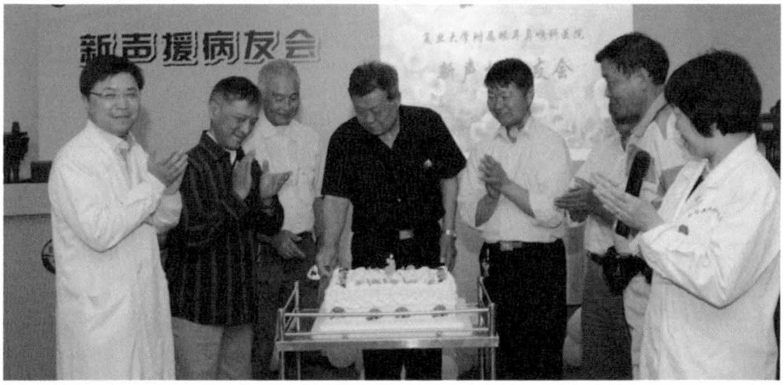

陶磊为喉癌患者获“新声”庆祝生日

“头颈喉咽部肿瘤，既是一个致死性疾病，又是一个致残性的疾病。作为从事这方面疾病治疗的医生，我们不仅要挽救患者的生命，更要提高患者的生存质量。如果患者因手术丧失了说话等功能，对他个人以及他的家庭，影响是非常大的。”基于此，术前陶磊医生都会做详尽的功课，以确保手术的万无一失。手术有一定的风险，他会对手术以及术后配合治疗方案做出细致严谨的设计，向患者及其家属进行详细的解释，让患者对自身的情况、以及未来病情发展方向有一个清楚明确的了解。“作为一名医生，我们要做的就是，引导患者与他们的家属进行一个正确的选择，而不是听某某人说，或者是听某某网上说。”只有患者充分理解自身病情，才能真正信任医生给予的治疗方案。而只有患者对康复有坚定的信念，实现医患同心，才能真正做到其利断金。

喉咽部肿瘤的治疗，难度高，危险大，很多病患来就诊的时候，往往带着十分消极的情绪。“作为医生来说，我不仅要把这些负能量消化掉，还要把我身

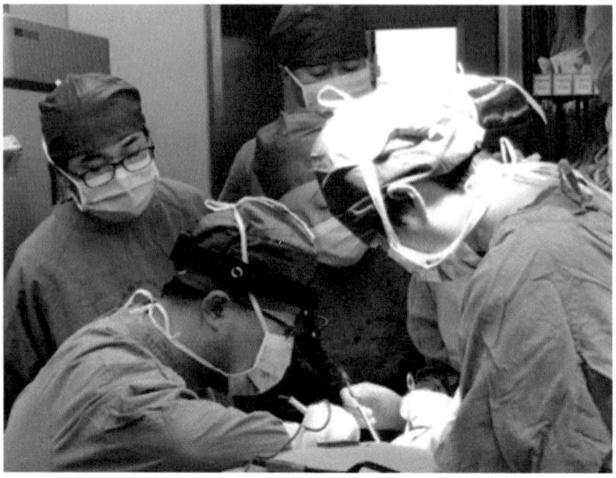

陶磊在手术中

上的正能量传递给患者和家属。”无论在治疗的哪一个过程，陶磊医生永远是不厌其烦与患者或家属进行沟通与解释的。除了疾病本身治疗之外，陶磊医生还注重对患者进行心理疏导，帮助患者释放自己的负面情绪，平衡协调因患病而失去平衡的家庭关系。“其实患者入院后医生就是他们的精神支柱”，陶磊医生确实成为了他的患者心中的一根定海神针，凭借着他高超的医术、严谨的诊疗方案、温和坚定的陪伴与劝辅，患者们有了内心的依靠，得以支撑他们走过漫长而煎熬的肿瘤医治过程。

诊疗、手术、随访回诊，紧张忙碌的医疗工作；备课、指导、学科建设，孜孜不倦的教育科研。身兼医生与导师两职，身负治病救人与医道传承的双重责任，在高强度的工作任务下，陶磊医生只能够无奈削减陪伴家人的时间。陶磊医生说：“2015 年之前，我基本上拿不出完整的两天假期。所以有的时候我想，家人一定会责怪为什么别人可以出去旅游。”的确，为了对患者与学生负责，他牺牲了太多陪伴家人的时间。不过，虽然和家人一起旅游的时间并不多，但是陶磊医生会将所有工作之余的时间都留给家人，事业家庭两不误，这种和谐的家庭氛围，也成为了陶磊医生工作时的情感支撑、能量源泉。温暖的家庭成为了陶磊医生能够更加专注地投入工作的精神支撑与坚强后盾。

二、“我真的很感谢他的付出和引导”

能够成为一位如此受到患者和学生称赞与爱戴的优秀医师实属不易。陶磊医生凭借自身扎实的专业技术、救死扶伤的职业道德和吃苦耐劳的敬业精神获得了业界的一致好评。在对陶磊医生的采访中，他提到这一切与复旦的悉心栽培以及其导师的言传身教有着密切关联。

陶磊医生高中就读于复旦大学附属中学，本科、研究生就读于上海第二医科大学，后进入复旦大学完成博士阶段的学习，细算下来，他与复旦的渊源至今已有 20 余年。在陶磊医生看来，复旦的氛围对其成长起到了不可或缺的作用。在这里，有杰出的前辈在前面做指引，有优秀的同龄人在身旁伴随，医学生有充足的养分与时光养精蓄锐，积累扎实的专业知识，在这样的氛围里，只要有吃苦耐劳的精神、坚韧不拔的意志，与诸多人才一众前行，终有厚积薄发、破茧而出、一鸣惊人的一天。

复旦给予陶磊医生不仅仅是良好的学习成长氛围，更是广阔的平台和优秀导师的指引。据陶磊医生回忆，他从高中阶段开始就一直想要报考医学院，成为救死扶伤的医者。在大学选择专业的时候，他的班主任极力推荐其拜入周梁教授的门下。导师周梁教授于 1997 年就已荣获“上海市十大杰出青年”称号，并时任仁济医院副院长、耳鼻喉科主任。陶磊医生在周教授的悉心教导下完成了整个学业和医生培训，至今算来已经 20 余年了。“这样一位优秀的导师是我选择医学行业的契机，他不仅教会了我专业的技术，也教会了我如何做人、做事。”陶磊医生如是感慨道。他认为，周梁教授的出现是他个人成长中的关键，导师在他最需要的时候给予指引，使他向正确的道路迈进。

“跟随周教授既让我学到了专业知识，又能使我感悟到做人的准则。导师身上的闪光点深深地影响了我，也影响了整个学科。”在陶磊医生看来，导师教会学生的，不仅仅是专业知识，更有深刻的为人道理。据陶磊医生说：“周梁教授为人正直，且富有专业精神，他严谨的医学教导和巨大的人格魅力使得所有的学生在投入耳鼻喉科专业时，都始终能够保持朝气蓬勃的精神面貌，敬于自己的专业、严格要求自己。

三、“传承底蕴，学科发展才会有生命力”

为回报导师的教诲和复旦的培养，陶磊医生以传承医德、师德为己任，同样承担起了导师的角色。他说：“作为博士生、硕士生的导师，我一定会把这种精神传承下去，因为一个学科的发展，特别是医疗行业的发展，不仅仅是技术的进步，它更需要一种传统的传承，只有这种传承，整个学科发展才会有自己的生命力。”

陶磊医生在接受采访时说，他从2007年起就参与医院的教学管理工作，一直在与研究生打交道，至2017年已近十年。陶磊医生在做管理老师的时候，非常注重把自己的经验传递给学生，从而帮助他们早日走出年轻医生的困境。“因为我自己也是从年轻医生一步步走来，所以我非常了解他们的想法与困惑。”在医院教学中，医学生必须要做好知识的巩固，做好基础的积累，因为在没有成为专家之前，医学生永远是在学习，在这时期积累得越多，迸发的时候才会更耀眼。因此，陶磊医生一直鼓励学生主动学习，鼓励他们在现阶段比较清苦的日子里坚守自己的底线，做到不忘初心，并树立积极向上的人生目标。“不管实验多苦，临床工作多辛苦，还是碰到患者无端的指责心里有多委屈，只要自己有向前的信念，那么终究会赢得年轻医生最苦阶段的胜利，”陶磊医生说道，“我觉得这和其他专业可能略有不同，其他专业在年轻的时候可能更多的是张扬和乐观，而医学生的年轻阶段其实不管是临床工作，还是科研压力、学习压力都非常大，这使得很多人都因无法熬过该阶段而困惑迷茫，但当你能够走出困局时，前途一定豁然开朗。”

在陶磊医生眼里，导师和学生应当是教学相长的关系，他说：“我的成长是我的导师给的机会，导师把学生领入门，学生才有更好的施展平台。他认为，导师会让学生变得更优秀，他们做得越好，导师会越开心！”

谈及对学生的教导，陶磊医生期望医学研究生们能够抓紧时间做好现阶段的基础知识和技术储备，提高撰写高质量文章的能力、临床处理能力以及对问题深入研究的能力，这些都将决定今后在专业领域的高度和广度。

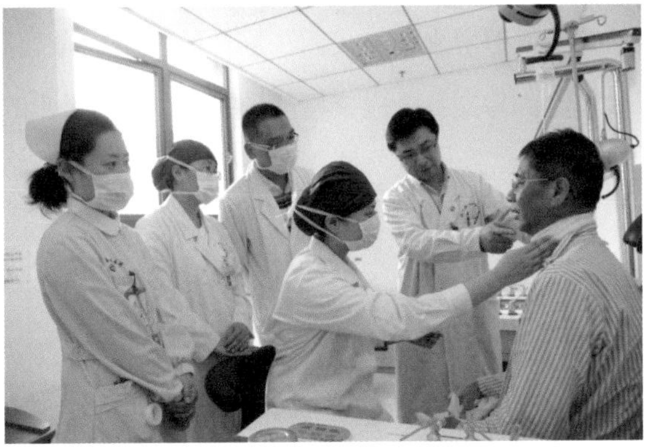

陶磊临床带教

在谈及与学生相处过程中印象深刻的体验时，陶磊医生回忆道："我对他们非常关心，他们对我也非常尊重。我们经常开组会，每年我都会召集学生和我的研究团队一起聚餐，目的就是要让大家放松，并加深彼此的了解，一起展望将来。""我的学生在入学门时可能不都优秀，但毕业时他们都出类拔萃，好几个学生都拿到了国家奖学金。"陶磊医生骄傲地说。

四、"多管齐下，多头并举"

陶磊医生出于对自身学习、从业经验的总结，有一些体会值得分享。

首先，在医学专业中，没有"主副课"之分。他说："我学的专业是用来治病救人的，所以没有哪门课是副课，也没有哪个章节是可以忽略不计的。"在陶磊医生看来，只要是相关的医疗知识和专业相关的内容，就没有轻重和高低之分，都要去了解和熟悉，这都是在为之后的救死扶伤打基础，而正是这样坚实的基础才使得我作为一个专科医生依然能够在处理复杂临床问题时具有更好的综合分析能力。其次，他建议年轻医生进入专科学习时，一定要坚持多学习，多动手，做到理论与实践相结合。因为对于任何一个外科医生来说，理论知识必不可少，但实践操作更是不可或缺。陶磊医生叮嘱道："医学是一门实践的学科，一定要在扎实的基础之上多动手，千万不要吝啬于去操作，手术技术的提高是一场一场的手术磨出来的。我们在这个阶段不能做眼高手低的人，当然不能只偏重于做实验、写文章，应该是多步齐走，共同进步的。"

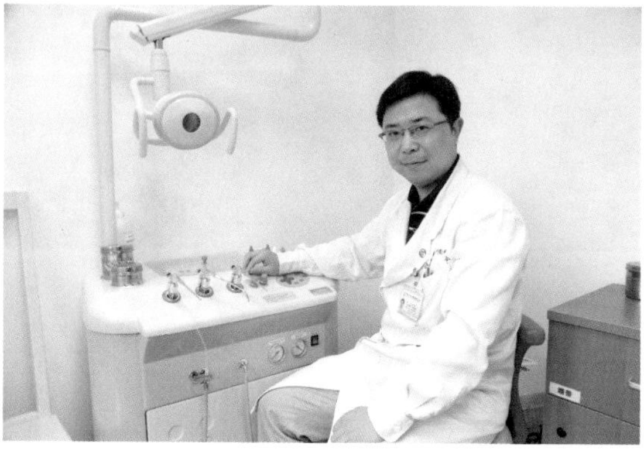

陶磊在检查室中

在时间管理方面，陶磊医生认为医学专业的学生要注重做到目标明确，不浪费或虚度光阴。在时间管理方面拒绝拖延症。陶磊医生表明，他自己其实也有拖延症的发生，但关键在于我们怎样去看待它。一定时间的拖延并不代表不去做这件事情，而是需要在这段时间里静下心来去酝酿和思考解决方案，再给自己内心一个时间的限制，在一定的时间节点之前完成。例如，当接手到一个新任务的时候，大脑里就会思考，告诉我们该如何去完成这个任务，想一想如何去解决，或许是靠个人，或许是靠团队。如果靠团队解决的话，又需要召集哪些人，以及每个人应当扮演什么样的角色，这都需要时间思考。

左手栽杏，右手培李，一颗仁心，德胜千金。20 年来，陶磊医生一直在尽己所能，发挥着自己的光热。作为医生，他妙手悬壶，赋予了无数罹患头颈部肿瘤的患者新生；作为导师，他授业解惑，引导着众多迷茫于前路、惶惶不知归宿的年轻医者向前迈步。

顾功菲　采访

吴若菲　郭子睿　撰稿

谷笑影　钟佳琳　提纲设计

任宇辰　朱余烨　王鑫　校稿

陶　磊

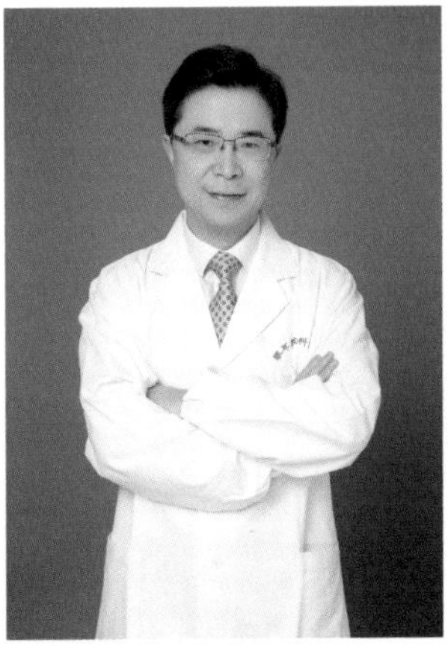

陶　磊　临床博士、主任医师、博士生导师。复旦大学附属眼耳鼻喉科医院耳鼻喉科研究院副院长、耳鼻喉科行政副主任、头颈外科主任、耳鼻喉科住院医师、专科医师规范化培训基地教学主任。临床主要从事头颈部良、恶性肿瘤的诊断和手术治疗，特别致力于头颈部肿瘤免疫相关基础研究。主持并完成10余项国家自然基金委、卫生部、上海市科委等课题。发表与喉癌、下咽癌发病机制和治疗相关专业论文100余篇（其中SCI收录40余篇）。

孙爱军：带着热爱，奔赴未来

热爱，是最好的老师。

孙爱军

2021.4.27

1972年出生的孙爱军，目前是复旦大学附属中山医院研究员、博士生导师，并担任上海市心血管临床医学中心副主任、中华医学会心血管病学分会委员、美国心脏协会委员（FAHA）、欧洲心脏病学会委员（FESC），曾任*Circulation*等杂志编委。在科研道路上，她成绩不俗：中华医学科技奖二等奖、上海市科技进步奖一等奖、全国优秀科技工作者、五洲女子科技奖……她长期致力于心力衰竭发病机制及转化研究，相关研究成果已获国家发明专利授权并完成临床转化；所在的课题组目前以心肌保护与修复为主要研究方向，希望通过相关研究为心血管疾病防治提供新靶点。

似乎很难给她的青年阶段下一个定义：是医生？是学生？还是科研工作者？抑或是老师……这篇章还在更新之中，她仍在向前走去。

而一路走来，对科研的热情，对未知的好奇，对病人的真诚，都是她前行的动力。提起对青年的寄语，她说，热爱是最好的老师。

带着这样的热爱，她将继续和广大医务青年一道，为祖国的医疗事业奉献力量，奔赴更美丽的未来。

一、从医生到学生：“年轻还是要多学一些东西”

1989年，孙爱军参加高考。那时的她对未来的规划，用她自己的话来说，“想法比较单纯，也带着一点浪漫色彩。”

她当时的理想专业，是科学考察，或是地质勘探。她提到，中学时代的自己读了各种各样的书，了解到国家当时各方面的资源都比较匮乏，就希望能在这方面做出一些努力。“就像是背着行囊走天涯一样的，然后去开发一些资源，为国家做出贡献。”

但最后，在她父亲的建议下，她做出了另一个决定。“选择学医是我父亲建议的，他说医学这个行业能多学一些技术，服务病人。”她回忆道。那时的她，对“医学”并没有太多了解。一开始对未来的期待就是当一个大夫，治病救人，减少病人痛苦。

步入大学后，她开始接触医学，对医学的了解逐渐深入。她印象尤为深刻的是第一次上解剖课。那是她第一次接触人体，她的内心还有些恐惧，但恐惧的同时，她也感受到了一种庄重，那是对死者的尊重，对大体老师的敬畏。与老师同学们一道，以专业的态度去学习，深入地接触医学，她逐渐度过了大学之初那段迷茫恐惧的时光。

大学毕业后，孙爱军成了一名内科医生。但她并不打算停下自己探索的步伐，内心仍向往着迎接更多的挑战。“我是在工作几年之后才去读研的。结婚成家之后，又觉得这个日子就这样过，好像太舒坦了。”“同时还觉得自己的知识太有限了。”她回忆道。那时，作为临床医生，面对疾病尤其是慢性病，会产生“怎么看来看去都是这样”的困惑，觉得自己作为年轻人，还是应当多学一些东西来提升自我，更好地理解疾病。

但考研，对于还在从事临床医务工作的她，并不是一件容易的事情。

为了能有足够的备考时间，孙爱军主动申请上夜班。只因为夜班的值班时段为下午6时至次日早晨7时，结束后第二天可以休息，这样，她就能利用这段“休息时间”去参加补习班、学习英语、看备考书目。提起这段回忆，她丝毫没有感慨其中的辛苦：“别人不太喜欢上夜班，但是我一般每周至少多上两个夜班”，“那时候还年轻，下了夜班接着学习，就是这样的。”

在备考这段忙碌艰辛的时期，家人也给了她温暖的支持，她最终也没有辜负自己的努力。她笑道，自己当时是和先生一起参加考研的，她还先考上了。

二、 从学生到科研工作者：“挑战精神”

在上海交通大学瑞金医院上海市高血压研究所的 3 年博士生涯，改变了孙爱军对未来的规划。

她本打算完成学业后，继续做临床的医务工作——即便是在硕士阶段，她的学习也更侧重临床方面，大部分时间都是在病房里，在门诊，和患者们一起度过的。

但博士阶段的学习，把她带进了一个崭新的世界。“当时突然接触到细胞分子生物学，与自己以前学的看病又不一样了。你能接触到一些微妙的细胞，这样你就知道疾病是怎么发生的，它中间的具体过程到底是什么，你就掌握了一些技术、一些方法，去对疾病的预防或者治疗做出更多的贡献。”

在对疾病有了更加深入的认识后，孙爱军对此产生了浓厚的科研兴趣。但要想在科研道路上深耕，对于一位“完全的临床医生”而言，所面临的挑战也不小。

她提到，读博士时，她的生物学学科背景比其他同学薄弱很多，在很多同学都做聚合酶联反应（PCR）等常规的技术时，但对于当时的她，有些技术手段甚至都没听说过。“我完全是一个临床医生，对于科研知识一点儿也不知道。”

然而，她并没有为此灰心丧气，而是用 3 年的光阴，用整个博士阶段去弥补自己的不足。她虚心向比自己年龄小的同学去请教，也认真地和老师交流，一步步提升着自己。“那段时间应该也比较幸运。”她这么说道。当时，导师朱鼎良教授、高平进教授正承担着国家“863”计划、“973”计划项目，而她在两位老师指导下，抱着对未知充满的好奇，认真负责地参与了重要项目攻关。也正是在这样的过程中，她得到了更多的锻炼，任务的完成质量越来越高，也提升了自己的信心，渐渐培养了科研工作者的素养，这些都为她在科研领域的深耕打下了坚实的基础。

在完成从临床医生到科研工作者身份转换的同时，她也对医学研究有了自己的理解。她认为，医学离不开与病人的接触，作为医务工作者，需要有“精心、耐心与爱心”；而作为研究者，则要更多地创新，更需要一种挑战精神。

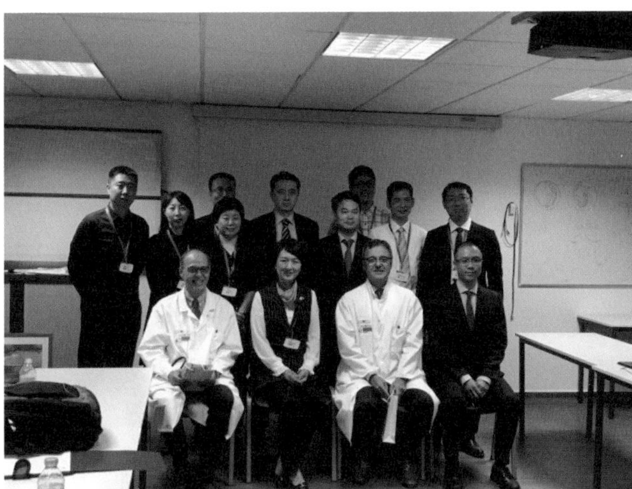

孙爱军在学术会议上参与讨论

三、 科研路上：找准方向，投入实践

在科研道路上，葛均波院士的指导给了孙爱军非常关键的帮助和启发。“葛院士看得更远，能指出未来的发展方向，他说我不能同时做很多方向，但什么也做不透彻，研究的方向必须要专注一些。”这让孙爱军找准了自己的研究方向，并且一直在心血管研究领域努力探索。

在刚刚来到中山医院的时候，葛均波院士对孙爱军和她的同学们提出了一个问题：“为什么只有动脉会硬化，而静脉却不发生硬化？”在葛院士指导下，孙爱军和同伴们就此展开了相关的实验进行探索。“我们用新西兰大白兔，它天生是适合吃青菜的，但是你给它吃猪油，动脉就会容易产生斑块。”同样是在高血脂的环境里，静脉却没有发生这样的情况，于是，他们就将其动脉切断，移植到静脉的环境，去观察换到另一个环境中的动脉是否会发生硬化——答案是否定的。这项研究最后也获得了成功：一年多后，成果就发表在欧洲的《动脉粥样硬化杂志》。

而在葛院士的指导下，孙爱军参与的一项家系研究也取得了不错的成绩。当时，葛院士发现了一些特殊的家系，他们希望探究，为何这一家人都发生了房室传导阻滞这一遗传性的心脏病？其中的原因是什么？应当锁定哪些基因？有哪些应对的方法？

回答这些问题，则需要收集家系样本，在这里面对的挑战，和在实验室里进行的研究大有不同……

孙爱军和同事们需要来到交通并不发达的小村子里开展工作：“那时候高铁也不发达，我们开始是坐火车，后又换乘汽车，有时候还要坐那种三轮‘蹦蹦车’，最后就走过去。”除却“背负心电图机、冰壶徒步几公里，上门采集样本”的劳累，更大的困难在于与病人们的沟通。出于种种原因，一些村民会对她们的取样请求表示抵触、不理解，甚至是担心会给自己和家庭带来负面的影响而进行阻挠。“‘你们弄出来了，去写文章了，但这对我们能带来一些什么帮助？’他们会问这样的问题。”孙爱军则耐心地与他们沟通，“我们既然来了就是为了把这个事儿研究明白，能帮助你们做好这个病的早期预防，不至于后期发展得很厉害。”在研究过程中，孙爱军和同事们也会提醒病人调整生活方式或是及时安装起搏器，做好早期的干预，从而改善他们的心脏功能。在她们的帮助下，其中有人生了二胎后，身体依然十分健康。

通过对心脏病家系的研究，她们找到了致心律失常伴扩心病病发的新基因突变，部分改变了对该病的传统观点，并为患者提供了早期无创的诊断方法，成果发表于国际心血管权威期刊。此外，她还搭建了“冠心病分子分型与个体化治疗”研究平台，挑选出与冠心病密切相关的功能性基因，系列成果发表于国际有影响力的期刊。

在科研工作中，孙爱军也注重“转化医学”的理念，密切联系心血管的临床医学实践。她表示，这也和自己的个人经历有关，做过临床医生的她，接触到科学的方法与科研思路后，更觉得不能“凭空去研究这个事儿”，“还是围绕临床，从病人的问题出发去解决问题”。从临床观察中发现的问题，即便是在实验室中，通过各种方法在动物、细胞中去探究原因、验证猜想后，还是需要回到临床，思考如何在病人身上对抗疾病，将研究成果投入转化。

“比方说那个家系研究，”她说，“我们发现了一些中国人共有的 4 个高危基因，然后我们就去申报国家专利，专利获得授权之后，我们就与公司展开了合作，对于中国人来说这几个基因是特别高危的，那么就建立一些高通量的平台，建立平台之后，病人通过做这些检测，针对性地锁定这些目标，来帮助提高检出率。”当检测出了相关的基因，确定了高危患者，就能做到早诊早治，更好地控制疾病。

据悉，这也是孙爱军领衔完成的项目“心力衰竭与线粒体代谢异常机制及防治策略”中部分成果。在该项目中，他们不仅揭示了代谢关键分子调控获得性心衰的机制，提供了心衰防治的新思路；提出了以线粒体代谢为靶点的心衰预防策略；也证实了钠通道基因突变可经由损伤线粒体功能导致心衰，并发现中国人群遗传性心衰的高危基因，获国家发明专利并实现临床转化。该项目所选代表性论文 19 篇，总 IF 143.95 分， IF＞10 分的 5 篇，发表在 *Circulation* 等心血管一流期刊；获国家发明专利 4 项，转化 2 项；在国内外学术会议做专题报告 100 余次；总体达到国际先进水平。

找准方向，投入实践，她在科研的道路上攻坚拔寨，成绩斐然。在前辈指导下成长起来的孙爱军，也带领着自己的学生们，勇攀新的高峰，在科研与应用上创造更多的成果。

四、研究者与教育者："共同努力去解决困难"

有着丰富科研经历的孙爱军，也是一名老师，真诚地将自己的经验与知识传递给更多的学生。

为了让学生们更好地成长，给予他们更加有效的指导，她会组织学生们进行每周的分享会："关心他们上周做了什么工作，遇到一些什么困难，然后我们一起想办法解决，这时候的打算是什么，每个人、每周一都要这样过一遍。""遇到的问题都可以集中起来商量"，集中讨论完后，需要分几个方向来汇报。她每周都会与学生们以面对面的方式来交流进展。

而在每周三晚 7:00，则需要组织线上的文献分享会，一般会持续两个小时。每次会安排两个同学分享，一位同学进行"精讲"，负责介绍和专业密切相关的、发表在权威期刊上比较新颖的一两篇文献，从头到尾把这文章讲解一遍；另一位同学则负责"泛讲"，对 CNS（*Cell*、*Science*、*Nature*）或是心血管领域顶尖期刊的一些文献摘要进行介绍，让同学们获取最新的资讯，更新自己的知识储备。

在与学生们的交流中，孙爱军很重视这样的"头脑风暴"。"思想是需要交流的，"她说："做研究生这个阶段，你不仅是一个知识的容器，你还需要成为一个知识的生产者"，需要学会自己去提出一些问题。不同于"填鸭式"教育下学习能力强、勤奋就能表现得好的情况，她认为学生们在接受知识的基础上，需要有自己的思考与创造，但这样的创造又必须基于广泛的学习，了解各方面的方法与技术，在交流中更新自己的知识，规范自己的研究。在这样的前提下，对心血管疾病做出创新性的贡献，对其预防、诊断和治疗提供新的思路，"即便是往前进步一点点都十分了不起"。

当被问到于她而言这两个身份意味着什么时，既是研究者，也是教育者的孙爱军会觉得"这个问题挺有意思"。她表示，现在自己所带领的学生们，很多也是在课题组中一起工作的成员，这就使她的教育与站在讲台上黑板前向学生们授课完全不同。“不是我把一些东西抛给你们，而是我们遇到困难了，师生共同面对，共同努力去解决。”这种教育与研究的密切联系，也让她对教育者与研究者的身份有了更深入的体会。

谈到对医学生们的期待，她也重申了“耐心、爱心、精心”的重要性。“德不近佛者不可以为医。”作为医务工作者，肩上的负担是很重的，也会遇到某些“刺头”病患家属，恶语相向。但孙爱军还是表示，“你想想那么多病人，来医院的都是弱势群体，他们的心理阈值其实是很低的，一点点事情可能就像点了爆竹一样炸开”，“关心病人这个说着是挺容易的，我觉得那几个‘心’还是非常重要的。”

五、与九三学社结缘：传承科学精神

2002 年，孙爱军刚刚博士毕业，她决定从纯粹的临床一线医生转为更多精力投入医学研究。在葛均波院士和王克强教授这两位九三学社前辈的推荐下，孙爱军成为了九三学社的一员。九三学社是中国八大民主党派之一，在中国共产党的领导下，它倡导民主和科学，团结了许多科学技术界高、中级知识分子。在这里，孙爱军遇见了许多志同道合的伙伴。他们共同勉励，致力于科研工作，推动中国心血管研究不断向前迈进，助力中国科技进步，造福于人民群众。

对于孙爱军来说，九三学社社员的身份意味着这样一份责任，那就是——传承并倡导科学精神。除了在科研领域深耕，不断创新，孙爱军也注重对科普工作的参与。“葛院士说天天发 SCI 让外国人看，中国人不知道我们做一些什么事情，得让中国的老百姓看明白，让他们从我们的研究成果中获益。”这一席话点醒了孙爱军。于是，在上海医学会的支持以及在葛院士、胡凯教授的指导下，她和团队共同完成了《醉是心从容》这本科普书籍，从全新的角度向大众普及乙醛脱氢酶 2（*ALDH2*）基因与心血管疾病的关联，并向读者介绍 *ALDH2* 基因型的心血管疾病防治作用，弘扬科学精神。

如今，越来越多的新鲜血液加入了九三学社，孙爱军这位曾经的年轻社

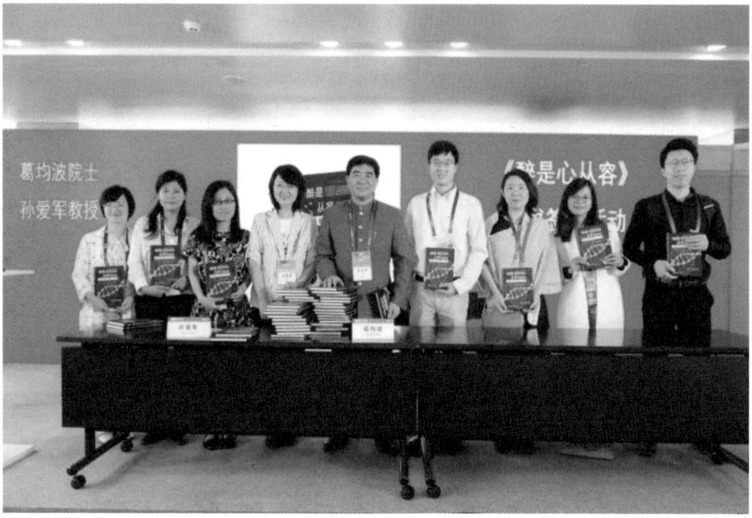

《醉是心从容》新书发布会现场，葛均波院士、孙爱军及各位参编者合影

员，如今也已成长为心血管病领域的优秀青年学术带头人，将这份严谨的科研态度和创新精神不断传承下去。

六、 寄语青年：热爱与榜样的力量

“热爱”是十分重要的。在记者邀请孙爱军为青年写下寄语时，她说：“热爱是最好的老师”。在这里，热爱更多的是一种追求。

孙爱军认为，青年人应该尽快找到自己“特别热爱的东西”。唯有找到自己心中所热爱的东西，才能保持充沛的热情，坚持做下去，并把这件事做好。对于她来说，选择医学最初只是父亲的建议，但随着时间的流逝，她渐渐发现，原来医学的世界是这么富有魅力，她找到了自己热爱的方向，找到了为之奋斗的追求，在科研领域深耕，也收获了累累硕果。

热爱是孙爱军前行的动力，而她的坚守则是对热爱最好的诠释。“你选择了就不要想太多，就把它做好。”

世无易事，但对于孙爱军而言，这一路走来“倒是觉得也没有什么特别难的事”。“一件很难的事情，它都是从一点点容易的事情坚持不懈地去做。”将困难化整为零，一步步稳扎稳打地前进，最后也能顺利地解决，世无易事，也就变成了世无难事。

而回看孙爱军来时之路，“始于热爱，源于担当，终于责任”，这或许正是对她过往经历的真实写照。因为父亲的建议踏上从医之路的她，随着不断地学习，渐渐发现了自己对医学研究的热爱，并一路前行；而对病人的担当、对医疗事业的责任感，也让她坚持了下去。一路走来，葛院士等多位前辈和老师们不但为她树立了很好的榜样，也给予她指导和鞭策，激励着她前行。

带着热爱，她一路走来。

而带着热爱，她亦在奔赴未来。

沈星月　郑宁轩　朱芷扬　采访、撰稿

任宇辰　朱余烨　王鑫　校稿

孙爱军

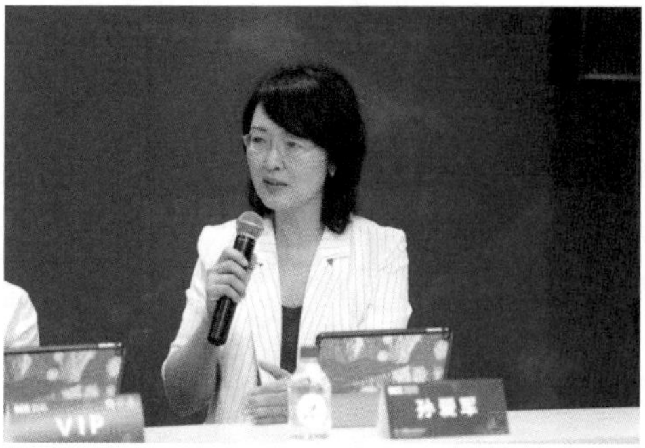

孙爱军　复旦大学附属中山医院教授、博士生导师，国家杰出青年基金获得者。目前，担任上海市心血管临床医学中心副主任，中华医学会心血管病学分会委员、美国心脏协会委员（FAHA）、欧洲心脏病学会委员（FESC）。主要从事心力衰竭的临床和基础研究，发现了离子通道基因突变导致心力衰竭的新机制，拓展了传统观点；阐明了线粒体关键酶发挥心肌保护、延缓心衰进展的新机制。上述研究获多项国家发明专利并转化，以通讯或第一作者身份在 *Circulation*、*Circulation Research* 等发表 SCI 论文 50 余篇。主持 10 余项国家级、上海市基金，获上海市科技进步一等奖、全国优秀科技工作者、中国青年科技奖等科技奖励或荣誉。

姜昊文：于黑白中孕育色彩

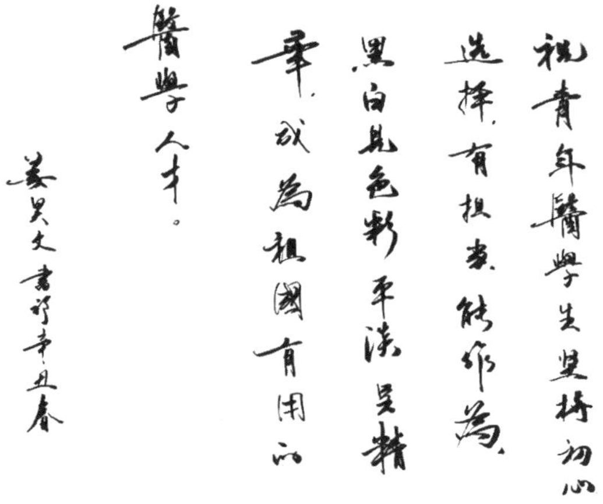

一、“慢慢地爱上”——漫漫求学路

学医的最初选择其实是父母代姜昊文医生做的决定。他小时候学过书法绘画，在华师大二附中时因偏好数学物理，想报考同济大学建筑系。“填志愿的时候父母说家里缺个医生，你的成绩能报考医学院，而且你很适合做医生。”在父母的建议和说服下，在填报志愿时一本二本等 4 个志愿全都填上了临床医学。最终“小姜同学”如愿考入了原上海医科大学临床医学系（七年制）专业，开始了他的漫漫学医之路。

“在大学七年的后 2 年选择专业的时候，我开始想选择整形外科，因为对艺术的喜爱和自认为有点审美水平”，但现实往往会纠正不成熟的念头。“我们寝室是华山班的，在最后填报专业和导师时，室友根据成绩的高低，开诚布公的协商神经外科、手外科、骨科等优势学科，轮到我时则选择了泌尿外科”，姜医生说，“刚开始的时候谈不上有多喜欢，随着长时间工作的深入了解，精力汗水的投入，这份爱随着时间的沉淀融入了血液、印入了肌肤。”在泌尿外科工作 3 年后，他如愿考上导师张元芳教授的博士生，在泌尿外科的专业上砥砺前行。

“我的导师张元芳教授是我学业和事业的领路人，他的博学、敬业、宽厚、仁爱深深感染了我。” 2001 年，在姜医生晋升主治医师的第一年，张教授指导他做保留肾脏的肾部分切除手术，这在当时是个难度较高的手术，他在手术前仔细复习局部解剖，做好了一系列的准备工作。但由于是第一次主刀手术，临上台时他还是抑制不住内心的紧张和胆怯。张老师看出他的心思，鼓励他说：“我在你背后，你放心大胆去做。”背后老师的支持让姜医生迈出了勇敢的第一步，第一次主刀高难度的手术，难免慌张，肾动脉阻断不完全，在切除肿瘤时出血了。“我一看出血了，有些慌乱，这时候我身后响起张老师镇定的声音‘不要慌，捏住肾门，我来’紧接着更衣上台，娴熟的切除肿瘤，快速缝合出血部位，控制住出血，然后指导我把手术继续做完。”这一次的经历让姜医生收获颇多，一方面，感动于老师的信任与支撑，另一方面，作为主刀医师不仅考验了手术技术，更锻炼心态，能力和信心上得到了实战考验与进步。这次手术后，姜医生把肾脏的解剖反反复复研习许久，画了十余遍肾脏血供的解剖，避免了类似出血的发生。张老师言传身教的方式让他继承了下来，现在姜医生指导年轻医生手术时，也会“全副武装 Standby”。“既要放手让年轻医生在实践中成长、同时又要控制好风险，遇到超出年轻医生能力的问题，我就要自己上，为年轻医生经验增长和技术成熟的过程担当风险也是一种担当。”

在医学院学习的七年里，姜医生一直属于中游范围，他自我调侃为“中不溜秋，不求闻达，能混则混”，并且挺满足于现状。后来的一次经历让他重新定位了自己的角色，意识到自己是真正被需要的。2000 年年底，姜医生在病房管床接诊一位同龄的巨大睾丸癌病人，由于肿瘤很大，占位半个盆腔，需要先做化疗，姜医生出具化疗医嘱时无意中算大了剂量。姜医生回忆到“病人在小年夜的晚上出现了明显骨髓抑制反应，高热、呕吐、全身水肿等，我从小年夜到大年初五，每天都去病房查房、观察病情、调整用药、基本上大半天都在陪他，鼓励他渡过难关。回想起来，当时也是帮我自己渡过难关，心理上的难关。”姜医生在病房里陪着这位病人度过整个春节假期。1 周后病人从化疗的不良反应中顺利走了过来，半年后做根治手术切除时，发现病人那个巨大的肿瘤不仅缩小了一半，而且几乎全部坏死。“从某种意义上来说是因祸得福，不仅对病人，也是对我，我看到了另一个自己，面对自身的失误错误，不逃避，去承担责任，去尽自己最大努力向好的方向去做。”这位癌症病人活了 10 年，超过了这个疾病的预期生存。姜医生使用的剂量作为一个重要实践经验，供同行参考。“有时候危机和机遇是并行的，面对困难挑战，更需要脚踏实地。”姜医生认为，成为一名好的外科医生需要责任、担当、坚持、全力以赴和不断学习。

学医的历程是个“蝶变”的过程，“刚开始的时候，一看到有这么厚厚的书要背，解剖学、组胚学、生理学、病理学等，对于中学时学理科的他来说是很不习惯的，自认为不会考试的内容就少背，现在看来有点投机取巧的想法。”在进入工作岗位后，姜医生越来越体会到“书到用时方恨少”，从医学院读书时的“要我学”和工作后的“我要学”，两种不同的态度体现的是感情的投入。“在真正喜欢上自己的专业之后，不管再苦再累都愿意去做，因为你承担的是对一个生命的承诺，健康所系，生命相托。”正是因为这种充满责任的爱，推动姜医生不断要求自己做得更好。

回顾他的求学从医经历，姜医生总结道：“临床医学这么一个长学年制的课程学习和压力满满的数年临床技能培训和实践，这个过程是筛选那些适合做临床医生的人，将他们身上的那些陋习惰性打磨掉。1991 年我进医学院的时候，我是一块不起眼的顽石，经过医学院和华山医院近三十年的打磨，现在是一块光滑美丽的好石，再经过时间的打磨、烈火的淬炼，就有机会变成一块宝石。”

二、“黑白中的色彩”——从职业到事业

在外人眼中，复旦大学附属医院的医生是个繁忙、枯燥、压力大的职业，“刚开始的时候，小医生嘛，每天在医院病房、急诊、门诊、 CT、超声室等忙来忙去，做好上级医生布置的任务、也没啥大的目标。慢慢就觉得在医学院学的知识很不够用了，解剖学、病理生理、药物使用等，特别是外科局部解剖。认识到无知意味着进步吧。”姜医生重新找出当年的解剖学、病理生理学等，同时又购置大量泌尿外科的专业书籍，坚持每天专业学习不少于 1 小时，这一习惯一直保持到现在；为了更好地理解解剖和记录手术要点，姜医生从主治医师开始坚持手绘解剖图谱和手术图谱，这一习惯也保持至今。

他这样解释这些习惯：“这是一种爱的投入，对我所爱的事业的一种尊重、要做更好的自己”。同时他认为这是一种成长起来的责任：“我们在职业的不同阶段对责任的定义、理解和承担都是在变化成长的。”从医学生、住院医师、主治医师和副主任医师，他作为个体在努力学习和优秀成长；在成为主任医师、教授、博士生导师后，他不仅要承担主诊医生的医疗责任，更多的要肩负作为指导老师教书育人的重担，他指导和带教着越来越多的年轻医生、研究生和医学生，努力培养和成就他人，“一代接着一代人，把我们的经验和技能，把我们的光和热传递给下一代，这就是医学的传承。”

姜昊文医生于 2008 年获评复旦大学“十大医务青年”的荣誉称号，2012 年入选“上海市医务青年管理十杰”。同时，姜医生是双肩挑的行政管理干部。2005 年他被选拔进入华山医院科研处处长助理岗位，学习做科研管理的工作，2013 年，从科研处副处长升任到华山医院教育处处长，在科研和教育管理岗位上工作 15 年。对于管理，他有三点看法：首先要以身作则，姜医生秉持“己所不欲，勿施于人”的理念，作为管理者在坚持原则的前提下，更要近人情，有同理心；团队的每个人都是平等的，职务分工不同而已；第二，充分信任团队成员，制定目标、规范流程、敢于放权；最后，关爱团队中的每一名成

员，建立融洽的氛围和团结协作的状态。姜医生表示自己所在的教育处“气氛就很好”。他作为这个团队的总带头人，真诚关心到每个人，了解每个人的能力和性格，调节每个人之间的合作空间、合作距离，他认为这也是“一门艺术”。

谈到临床医生做医学研究，姜医生认为目前有 3 种情况：生存式科研、热点式科研和解决临床需求的科研。前两种情况有其存在的合理性，为了诸如毕业、晋升、申报基金和荣誉头衔等。临床医生应结合自身的专业技能和病例特点更多地立足于解决临床问题的研究。例如，为什么这种手术钳弯 15 度而不是 25 度，肿瘤的新辅助治疗用哪种方案，用多久，如何减少肾脏的热缺血损伤等。乍一看都是不起眼的小问题、小研究，但真实的研究结果能推动临床诊疗的发展和进步，获益的是广大病人，把“论文”写在祖国大地上。姜医生总结道：“好的临床研究有两种情况——第一种，上货架，成为新产品新技术，进入市场和临床应用；第二种，上书架，在行内优秀期刊发表，成为诊疗指南和共识。“我希望我的团队做的临床科研，能有一两项上货架，发展成一个有益的临床新技术，解决临床难题。”姜医生带领的团队正在向这一目标迈进，经过 8 年的努力，原创研发了使用液氮的腔内球囊冷冻消融系统，并探索研究了腔内冷冻消融治疗尿路上皮癌和转移性病灶的理论基础与临床实践，申请获得相关国家发明专利和实用新型授权 6 项，已发表相关 SCI 论文 3 篇。作为项目牵头

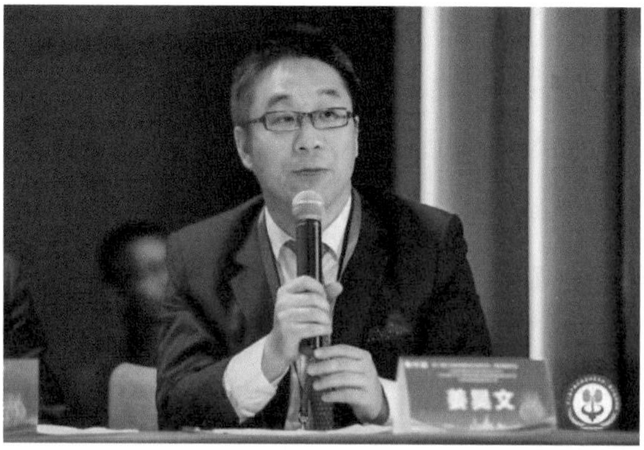

姜昊文在学术会议中发言

人组织上海6家医院完成了腔内冷冻消融治疗膀胱癌的多中心临床研究（为全球第一项注册临床研究）。有望获得临床新技术设备的认证授权。

姜医生在繁忙的临床诊疗和科研工作之余，也致力推动医学科普工作。他组织年轻医师开设了泌尿外科的公众号“华山元丁”，每周定期推出泌尿系统常见疾病的预防和诊治的科普内容，包括原创的趣味科普视频。“医学科普是临床医疗重要的一部分，帮助没有医学专业知识的广大民众了解疾病和预防，客观正确地面对疾病和知晓目前医学的进步与局限。科普还能使病人更好地理解和配合医生的诊疗行为，一定程度上帮助减少医患矛盾。”他认为，理想的医患关系应该是相互理解、相互信任和相互尊重的，这个目标是建立在相互了解的基础上的，医学科普的普及会增进医患彼此的理解和尊重。

谈到目前的医患关系，姜医生认为现阶段医患关系的不和谐之声仍是存在的，要避免紧张的医患关系，从外科医生自我完善的角度就是首先要练好专业技能，避免因为一些自身技术上的生疏或差错给病人造成痛苦。病人来医院就诊的目的是为了把病看好，医学首先是科学，我们从技术的角度提供优质适度的医疗。其次，他认为医生也是半个人文科学工作者，在给病人关爱的同时，需要实事求是，保持诚实的态度，不要隐瞒，充分沟通，讲实话。最后，姜医生也希望国家的法律法规和社会舆论能对医患关系有正确的引导，不能纵容伤医事件，因为医患之间是平等的，医生不应该为医疗上达不到病人的过高预期

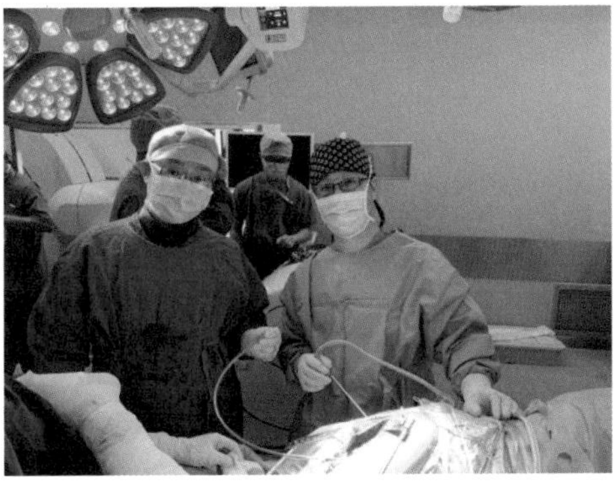

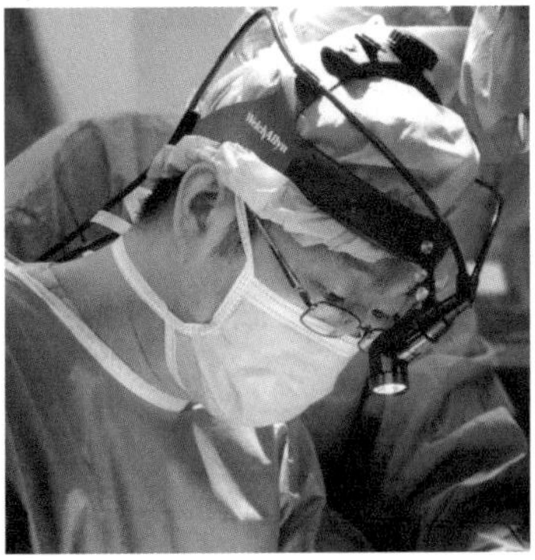

姜昊文在手术中

或某些超出目前科学认识和技术能力而承受额外的人身伤害。他认为，好的医患关系是人与人之间互相信任和尊重。姜医生十分赞同中国人的一句老话——“渡人自渡”，“帮助别人也是帮自己，我每天对待临床工作都是战战兢兢，如履薄冰；尽心做好一个目标，战胜病魔。”

姜昊文医生对待学习和工作认真不懈的同时仍能坚持兴趣爱好。他笑着说“我一直沉浸在黑白之中。”书法是黑笔白纸，画画黑墨白宣，围棋是黑子白子，钢琴黑键白键。“黑白之中孕育着色彩的，素描虽然也是黑白，但通过笔触、线条、明暗、层次等组合能描绘出物体的厚薄、轻重、质地，赋予它色彩。作为临床医生，每天的工作基本是重复和平淡的，需要有耐心和毅力，把重复的事情反复去琢磨，同一个手术完成 100 台、1 000 台，每一台都有个小小体会，日积月累，就会看到很大的进步和升华，坚持才会有成功。”

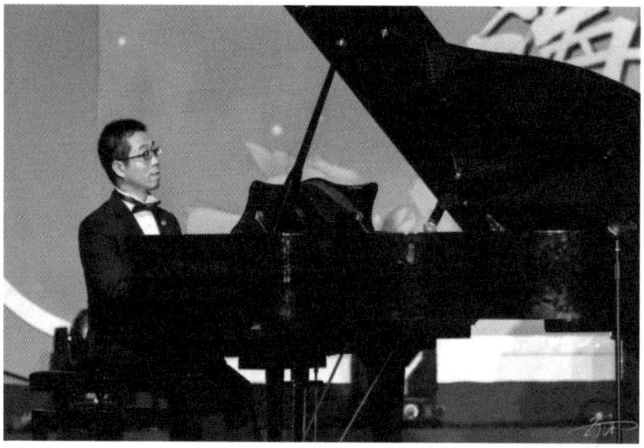

姜昊文演奏钢琴

这样想来，姜医生并不觉得医生是一个枯燥平淡和压力山大的职业。如果仅仅是把医生作为一个岗位工作，压力并不太大。把岗位提升作为对个人事业更高的追求和推动医学发展的理想目标，一定是要付出更多的精力、汗水，承担更多的压力与内心折磨，但是往往这种工作的繁忙和战胜困难压力之后，带给他更多的是自信的愉悦、能力的肯定和精神的升华，因为在追求自己目标理想的时候是不会觉得辛苦的。他用艺术来类比行医：“你看一个艺术家在画画，在雕塑，非常投入专注地做了二十几个小时，哪怕一天一夜不吃不喝地做，外人觉得他傻傻的，不可理解，但是他在工作中体会到的是那种发自内心的快乐，那种来自精神追求的自我驱动。”

脚踏实地地坚持是姜医生平常工作中闪耀的精神品质，把宏大的目标分解为几百个几千个小目标，每天进步一点点，坚持下去， 10 年、 20 年后回头看，就能看到自己的进步，把曾经的困难荆棘都踩在了脚下。他把学医、行医从一个职业上升为对事业的追求，并将此心路展现了出来，“黑白中的色彩，平淡中的精彩”是他对自己工作最出彩的评价。

三、“教学相长、仁心所至”——医者的传承

对于教学，姜医生认为：一是因材施教，并不是所有的人都适合学医，特别是成为临床医生，还是要选择适合自己的道路；二是教学相长，在培养学生的同时自己也在不断学习进步，和优秀的学生互相成就；三是立德树人，学生并不仅仅是专业技能好便足够的，尤其需要医者的仁爱之心。

他作为博士生导师和曾经丁强教授的导师组成员先后培养并指导了硕士研究生 9 名、八年制和博士研究生 20 名，其中 4 名入选上海市优秀毕业生。这些学生目前都奋斗在各自的工作岗位上，有的已成为了学科的青年骨干，其中 1 人获得上海市青年拔尖人才、4 人入选上海市医苑新星、3 人入选上海市扬帆计划。但他却谦虚地认为学生的优秀是他们个人的努力和奋斗的结果，是医院学科给了很好的平台，他的指导只是其中的一小部分。相反的，他很感谢这些优秀的学生选择了他，因为从某种意义上来说是对他本人努力工作的肯定，“物以类聚，同样的人在一起有共鸣、气场相投……”

医学是需要传承的，姜医生眼中的“传承”并不是单指课程和技术，在他看来医学生需要学习的知识、需要读的书在课堂授课上或者在互联网上比比皆是，而他作为老师需要真正传授的，是自己的实践经验、辨病识人的细微之处，是医者的精神与仁爱之心。通过自己日常点点滴滴的行为去影响学生，潜

移默化。姜医生坦言自己对学生们会比较严格，但这样的严格是出于对他们的爱，他曾对学生们说过自己对待他们比管自己的女儿还要尽心得多，“我的孩子现在上几班我都搞不清楚，你们每个人的文章哪里乱写我都搞得清清楚楚”。他觉得这样的责任心就是一个“传承”，就像当年张元芳教授对待他一样，言传身教。“随着带的学生越来越多，我越来越体会到成就他人的快乐，立己达人，这就是传承，一代接着一代，把我们的经验，我们的精神文化，我们的光和热传递下去。”

对于“医务青年”的“青年”称号，姜医生认为其中所起的作用是给青年一个引领，“希望青年人能够从我成长的历程中获得一些体会和帮助。”姜医生也指出，现代社会的年轻人看待个人发展功利色彩比较重，往往过于看重“赚钱多”“快速出名”“网红”等。但他认为这是不长久的，恰恰相反，“只有那些冷门的、吃苦的、没人干的，你去认真的干，久而久之，你会真正地发光发热。”姜医生语重心长地寄语道。他觉得作为一位医生，处于一个相对主动的强者地位时，去帮助弱势的病人群体，帮助他们解除或减轻痛苦，这才是强者的意义，是强者的光亮之处。如果一个医生只是想到成就自己，成名成家，把治病作为一个工具载体，“这不是医者的初心之路，也许会很出名，但是缺乏仁爱，走不远。”

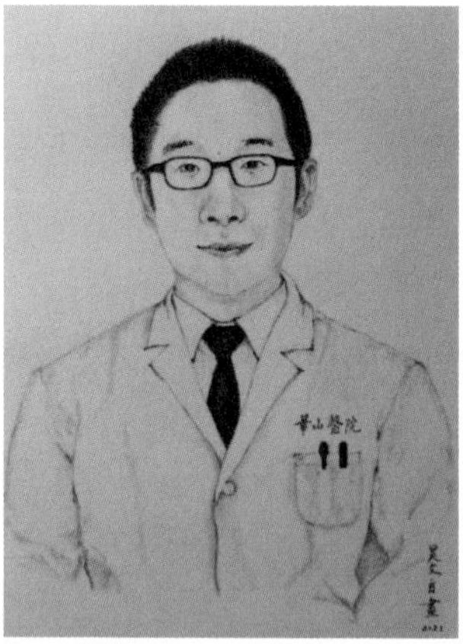
姜昊文自画像

谈到对医学生的期望，姜医生真诚地说：“第一句话，学医是条艰苦的路；第二句话，希望你们能坚持坚持，再坚持；第三句话，当你体会到医学的乐趣，把它从职业升华成为你的事业，你会从追求事业的过程中收获理想的提升和人格的完美。”

治病救人，教书育人，立德树人，姜昊文医生以恒心求索知识，以医技普济众生，以严谨精进学术，以热情感化学生。奋楫笃行，臻于至善。杏林春暖，桃李天下，姜医生以己身树榜样，指明青年后辈漫漫前行路。

席澜心　沈周昀　采访

王雨蓓　张紫馨　撰稿

任宇辰　朱余烨　王鑫　校稿

姜昊文

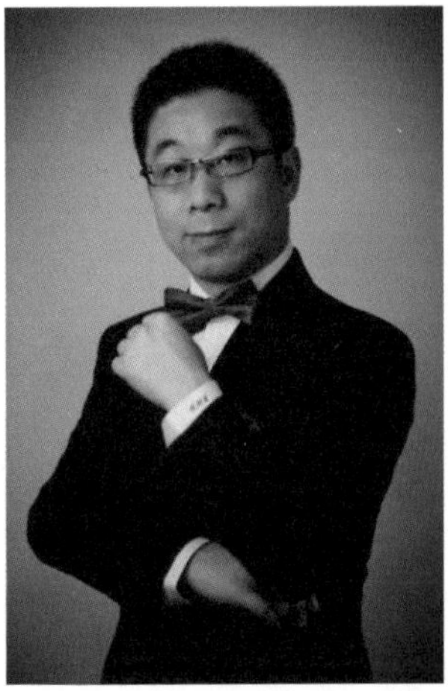

姜昊文　主任医师、教授、博士生导师，担任复旦大学附属华山医院教育处处长、机关三党支部书记、泌尿外科副主任、中华医学会泌尿外科分会常务委员兼泌尿工程学组副组长、中国性学会泌尿外科分会副主任委员、中国抗癌协会泌尿男生殖肿瘤专委会委员等。擅长尿路上皮癌和前列腺癌的微创手术（腹腔镜和达芬奇机器人）与综合治疗、上尿路修复重建。主持和完成3项国家自然科学基金项目和7项省部级研究项目，申请获得9项国家发明和实用新型专利，以第一作者和通讯作者发表SCI论文52篇（IF 167.2）。获得上海市医学科技奖二等奖2项，入选教育部“新世纪优秀人才”计划、上海市卫生系统优秀学科带头人“新百人计划”和上海市人才发展基金，获得上海市“医务青年管理十杰”和上海市“新长征突击手”称号。

张圣海：好学勤思尽职守，有趣快乐爱生活

to青年医生：

愿你永远好学，永远勤思，永远谦逊，永远善良，一辈子拥有有趣的灵魂，快乐的人生，最好的每一天。

张圣海

张圣海现为复旦大学附属眼耳鼻喉科医院科教部主任、研究员。他曾于2009年获评第四届复旦大学“十大医务青年”。

平日里的张圣海一向谦虚而随和。在和记者对话时，他总是避免高深的学术词汇，更多的是用通俗易懂的语言，遇到实在无法避免的，他也会耐心地一遍遍解释。讲到有趣之处，他还会拿起纸笔写写画画，或是掏出手机给记者展示一些照片。被问及自己在学生时代获得的成绩及工作阶段获得的荣誉时，张圣海也总是说得不多——即便是当初博士入学考试获得第一名的事，张圣海也仅仅是觉得“考得还不错”。

事实上，张圣海作为科研工作者，承担了国家自然科学基金面上项目、上海市科委项目等多个项目，发表学术论文20余篇，其中SCI收录12篇；作为医院科教部的主任，他带领团队抓好全院各类科研基金申报、科技奖项申报、学科建设、专利申请管理，以及研究生、住院医师规范化培训工作等；作为研

究生导师，他以德施教、传道授业，培养出许多的优秀医学毕业生。这些亮眼成绩和默默耕耘的背后，是张圣海扎实的专业素养和高超的工作能力——他无疑是一位优秀的科研工作者、教师和科教管理者，是一位驰骋在医院科研占线上的多面手。

一、读博士没有业余

张圣海是山东人。他说自己的家乡是在泰山脚下“不到 10 公里”的地方。张圣海本科阶段在山东师范大学生物学专业学习。毕业以后，他先去了滨州医学院当老师，在细胞生物学和医学遗传学专业任教，后来又来到上海攻读硕士、博士研究生，在完成学业后进入眼耳鼻喉科医院参加博士后工作，之后留院工作。

2004 年，张圣海以优异成绩考取了上海交通大学医学院攻读博士，攻读生物化学与分子生物学。当时导师主要研究眼科学方向，因此，他的博士课题就选择了眼科领域，开展小分子化合物提高病毒基因表达、进行眼病基因治疗方面的研究。进了实验室之后，他在许多技术和操作上都完全没有基础，于是他便从零开始，天天跟着师兄学操作、练操作，在反复实践中将实验室的操作技能练得熟练规范，基本功扎实。

在实验室通宵工作是家常便饭，按照他自己的话来说，“24 小时每 1 个小时都有过在实验室度过的时候。”他做眼科相关的实验，有时需要用到人的眼球。实验用的眼球都是角膜移植后再被送到实验室的，那时一般是晚上七、八点之后。实验结束往往就已经到了凌晨三、四点以后了，通常张圣海就直接在实验室开始新一天的实验了。

记者问张圣海，那读博士时业余干点什么呢？张圣海说：“读博士没有业余，就是整天在泡实验室里做实验、看文献。”

2005 年下半年开始，在另一位导师——现任复旦大学附属眼耳鼻喉科医院眼科研究院副院长吴继红的带教下，他又去了很多地方做实验——上海交通

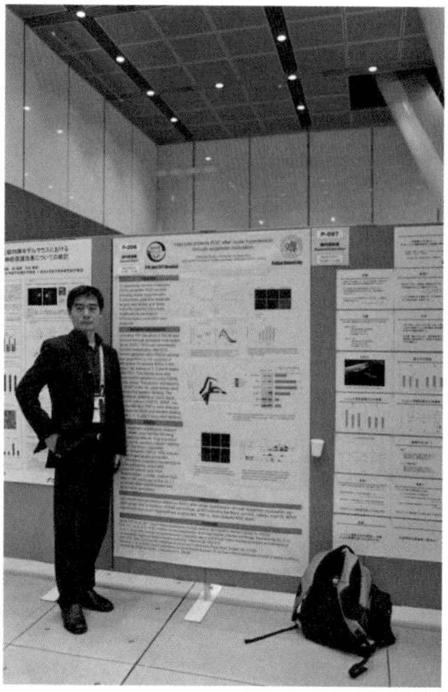

张圣海和他的学术成果

大学闵行校区、上海市肿瘤研究所、复旦大学邯郸校区，得到了十几万张细胞照片、动物照片的实验结果。一次，他和团队在无意中发现：将抑制细胞 DNA 复制的小分子化合物联合腺相关病毒携带外源基因注射到身体的某一部位或全身，它就可以在人体内进行外源基因的高效表达。这与假想的“注射该化合物的作用可能会抑制基因的表达”的结果正好相反——基因表达大大地增强了。以此为切入点，张圣海和吴继红一直做这方面的研究，不断探寻基因学的奥秘，践行着那份“医者仁心”。

二、 一天经过四个城市

从上海交通大学毕业之后，张圣海在 2007 年 6 月来到复旦参加博士后工作，从此以后一直在复旦工作。

作为医院“双肩挑”的干部，他在做好眼科研究院实验中心工作的同时，也担任医院的科教部主任，管理工作成为他日常工作更重要的内容。张圣海觉得，做科研基本是一个人的事，科研管理却是在为更多的人做更多的事情。

他管理的方面有很多：科研、教学、实验中心和动物房等。其中科研和教学两方面最为繁重，包括课题的申报、奖项的申报、人才项目的申报、课题的结题等。除此之外、各种巡查、审计、督查、督导、整改、科研诚信、精神文明建设等工作，也通常需要科研部门协助，所以也都会有相应的各种工作需要限时完成，每天的工作量都很大。

比如，需要统计的数据包括医院发了多少文章、多少课题、拿了多少奖，有什么样的人才项目等。科教部将这些数据统计汇总，代表医院的科研成绩，再将数据提供给国内的各大医院排行榜。排行榜的背后是十分庞大复杂的评价体系。“每年都会发一堆的表格，每一个表格都不一样”。为了减轻临床医生的工作量，科教部主动承担了几乎所有的统计工作，经过全院上下的共同努力，中国医院专科声誉排行榜上，医院耳鼻喉科连续 11 年位列全国第一，眼科从过去的全国第三名上升到了并列第二名。

又如科研项目的申报，从通知下达到最后项目上报，是一个漫长的孵化过程。为了保证公平公正，张圣海需要将申报的人员组织起来，经过院内遴选，择优推荐，有时要找专家对申报人进行多轮辅导，以保证申请书的质量。

在项目上报之后，张圣海也会安排人员做后期的跟进，去了解项目进展、并提供相应的帮助。在整个过程当中，张圣海和团队都会在必要的时候一直跟进，与申报人及时沟通。

除此之外，出差也是科研管理人员的家常便饭。2019 年，出差频率最高的时候，张圣海一天去了四个城市——上海、武汉、长沙、重庆。2020 年，因为疫情，张圣海少去了很多地方。张圣海回忆起疫情严重的 2020 年，上半年经济停摆，许多项目也停摆了，大多数项目都在往后拖，但因为全年的总工作量是固定的，所以“所有的事情一样没少做”，下半年的工作节奏非常紧张。

张圣海说，科教部的管理人员大多是这样的工作强度。当天下午，采访结束之后，他还要参与一个关于人工智能项目的调研，追踪项目进展——在张圣海身上，我们能看到属于医院管理人员的那一份责任与担当。

三、 科研道阻且长，人生路充实有味

在张圣海从事的眼科学领域内，未解决的难题还有很多。现有的手术和药物仍旧无法解决大多数疾病。张圣海和同事们时常会讨论和提炼一些现在有希望攻克、有所突破的眼科学问题，并对于问题进行一些研究上的尝试。“科学上每一点进步，需要多少人多少年的努力。”张圣海这样感叹道。

近两年来，眼科在基因诊断和治疗方面获得了一定的突破。事实上，接近一半的眼科疾病与遗传相关，基因诊断可以对眼科治疗起到很大的帮助作用。

张圣海也和一些眼科方面的企业谈过合作，推动科学研究成果进一步转化为可实际应用的产品。“国家不希望投的这些钱只是发了点文章，那仅仅是一张纸。”张圣海也表示，现在国家对于转化医学很重视，希望能够在转化医学方面做一些应用研究，开发一些产品，让更多人因此受益。

四、 有趣快乐爱生活

在繁忙的工作之外，张圣海也对生活充满着热爱，保持着一些令生活更加有趣的喜好和习惯——比如下班后如果有时间就去江边跑跑步，有时候也打打网球或者羽毛球；他还热爱着旅游和摄影。

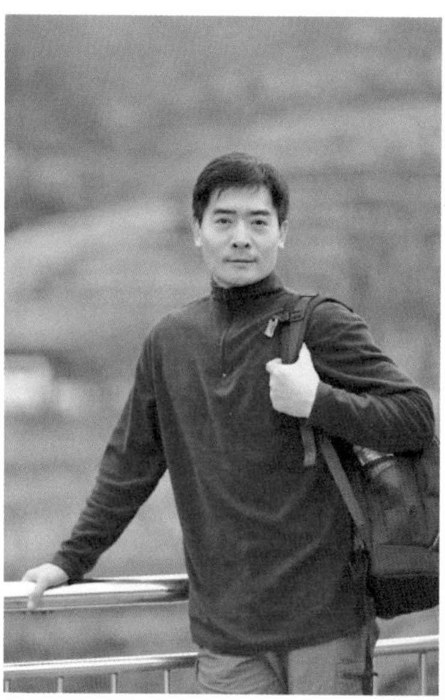

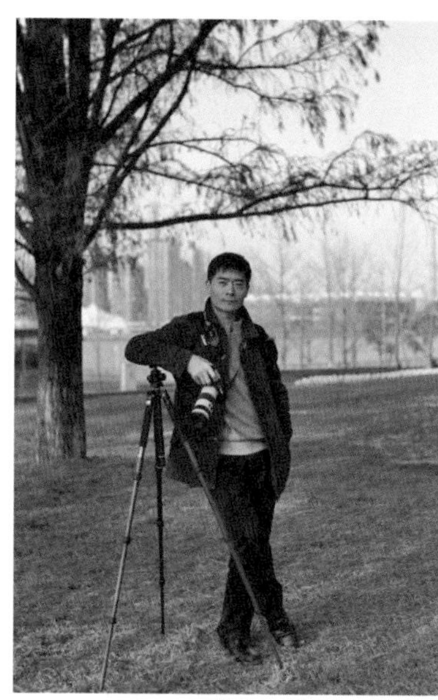

生活中的张圣海

在采访的最后，他应记者的邀请为青年医生写下了这样一句话：“愿你永远好学，永远勤思，永远谦逊，永远善良，一辈子拥有有趣的灵魂，快乐的人生，最好的每一天。”好学勤思，在专业领域上发光发热，却不忘经营自己有趣与快乐的生活，这或许正是张圣海医生从自身人生经历出发，对后来者们的殷切希望与美好祝愿。

复旦青年记者　计丹洁　文字

蒋畅语　编辑

徐闾闾　董雨珊　校稿

张圣海

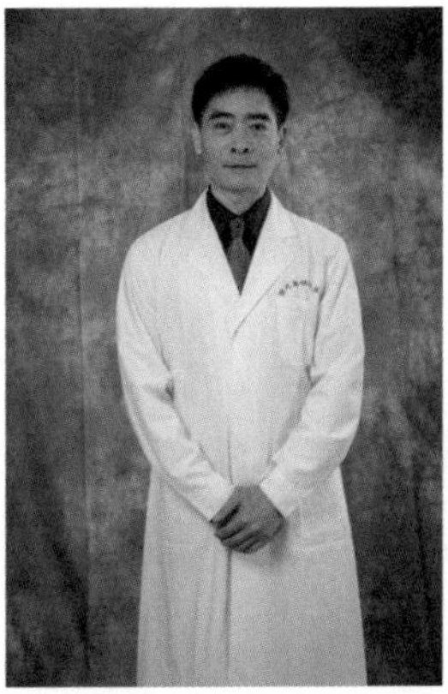

张圣海　研究员、博士、研究生导师、复旦大学附属眼耳鼻喉科医院科教部主任、中国研究型医院学会眼科专委会秘书长、上海市生物医药行业协会精准医疗专委会副主任委员。长期从事医院科研教学方面的管理工作。目前研究方向为视网膜及视路相关疾病的基础研究。主持多项国家自然科学基金、上海市自然基金，作为学术骨干参与科技部干细胞重点研发计划、重大国际合作项目、973 计划、国家自然科学基金重大项目、重点项目等 10 余项。发表文章 60 余篇，其中作为第一或通讯作者 SCI 收录 10 余篇。曾获第四届复旦大学“十大医务青年”荣誉称号。

高　强：我希望所有人活得“漂亮”

不断地学习，永保成进之心！

高强，2008年复旦大学外科学博士毕业，现为复旦大学附属中山医院肝外科主任医师，教授，博士生导师。入选教育部“长江学者奖励计划”特聘教授、国家“万人计划”、国家优秀青年科学基金、全国青年岗位能手、上海市优秀学科带头人和上海市优秀学术带头人等人才计划。主要从事肝胆外科和肝脏移植工作，擅长微创外科，参与和完成了众多手术创新；在医学研究领域，以第一/通讯作者发表SCI论文50多篇，影响因子累计超过550分，主持国自然重大研究计划、国自然国际合作重点项目、上海市科委重点项目等课题20多项。

做完这天的最后一台手术，高强终于停歇了下来。他长舒了一口气，并又一次为生命的力量而振奋。经过这一天近10个小时的努力，高强让希望的光重新照进3位患者的心房。

高强说：“像他们这样，从五湖四海来到中山医院求医的患者有很多，他们把全部的信念都寄托在我们身上。而我的任务，就是照料好每一位病人，和他们一起，与病魔殊死搏斗。”

和往常一样，高强结束这天繁忙的工作回到家时，暮色已然四合。匆匆吃完了家人备好的晚饭，高强又转身投入到了学习总结和医学科研创新中去。“看门诊，做手术，读文献，做总结，搞创新”几乎可以概括了高强一整天的全部活动。而医务工作者这条路，在高强看来根本算不上辛苦。凭着心中赤忱的热爱，高强说：“我过得很轻松，也很快乐。”

一、 前路迢迢，我初心依旧

2003 年，高强以研究生入学考试第一名的成绩，走进了复旦大学。出于对临床执刀的坚定志向，高强选择了外科学。自从踏入医学殿堂之初，他就从未停止过攀登学科高峰的步伐。笃信好学，勤学苦练，高强不断学习医学专业知识和临床问题处理原则。在 2005 年的研究生中期考核中，他以理论成绩第一名顺利转入博士阶段培养。

他把他取得的成就归因到导师樊嘉院士的指点和团队的合作上。“不是我有多优秀，而只是我站在巨人的肩膀上。”高强从不因自己的成绩而倨傲鲜腆，相反，他总说是导师和团队培养成就了他。

高强所在的研究所，一直致力于肝癌的临床和基础研究，取得了许多重大突破性成果。20 世纪 70 年代系统解决了肝癌早期诊断和治疗的关键问题；20 世纪 80 年代开创了“缩小后切除”法，拓宽了可行手术的患者群体；20 世纪 90 年代起，团队又重点研究“转移复发”这一难题。而到了 21 世纪之初，樊嘉院士引领团队深入系统开展了肝癌转移复发的临床与基础研究。

身在具有如此战斗力和科学精神的卓越团队中，高强以“精益求精、默默耕耘、不断创新”的准则严格要求自己，一五一十、踏踏实实地做临床研究，不放过每一个细节。年轻的高强得到了汤钊猷、樊嘉等名医的精心指点，并被他们的专业医术和医德医风所感染，更加坚定了“让每一个病人有尊严有质量地生活”的从医初心。

每年全球原发性肝癌大概有 80 万的新发病例，而中国就占了一半以上。这几年数据显示，我国肝癌 5 年生存率也仅为百分之十几左右。高强说：“为了人类健康的事业，我必须和‘癌中之王’肝癌作斗争。”在攻读博士阶段，高强把所有精力都放在研究“肝癌的免疫微环境”的课题上。他从免疫活性细胞出发，系统地研究肝癌微环境免疫炎症细胞的不同类型和亚型，从数目、分布与功能状态等角度考量其在肝癌复发转移中的作用。

在夜以继日的努力下，高强首次研究发现了微环境“调节性 T 细胞与杀伤性 T 细胞之间的免疫平衡”是肝癌术后复发转移的决定性因素，并得出只有通过综合评价免疫细胞类型、数量、分布及功能状态才能准确把握肝癌患者微环境免疫状态的结论。相关结果以第一作者发表在 2007 年 *Journal of Clinical Oncology* 杂志和 2009 年的 *Clinical Cancer Research* 杂志上。

高强表示，“这离不开复旦对我的培养和导师对我的教诲。导师樊嘉教授总是向我强调，‘科学的诚信与严谨是基础’、‘创新应该是骨子里的精神’，这对我影响很大。现在我自己带学生的时候，也特别注重这一点。”

毕业的时候，他获得了全国优秀博士论文奖、复旦大学校长奖、复旦大学优秀毕业生称号。在复旦，他说他对人与疾病的关系有了更深的了解，并逐渐学习到如何去做一名德艺双馨的好医生。走出校园的课堂后，高强一直带着“为人类健康事业做出贡献”的从医使命感而工作。

二、 仁心妙手，我上下求索

高强毕业以后，首先是从住院医生做起。高强回忆道：“那一段时间真的是住在医院里，我几乎放弃了所有的节假日和家庭活动。手术到凌晨，第二天白天又继续看门诊、做手术，这真的是常态。”

孟子曾言道：“天将降大任于斯人也，必先苦其心志，劳其筋骨，饿其体肤，空乏其身，行拂乱其所为，所以动心忍性，曾益其所不能。”高强认为，从医也应当是如此。只有千百遍的重复练习才能够练得“妙手”，才能够炼成处变不惊的心境。

“每一位病例都是全新的，都是独特的，我得时时刻刻拿出十二分的谨慎，”高强表示，“病人是把对于生命全部的希望寄托在我的身上，而我不能留有任何犯错的机会。”在这一场漫长而无声的战役中，危机四伏、硝烟弥漫，高强把自己比作一个拿起手术刀的战士，与癌症的死亡威胁而进行殊死斗争。

而正是在一场又一场的战役中，高强越战越勇，逐渐变得更强。高强说：“我总是对病人保有感激之心，因为是他们让我们医生积累更多的临床经验，是他们不断激发我们创新科研的灵感。”从2003年本科毕业起，经过年复一年的工作训练，高强很早就能够独立开展实施一系列高难度的临床手术。

从初上临床、接触患者，到独立接诊、处理疑难杂症和危急重症，高强总结自己初入医院的经历说道：“这是一段绝不算很容易但肯定谈得上精彩的过程。”

不久之后，钻研业务、真情奉献的高强便成为了肝脏外科的年轻骨干医师。他刻苦钻研、努力进取，每年主刀完成近300例各类肝脏手术，已累计完成3000余例各种肝肿瘤切除手术（包括肝门区肝癌、复发肝癌再切除、巨大肝癌切除、门静脉主干或分支癌栓、胆管癌栓切取、尾状叶切除及联合脏器切除等高难度手术）和300余例肝移植手术和围手术期管理。

作为肝移植小组的成员，高强常常需要奔赴全国各地取肝，完成供肝的获取和修整。他的足迹遍布十几个省，连夜辗转，奔波飞行，与生死竞速，分秒必争。在医务人员紧张的情况下，高强需要顶住连轴转的压力，取完肝回到医院后，还要立刻进行手术。做完手术天就已经亮了，而第二天的工作仍要继续正常推进。

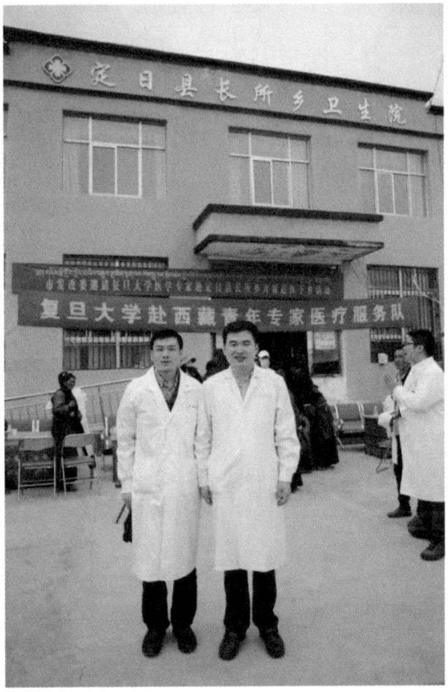

高强随队援藏

高强还记得曾连续半个月没回家。已经习惯一个人撑起家里日常事务的妻子，当心疼起丈夫的身体时，仍会忍不住抱怨。“我回到家中，有时候会觉得女儿对自己有些陌生。对她们确实少了些陪伴，我没有做好丈夫和父亲的工作。”面对家人，高强心有所遗憾和愧疚。但每每一想到仍处在生死攸关的垂危病人，一想到尚未揭开的医学之谜，高强又会充满激情、义无反顾地投入到工作中去。

三、做病情的判断，也做人情的判断

“以患者为中心的诊疗方式，就是治疗效果最好的技术。”高强这样认为，“医生不仅要做病情上的判断，更要做人情上的判断。”高强把每一位病人都当成他的朋友，缓解病人的焦虑，和他们一起共度悲伤，这或许是医生工作的常态。

“当病人的疾病甚至是疼痛到无法抑制，缠绵病榻，生活已无法自理的时候，我们应该多些耐心，多些体谅，积极调节病人和家人的心理状态，通过医学的合理治疗帮助病人缓解病痛，减少遗憾，让他们重新收获平凡的幸福。”高强说道。给病人最小的伤害，带来最好的治疗效果，一直是高强行医的原则。

有一件事，高强始终印象深刻，2007 年的时候，他曾和他所在的团队一起医治了一个十几岁的小女孩。小女孩在江苏当地医院检查时，很多医院都诊断其为恶性肿瘤。小女孩抱着一丝希望来到中山医院求医。高强和团队首先对她进行详尽地分析，最后得出结论是良性肝肿瘤，并及时采取了手术。小女孩的家人十分感激，还给中山医院写了封感谢信。

信里面家长特别提到了高强医生，因为高强给小女孩采取美容针法。他们在信中写道：“在家属没有任何要求下，高强医生能够主动地从长远角度替孩子着想，让我们深受感动。”

从那以后，高强对于如何建设好医患关系有了更深的领悟。“如果能从病人的角度考虑，哪怕是一点点，就会为医患关系、医患沟通带来无限的帮助。”高强说道。在这些年的临床工作中，高强总是能够急病人所急，想病人所想，一切都从病人的切身利益和迫切需要出发。对于病人家庭背景和身份地位，高

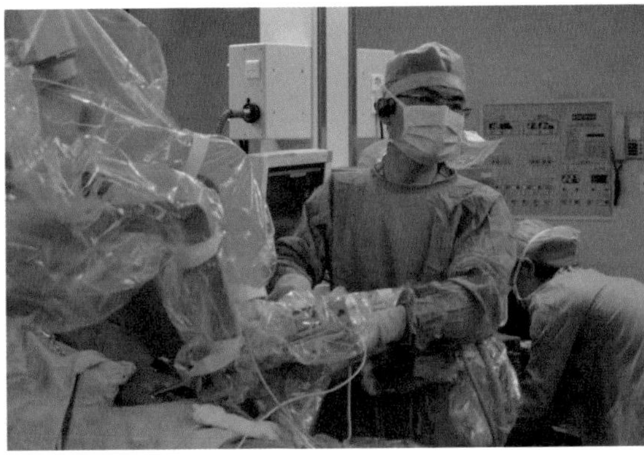

高强在手术中

强总是一视同仁，有医无类。对于掏空家底、孤注一掷来治病的病人，他总是主动帮助，本着“少花钱多办事”的原则，采取合理合适的治疗手段和更经济高效的治疗方案。

病人们对高强医生也一直是十分尊敬和感激。曾有病人的感谢信在中山医院院报及中共上海市委人民来信中刊登：“在我们心中，高医生是一个称职的、值得信赖的好医生。”还有后来许多康复的病人曾在网上留言：“高医生医德高、人品高，是人民的好医生。”“高医生不仅有妙手仁心的高尚情怀，更有心地善良、关爱患者的优良素质”“高强医生是中山肝外科同龄段医生中的翘楚，医德端整，医术高明。”

面对外界的赞美，高强想的只是更加忘我地做好当下的工作。在高强医生说话的字里行间，“我将无我，不负人民”的情怀与担当自始至终、一览无余。

四、 不能只低头看路，更要抬头找路

导师樊嘉曾说：“好的医生不能只低头看病，还要潜心研究；好的医院也不能只做好临床，还要通过科研提升技术水平。要成为良医，必须善于在繁重的临床工作中不断发现科学问题，解决科学问题，并转化应用于临床，这样才能让更多患者受益。”

高强在樊嘉导师的言传身教中不断摸索和领悟，尝试着许多创新性科学研究工作。每天工作结束后，高强都把剩余的时间用来总结经验、提出问题和探索创新。“外科医生不能完全沉溺于技术和手术，只会做一个开刀匠。临床只能治疗个例患者，而科研却有助于我们了解疾病本元，从根源上预防疾病发生，解除无数患者的病痛。”高强深有感悟地说。

近几年，原发性肝癌仍是我国发病率较高的恶性肿瘤，其总的 5 年生存率仅 14%左右，预后不理想。究其原因，高强认为这是肝癌异质性极强造成的，除手术外，目前尚无有效的治疗药物。肝癌的靶向药物如索拉非尼等，虽然已广泛应用于临床，但其效果多也因人而异。

为了更好地进行肝癌的临床诊治和预后判断，高强深入探讨了肝癌患者肿瘤内部的不同空间位置病灶的基因组信息和克隆进化关系，系统性地分析了肝癌患者肿瘤内的时空异质性及其对药物的敏感性，并提出了“肝癌异质性和个体化治疗”的崭新思路。

2017 年 1 月，高强在胃肠病学和肝病学领域的国际顶级学术期刊 *Gastroenterology* 发表了这一项临床研究结果。通过这一临床转化研究，高强认识到对肿瘤患者单一位置的检测结果往往不能反映肿瘤的全部特性，这对实施精准治疗有很高的难度，因此，实行联合治疗在干预过程中的必要性越发凸显。在后续的研究中，高强和团队进一步证明了联合治疗在同时杀死肿瘤细胞内部各个分支的可行性和潜在临床应用价值。高强和团队认为，免疫治疗与介入治疗、放疗、靶向治疗甚至手术联合，有可能获得 1 + 1＞2 或者 1 + 1 + 1＞3 的疗效，可进一步提高患者 5 年生存率、延长患者生存时间。

高强表示：“我们所做的研究，都是以临床需求、临床问题为出发点，从帮助病人解决疾病痛苦的角度出发，而不是为了研究做研究。”目前，全球人均寿命已经突破 70 岁大关，而这一数字，仅仅在 100 年前，还只是 31 岁。这得益于医学的进步和外科的兴起，人类的健康和文明才得以延续。

在不断思考、研究、实践的过程中，高强不断展现他的创新精神和勇敢的魄力。作为第一助手完成了亚洲首例机器人辅助活体供肝获取术、上海市首例机器人辅助大肠癌合并肝转移切除术、上海市首例胸腔镜肝癌切除术……作为主刀也完成了众多手术创新，经常在全国各地及医疗联合体单位指导高难度肝脏手术。

“让自己的手术刀无所不能”，是高强的理想心愿，一直以来，高强为之不断付诸努力。由于极为优异的临床工作表现，高强于2012年获得卫生部、共青团中央“全国青年岗位能手”的荣誉称号，2013年荣获第14届上海卫生系统青年人才最高荣誉——“银蛇奖”，并获得“人民好医生——金山茶花奖”“敬畏生命——医者荣耀”“沪上名医”等荣誉。

五、寄语后辈，克终善道

2020年，全球癌症确诊患者数已达1 930万人，而中国癌症发病数及死亡率常年位列世界第一。“在医学这条路走得越久，就越会发现个人的力量越微薄。”高强说道：“我希望有更多的人能和我们一起投身于人类健康事业。”当今世界，每年将近1 000万人死于癌症，而中国癌症的发病数和死亡率常年位列世界第一。中国医学事业的建设，路还很漫长，需要社会青年不断提供新的力量。

除了每天进行临床工作和科学研究，高强还积极指导学生。高强负责硕士生、博士生及基地培训生、进修医生和国外留学生的临床带教工作。高强广受学生喜爱，学生评价其带教风格生动具象，以文博人，教学务实，授课严谨。

高强在带自己博士研究生和硕士研究生时，特别强调四点，“做一个好医生，首先一点就是要敬业，敬业就是要始终坚定个人的医学理想主义，这是前提；其次就是要有好的医德医风，要能够和病人友好相处；然后一个好医生还要敢去创新，在临床和科研中双向提升自身的医学能力；最后一点就是要注重团队合作，因为一个人的精力和能力始终是有限的，学科的发展靠的是一个人才兼备的团队。”

导师樊嘉曾说：“我对于学生和年轻医生基本都是放任式的，我希望学生能尽快地独当一面，能够在自己的实践当中锻炼自己，能够不断地学习和寻找差距，最终能够去缩短差距，成为引领者……”在高强的记忆里，导师樊嘉尤其强调临床和科研的基础训练。在手术中，打结剪线等小动作一次不规范就会被老师严厉地批评。高强一直践行着导师所说的“科学的诚信与严谨是基础”，并以同样的方式要求自己的学生。而经高强所指导的研究生，无论是硕士毕业，还是博士毕业时均有高质量的 SCI 论文发表，其中董良庆博士毕业时在 *Cell*、 *Cancer Cell* 等顶级杂志发表了多篇原创性论文。

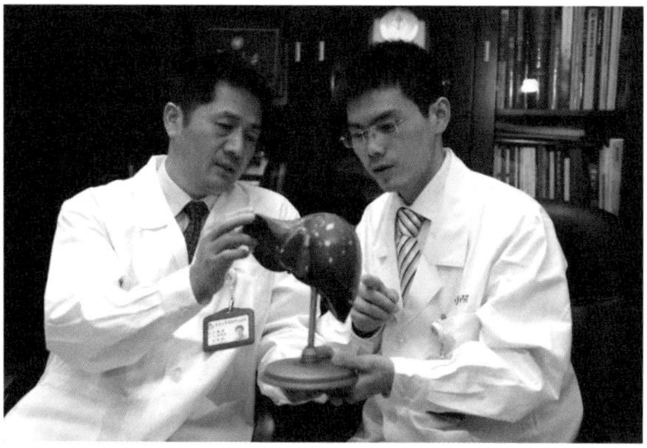

樊嘉院士指导高强手术

高强十分看重青年学生尤其是本科生的培养，他说：“无论是临床医学五年制，还是临床八年制，本科阶段的医学生，都需要一个台阶、一个台阶地走，不能好高骛远，要脚踏实地。医学道阻且长，一定要不忘初心，不能遗弃自己的医学理想。”他要求青年学生要在学习上独立，在工作中创造，要对病人负责，要适应环境的压力。“医学生是综合型人才，需要全面发展，要特别注重培养综合能力。”

六、 不忘初心，骋而不息

有人说，想要完全攻克肝癌十分困难，至少还需要 50～100 年的时间。“而病人等不及，病情也等不及。”高强肩负着生命的重担，必须得争分夺秒地和生死赛跑。“每个人都不希望生命留有遗憾，我们要做且必须得做得更快、更好。”十几年来，高强始终把诚意为人、励精图治作为对工作的态度，将实字当头、以干为先，作为对自己的不懈要求。开拓进取、砥砺前行，不忘初心、驰而不息，这是高强高尚人格背后所彰显的精神姿态。

“做手术，看门诊，读文献，做总结，搞创新”，习惯并且享受着这样的繁忙生活，也许是面对它的最好方法。高强用自己的手术刀，不断转动生命的齿轮，他用实际的行动，践行自己从医的初心——为人类健康事业做出贡献，让每一个病人有尊严有质量地生活，让所有人都能够活得漂亮。

医学，是人类善良情感的一种表达，它起源于人类最朴素的救助愿望。而这种朴素的愿望，早已在高强心中生根发芽，并时时刻刻在心底激荡。

在未来，高强，依旧会和所有医生一起，让生命再续以时间，让时间再镀上辉煌。

万晓强　文字

任宇辰　朱余烨　王鑫　校稿

高　强

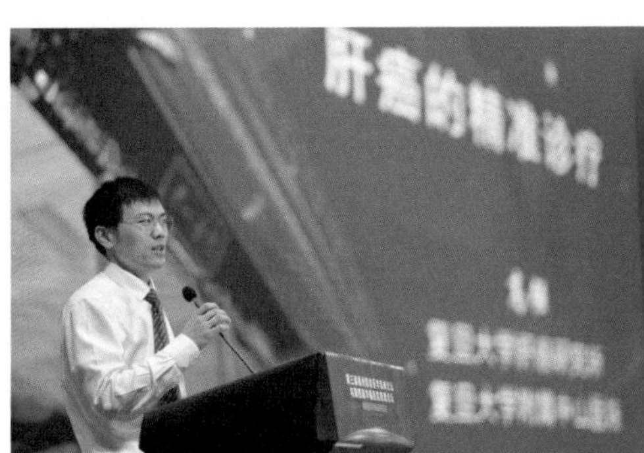

高　强　外科学博士、副主任医师、博士生导师。2008 年 6 月毕业复旦大学上海医学院，师从樊嘉院士。“长江学者奖励计划”特聘教授、“万人计划”青年拔尖人才、国家优秀青年科学基金、全国优秀博士学位论文、卫生系统“全国青年岗位能手”、上海市优秀学科带头人和优秀学术带头人获得者。担任中国抗癌协会青年理事会理事、中国病生学会免疫分会青委会主任委员、中国医师协会肛肠分会转化医学组副组长、中国研究型医院协会消化外科分会委员、*Hepatobiliary Surg Nutr*、*Journal of Genetics and Genomics* 编委等学术职务。

主要从事肝胆外科和肝脏移植工作，擅长微创外科，参与和完成了众多手术创新。研究方向为“肿瘤的异质性和个体化治疗”。以第一或通讯作者身份发表 SCI 论文 50 余篇，包括 *Cell*、*Journal of Clinical Oncology*、*Cell Research*、*Journal of Hepatology*、*Gut*、*Gastroenterology*、*Hepatology*、*Nature Communication*、*Clinical Cancer Research*、*Cancer Research* 等知名杂志。主持科研项目 20 多项，包括国自然重大研究计划、国际合作、面上及优青项目 6 项，获国家发明专利 2 项。曾获教育部青年科学奖、教育部自然科学一等奖、上海市科技进步一等奖、华夏医学科技一等奖、药明康德生命化学研究奖、上海市科技创新“市长奖”、树兰医学青年奖、吴孟超医学青年奖、上海市“银蛇奖”二等奖、上海市“曙光计划”、上海市“青年科技启明星”、复旦大学“十大医务青年”和“校长奖”等荣誉和奖励。

朱　巍：“神外”医途二十载，苦中作乐守初心

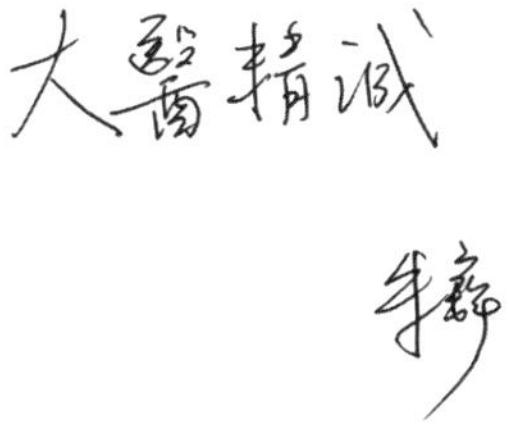

一、“最优秀的医学院”

1992 年，在大多医学院还在实行医学五年制学制时，上医早已开始实行七年制学制。作为高分考生之一，朱巍顺利加入全校唯一的七年制班级。“我只是记得上医的教学楼里面，除了刚开学的那几天，一个学期基本都是灯火通明。”朱巍在回忆起自己在上医的校园生活时说道。在上医的学习生活并不轻松，当时上海高校流行的一句口头禅叫“吃在同济，玩在交大，苦在上医”。由于需要阅读的书籍太多，学生们在晚自习时都需要占两个座位，一个坐人，一个放书。到了期末考试的那一个月，上医的自习室更是人满为患，无法找到自习座位的朱巍甚至需要晚上骑车到上海交通大学的自习室里学习。“本来以为我们高考结束，就逃离苦海了，后来发现是掉入了七年的苦海，每学期备战期末考试的那一个月如同再次经历高考。所以医学生都是苦出来的，但这是求学必须经历的一个过程。”

实际上，高考后朱巍对于大学学校和专业的选择上，并没有明确的方向。

当被问及为什么选择上医时，朱巍坦言："自己那时候对未来并没有很清晰的想法，也不知道这个专业将来能干什么，只是因为当初可以被保送到国内一家名校，加之父母都是医生的影响，才做出了这个决定。"在选择神经外科时，朱巍也经历了矛盾和不情愿的过程。朱巍在上医的学习过程中，原本对心脏血管类的疾病非常感兴趣，对于神经外科只是一知半解，并无太大兴趣，"由于神经系统过于复杂，大家对神经系统大多学得一知半解，自己都不了解怎么能给别人看病？这是对神经外科的一种生疏和畏惧。"直到进入华山医院神经外科后，朱巍才发现这是华山医院最优秀的一个科室。于是，在老师的建议下，最终选择了神经外科专业。回想起当年选专业的种种经历，朱巍也颇为感慨，"你不能想当然地选择一个专业，你还要考虑各个医院的专业特长。其实医学都是相通的，只要持有认真努力学习的心态和决心，无论什么专业都可以学好。"

在上医的学习经历，让朱巍产生了作为上医人的荣誉感，他真诚地说："我们当时选择上医，是因为上医是国内最优秀的学校，医学院是否优秀这个理念，与现在不同，现在关注排名或者各种指标。但在当时，上医就是我们心中的圣地，她不需要排名，也不需要指标，她是出大师的地方。"

除了国内的医院，朱巍也曾经去过美国加州大学医学院脑血管研究中心进修，在谈及留学经历对自己的影响时，朱巍认为技术提升只是初步的，留学让他看到了平时看不到的一些人和一些事，看到了另外一个社会的运行方式，通过学习他们的工作态度和方式，朱巍慢慢地形成和优化了自己的价值观和工作态度。"我觉得这个是非常重要的，所以在不同环境学习的时候你势必会比较和思考，养成了一种习惯、方法，对后来的工作也很重要。"

二、"充满大师的地方"

除了认真严谨的求学态度，朱巍现在的成就离不开求学期间众多名师的辅导。朱巍回忆："我记得我们进学校第二年的时候，给我们上解剖、上组培的那些老师，都是国内赫赫有名的大师。"其中让朱巍印象最深刻的是郑思竞老师，也就是全国统编解剖学教材的主编。据朱巍回忆，郑思竞老师当时已经80多岁了，但是面对解剖学这样一门如此枯燥乏味的课程，郑老师凭借着他的学识和教书水平，把一个学期的解剖课上得生动活泼，那种大师风范，令学生们如痴如醉。“我还记得他的形象，一位八十岁的大师给我们这一批最年轻、刚刚入学的新生上课。我觉得他对每一门课都是非常认真仔细地准备，这深深地打动我们，我觉得这就是上医的一种精神。”

朱巍的导师周良辅教授也对其医学生涯产生了巨大的影响。周良辅院士是国内最著名的神经外科泰斗，也是朱巍的博士生导师。朱巍说，周院士对他的影响，决定了他整个职业生涯的发展方向。一开始，朱巍认为，作为一名外科医生，最重要的就是治病救人，手术做好了，才是一位神经外科医生的王道。周院士的手术做得非常漂亮，既精准，又高效，对病人的损伤很小，民间称为“东方神刀”。周良辅院士的精准操作，让朱巍受益匪浅。后来，伴随着手术经验的丰富，朱巍逐渐认识到，一名外科医生不仅仅在于怎样做好手术，还在于是否能够了解到一场手术背后的发病机制。“周院士的知识非常渊博，从疾病的发病病因到病理生理、临床诊断、鉴别和治疗，用什么方法，以及预后怎么样，这类疾病现在研究的进展如何，周院士都一清二楚。”正是在周良辅院士的影响下，朱巍才认识到，决定你最后能站多高、走多远，最终能够真正做成什么大事的因素，不光是你的智商毅力，还在于你是不是足够纯粹，是不是心

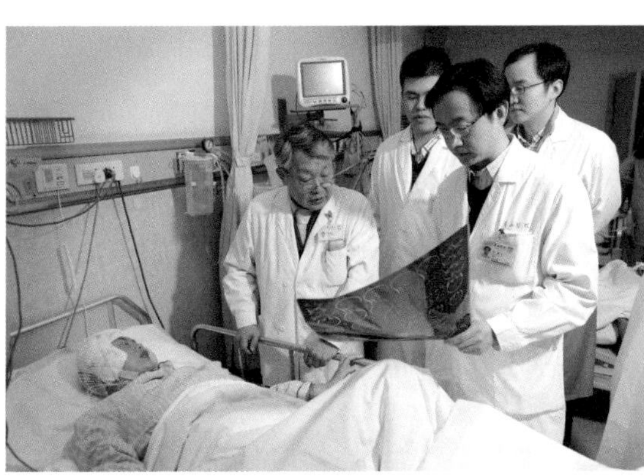

朱巍和导师周良辅院士查房

无旁骛。如果一个人的杂念太多，是做不成大师的。

三、在临床中寻找科研的价值

接受挑战是朱巍当初选择脑血管病领域的初衷，他解释道：“因为脑血管病的手术和临床的治疗在神经外科的各种疾病当中是风险最高的，也是难度最大的，对医生的心理承受能力、技术的挑战也是最高的。”在做各种疑难手术的同时，朱巍也从事相关的临床技术研究。在他看来，像华山医院这样大规模的医学中心，不仅承担着救死扶伤的责任和义务，同时也承担着推动学科发展进步的任务。“在脑血管病这样一个凶险的领域，还有很多问题没有解决。如果通过临床研究能看到实现突破的希望，我觉得这是非常关键的。有些人可能做了一辈子研究，也发表了一些文章，但是对于临床却不能产生真正的改变。如果在我们的职业生涯中，一个领域的临床治疗水平因为我们的研究而发生了改变，对于一名医生来讲，会有很高的成就感，其研究的价值就更高了。所以，我觉得我还是非常喜欢现在自己的研究领域和研究内容。”

为了能够将科研成果运用于临床，真正提高临床的治疗水平，朱巍不断在科研道路上艰苦攻关，锲而不舍地前进。

目前，脑动脉瘤是人群中发病率较高的一种疾病。以往，判断脑动脉瘤是否会破裂一直是脑血管病领域的难题，医生只能依靠主观的经验进行判断，而动脉瘤一旦破裂，死亡率将非常高，但做手术也同样有风险。“我们跟家属像谈判一样地谈话，这个动脉瘤可能会破掉，可能也不破，但是做手术同样也有极高的风险。这样的一种治疗模式是主观的，对病人和医生来讲都是一个非常无奈的境地。”面对这一领域的现实需求，朱巍团队在经历了一系列科研攻关后，通过建立新的影像学技术观察动脉瘤壁的变化，分析引起动脉瘤破裂的基本病理结构，从而找到了判断动脉瘤破裂可能性的有效方法。令朱巍感到欣慰的是，他们的研究成果在 2019 年发表于神经外科领域的国际权威期刊 *Stroke*。这一发现改变了以前完全靠医生的主观判断，来决定是否对脑动脉瘤进行手术治疗的困境，使得评估动脉瘤的破裂风险有了更加客观的依据，也是一个将科研成果转化与临床治疗的成功范例。

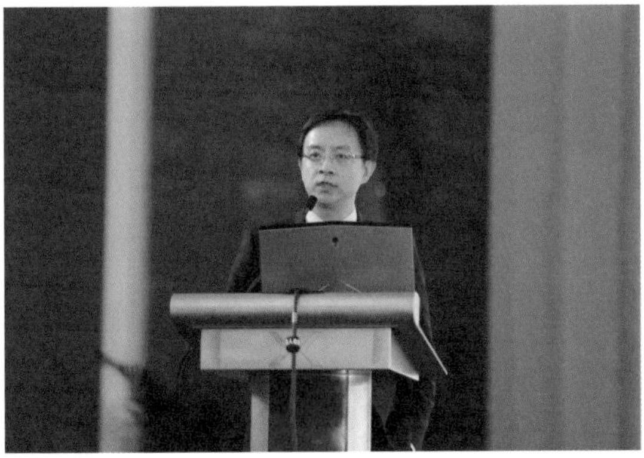

朱巍在学术会议上发言

在过去的研究中，如何将研究结果服务于临床，对朱巍而言似乎是一个无解的问题。“如果你做一个完全属于临床的课题，那么这个课题可能就在理论上非常肤浅；如果做很基础的研究，可能足够发表文章，但是跟临床的问题却相距十万八千里，根本解决不了问题。”但是他也认为这种情况在如今已得到了改变，学界正在慢慢地形成一个共识：“医学研究需要来自临床问题，然后再到实验室寻找解决的方法。”朱巍表示，临床医生和技术科学家之间需要更深入的合作，实现队伍的融合，通过两者互相的探讨与合作来完成贴合临床的研究，推动临床治疗水平的提高，最终实现研究的转化。“其实我觉得现在这样的成果越来越多了，大家对这条路是越来越清晰的。”

作为一名临床医生，兴趣与热爱也是激励朱巍长期坚持科研探索的动力。在他看来，从事科研的人不能怀着功利性的目的，要意识到科研的价值才能热爱它。“你不能认为科研就是为了发一篇文章，能够晋升，或者能够怎么样，又或者为了完成任务，迫不得已。这样，一方面你会做得很痛苦，另一方面也不可能做出好的成绩。”近几年，他将工作的重心放在了一些高难度新术式的探索上，这也是周院士曾经教导他去攻坚的方向。对于这方面的探索，他有一个梦想，那就是希望未来的神经外科医生能够对所有部位的脑血管进行搭桥手术，介入治疗复杂的动脉瘤，治愈这些以往完全不能治愈的疾病。

“不管你最终能不能实现，这是一个目标、一个梦想，而且你能看到它的价值，这就会支持你去做这样一件并不是很轻松很容易的事情。”

四、 铁肩担仁义，妙手医病患

朱巍所在的华山医院神经外科享誉国内外，有着神经外科“梦之队”或“航空母舰”的美称。1998 年，他刚来到华山医院神经外科的时候，科室的规模只有如今的十分之一，但是经历了短短 20 年，华山医院神经外科就成长为了全球规模最大、水平最高的神经外科中心之一，而这背后包含的是无数难以与外人言说的艰辛与压力。

华山神经外科每年要救治 1～2 万左右来自全国各地乃至全世界的患者，而其中大部分都是疑难病症。在 2020 年，即使受到了疫情的影响，朱巍所在的医疗组也完成了 1 000 台以上的神经外科手术。这样高难度、高强度的工作于医生而言，构成了对身体和心理两方面的双重挑战。站在手术台前，病人的生死就在一瞬。一刀的失误，一刻的迟疑， 一念的差池，也许就是一条生命的消逝。

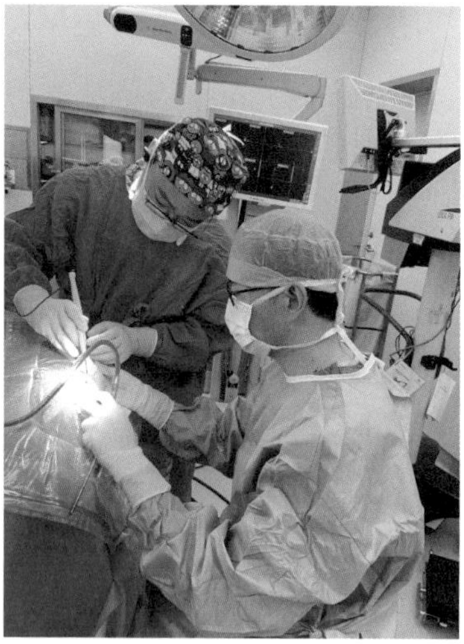

朱巍在手术中

十多年前，当朱巍刚刚开始独立做手术的时候，他感到异常煎熬。手机需要全天 24 小时一年 365 天处于待机状态，以应对随时可能发生的任何状况。那时候，晚上只要手机铃声一响，他就会感到心惊肉跳。因为那个时间点打电话，往往带来的都是紧急的消息，说明患者可能面临着生命的威胁。在这样的精神状态下，凌晨打来的一通骚扰电话都会令人精神崩溃。然而，20 多年的从医经历让他渐渐成熟。朱巍坦言自己没有天生强大的心理素质，如今这样的心理承受能力也是职业锻炼出来的结果。他相信克服这一切的关键在于“问心无愧”，同时需要“不断练习”。“你认识到自己不比任何人差，你已经比大多数人做得都要好了。你做这样的手术不能保证任何病人都能成功，每一位病人都要经历这样的风险，你就是帮着患者去冒这样的风险”。

“问心无愧”也是朱巍面对医患关系的首要态度。神经外科手术的难度很高，而华山医院神经外科接收的大部分都是疑难病症，其手术风险又高于一般的神经外科手术。医生的工作事关病人性命，医患关系因此成了一个突出的问题，这也是很多人对成为外科医生望而却步的原因。朱巍认为，有几个态度能够“支撑着你往前走”，排在第一位的就是问心无愧：不管病人理解与否，作为医生对病人尽最大的努力，才能令自己心安，才能坦然无憾。

10 年前，朱巍遇到了一位令他印象深刻的病人。那是一位年轻的女病人，患有听神经瘤，如果采用手术对肿瘤进行切除，则极可能对面神经造成损伤，导致面瘫。这对于一个年轻漂亮的女孩子来说，将会对她的生活造成非常大的打击。朱巍非常清楚这一点，他告诉这位患者：“你担心的问题确实有发生的可能性，而且概率还不低。但是你的病越晚治疗，肿瘤就越大，发生面瘫的概率会更高。而且，现在的医学在发展，特别是华山医院有着最好的技术、设备和条件，可以在手术中最大限度地保护你的面神经，”他也没有避讳不理想的情况，“即使这些条件都具备了，我们也不能百分百保证不会出现面瘫。”在朱巍的回忆里，他们之间的沟通简单而朴素，两人虽素不相识，但面对着一位年轻的医生，女患者给予了他信任，也愿意承担手术的风险，她相信医生是认真负责的，会一起帮助她渡过难关。幸运的是，手术很顺利，这位女患者后来成了华山神经外科的一个“活广告”。从她身上，朱巍体会到的是一种朴实。“我觉得大部分患者真的是很好的，医生做好自己，然后和患者坦诚地沟通，如果能够达成一致，那么在很大程度上就缓解了医患关系。尽可能地排除医患交流中的障碍，就能减少很多杂音，让医生专注于每时每刻治病救人。”

对朱巍而言，医生不是神，他们更多能给予的是对病人的关怀。除了在医院救死扶伤，他还有一个任务，那就是去全国各地甚至国外进行教学和技术推广，向更多的人讲解他的知识和技术，同时也能向他人学习，取长补短。他们也响应国家的号召前往西部扶贫支援，特别是针对红色老区和边远贫困地区，通过基金会、党支部之间建立的联系，定期去那些地方进行帮扶，给当地没有条件来到上海治疗的患者做手术，对当地的医生普及医学的知识和技术、提供手术培训。忙碌的工作占据了朱巍许多业余时间，也失去了很多陪伴亲人的机会，他心里有愧疚，但是家人理解他，心中也有一个声音告诉他："你做的这些都是对的。"

五、 简单生活是一剂良药

做医生很忙，做神经外科医生更忙，做华山医院神经外科的医生忙上加忙。在华山医院工作 20 多年，用朱巍自己的话讲"工作是满负荷的状态"，休息放松似乎对神经外科医生来讲是一件非常奢侈的事情。如何平衡工作和休息，如何减轻压力，是每位医生都无法回避的问题。"这是一个无解的问题，因为大部分的医生都非常忙碌。这些忙碌的影响，不单是时间，最主要的是压力。"这种压力一直伴随着朱巍，很多不了解的人会认为这是一个很简单轻松，也很容易解决的事情。他们会认为少做几个手术，少写几篇文章，休息的问题就会迎刃而解。然而，医院有自己的考核机制，许多医院还有很多绩效指标，除此之外还有很多的压力"来源于"病人。华山医院神经外科作为全国神经外科的头部组织，聚集了众多的疑难杂症患者。"当你看到这些无助的病人头痛欲裂的眼睛，看到他们在病床上等着手术的时候，你很难说出我去休假了或者我去旅游了这样的话。"朱巍说道，"你唯一且直接的可以放松的办法，就是你要让你的工作和生活简单化。"

"简单生活"不仅仅是表面上说的那样简单。"周院士给我的一种潜移默化的教导，就是做人要简单和纯粹，你做你最爱的工作，就不要去干任何与它无关的事"。这样做的意义在哪里？朱巍列举了一个简单生动的例子。"我们医生的人际关系都很简单，社会上朋友很少，那么我就很少出去应酬。通常我们做手术做到很晚，甚至到晚上七八点，如果你再出去应酬，不但占用时间，第二天手术状态也会受影响，所以我们生活都很简单。”朱巍说，这样简单化的生活能挤出更多的时间，可以好好看书或好好休息，第二天手术也能拥有一个较好的状态。

在某种程度上，这样的简单生活其实也展示了朱巍作为一名医生所展现的责任心——对自己工作的负责，对病人的负责。我们可能认为这是“牺牲”了玩乐时间，但对朱巍来讲，这何尝不是一种愉悦，一种实现自我价值的愉悦。

六、 热爱是力量的源泉

工作这么多年以来，朱巍获得很多重要奖项和荣誉。但他认为获得复旦大学“十大医务青年”有着特殊的意义，“十大医务青年是对你一个综合的考虑，是对你的业务水平、临床能力及科研和思想品德的全方位考核。”朱巍说做医生不仅仅要技术好，更重要的是思想上的准备。首先是责任感与兴趣，因为医学生的培养是漫长的，过程是艰苦且枯燥的，很难坚持下去，朱巍说：“医学生需要 15 年的时间，如果做 IT 行业都能成富豪了。虽然从性价比、劳动强度、工作压力等来看，做医生并不划算。但是做医生有其独特的魅力，它给你的一种成就感、荣誉感，对你人生价值的实现，当你体会到的那一刻，它是其他很多职业不能够给予你的，所以学医是要有一种坚定理想的，不是空洞的喊口号，因为只有这样才能支持你十几年走下去。我一直跟我的学生说，你不要去想现在你有多苦，不要抱怨没有机会和看不到希望，你的舞台是在将来 10 年甚至 20 年以后，你要想到你 10 年、 20 年以后你要成为一个什么样的医生；未来到了我们退休的那一天，轮到你来登上舞台的时候，如果没有准备好，那么属于你的时代就瞬间错过了。每一代人有每一代人的要求，你要时刻为了这个时间的到来而做好准备。医生就是如此，怀有成就感和使命感，才能真正体会到医生的价值是非常大的。”

对朱巍来说，理想和信念是支持他走下去的最大动力，也希望广大医学生

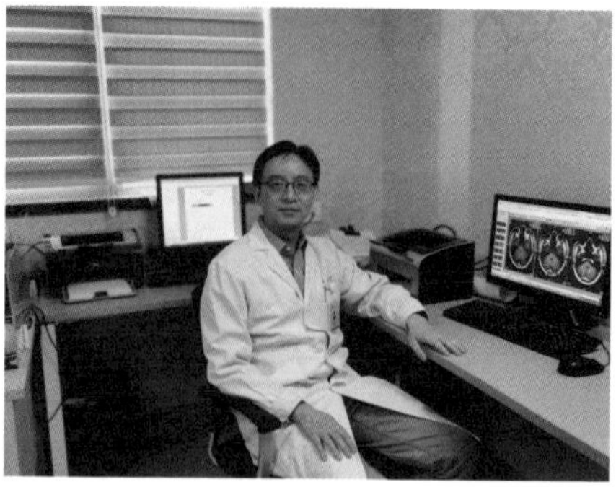
朱巍在办公室中工作

同样知道热爱的重要性。他对复旦的莘莘学子表达了自己的期许："你要非常非常骄傲你这辈子选择了上医，因为上医是全国最好的医学院，是大师云集的地方，是有着最优秀的传统文化和最深厚的底蕴的地方，这是其他学校无法比拟的。希望大家有时间还是去看看校史，看看前辈和老师们艰苦创业、努力拼搏，为上医所打下的江山和铸造的成就。"

刘翠萍　采访

刘翠萍　张艺严　夏毓泽　撰稿

潘圣沂　徐闾闾　唐一丹　校稿

朱　巍

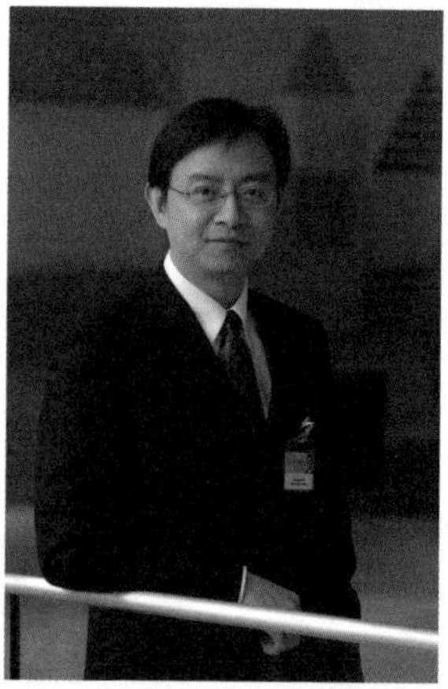

朱　巍　主任医师、教授、博士生导师、华山医院神经外科二党支部书记、原华山医院团委书记。师从我国著名神经外科专家、中国工程院院士周良辅教授，专攻复杂颅内动脉瘤、脑血管畸形、脑干海绵状血管瘤及复杂颅底肿瘤等大型高风险手术。现担任上海医学会神经外科分会副主任委员及脑血管外科学组组长、中华医学会神经外科分会秘书。先后承担了国家自然科学基金 4 项、上海市级科研项目 5 项以及国际合作科研项目 1 项；以第一或通讯作者身份发表 SCI 论文 46 篇；先后荣获国家科技进步二等奖、上海市科技进步一等奖、教育部科学技术进步一等奖、上海市卫生系统最高奖"银蛇奖"一等奖；先后入选上海市卫生系统"百人计划"、"新优青计划"、上海市科技启明星计划、上海市科技启明星跟踪计划、复旦大学"世纪之星"计划等。

顾春怡：在生命的诞生地里保持学习的姿态

仰望星空，脚踏实地，锐意进取，做新时代的生命守护者。

顾春怡 2021.6.7

从 2000 年顾春怡参加高考进入复旦本科护理学专业到现在，已经过去了 20 年。20 年间，顾春怡一直和助产有着千丝万缕的联系。她关注着助产士，推动弹性工作制的调整和改进；她关注着孕妈妈，分享自己的生育经验，和她们像朋友般相处；她关注着家国大事，在疫情面前勇担重任。在曾经工作历练过的产房里，顾春怡却没有将眼界局限在很小的范围，她的双手托起了数不清的新生太阳，不断学习和探索着，永远在路上。

一、 学习与工作的交响曲

2005 年，顾春怡护理学本科毕业。毕业时，她在班级里总排名第一，可以免试直研，但她当时觉得自己已经读了很长时间的书，有种“在校园里闷坏了”的感觉，想去感受外面的世界，于是放弃了直研的机会，踏上工作道路。2005 年 7 月，顾春怡来到复旦大学附属妇产科医院（即红房子医院，下称红房子医院）应聘，顺利通过时任护理部主任刘美玉老师的面试，走上了临床一线工作岗位。

刚进入医院的她被安排到妇科三病区，那时她的工作就很繁忙。由于妇科病房工作量大，床位周转快，患者数量多，她的整个工作节奏也因此而非常快。只有书本知识，缺少临床经验的她跟随着带教老师学习，不断增强实践技能，并逐渐摸索出自己的经验。比如，静脉穿刺是每一个从事护理的工作者都必须具备和掌握的基本操作技术，其中那些化疗病人的静脉穿刺难度很大。由于病人需要进行多次放化疗，静脉血管经受长期的穿刺，会对静脉血管造成一定程度的损伤，再加上放化疗的影响，进一步加重血管损伤，静脉穿刺的失败率较高。顾春怡不断地向临床老师们请教，反复尝试，最后总结出自己在静脉穿刺上的心得体会。

2006 年 1 月，顾春怡在妇科工作 5 个月后，轮转到了产房，成为一名助产士，从此便和助产结下了不解之缘。“我觉得在产房里可以学到很多东西，收获特别大，我很想在这里继续工作。”她在进入产房仅一年后，便成为了带教老师，和全体助产士们开展可能出现的产科危急状况的演练。为了帮助新进助产士更好地学习与掌握助产的知识技能，她为产房助产士团队编写了科室版的《助产士培训手册》，以便于新人们查找资料参考，也方便了临床工作中开展规范化的助产士业务培训。

如今，作为分管护理部教学科研的副主任，顾春怡带领着她的临床教学团队和高级实践助产士团队，共同编写了《实用助产操作实践规范》《助产士规范化培训手册》《新入职护士规范化培训手册》等临床实用工具，希望能够为临床开展助产士培训考核评价提供指导和参考。随着时间的流逝，她从当初懵懂的新人，一步步成为了经验丰富的助产专家。

在技能方面不断学习进步的同时，顾春怡进入产房工作之后也相继申请科研项目开展课题研究，不断关注助产士群体的专业发展。

2006 年，顾春怡刚刚进入产房工作。当时助产士的工作制度是 24 小时弹性工作制。因为孕妇分娩时间并不固定，助产士的工作时间也随之很不确定：她们经常会碰到下班回到家中后，如有工作任务必须随叫随到，手机必须“永远保持开机”状态。即使是凌晨两三点，只要有孕妇临产，单位打来的电话铃声一响起，就要从家里迅速赶到医院。她渐渐感觉到，这种工作时间的不确定性，非常影响助产士的工作体验。于是，那时才初入产房的顾春怡，就申请了复旦大学护理科研基金，开展关于“助产士在弹性工作制下工作体验”的现象学研究。

在这一课题研究的基础上，顾春怡写下了调研报告《导乐助产士在弹性工作制下的工作体验》，向产房助产士长反映了当前助产士弹性工作制下出现的有关问题，并建议“通过人性化模式更好地实施并完善弹性工作制”。之后，24 小时的弹性工作制逐步调整为 12 小时固定制，解决了助产士工作状态不确定的问题，更好地改善了助产士的工作体验。

2007 年，顾春怡获得红房子医院“王淑贞基金”资助，前往瑞典隆德大学及附属医院进修学习 4 个月。期间她认识了隆德大学副校长兼健康学院的院长英格利尔·哈尔伯格（Ingalill R. Hallberg）教授以及 *Midwifery* 杂志主编安·汤姆森（Ann M. Thomson）教授。这次出国深造使她深刻意识到国内产科及助产士职业发展的滞后。

在瑞典进修期间，她了解到瑞典的助产专业是一个独立的专业，并且已经建立了完整的高学历专业教育体系。学生需要完成 3 年护理本科教育，并成为注册护士后，继续申请完成一年半的助产专业教育，才能获得助产士学位文凭。不仅如此，助产士还可以选择继续申请攻读硕士、博士学位，其研究领域

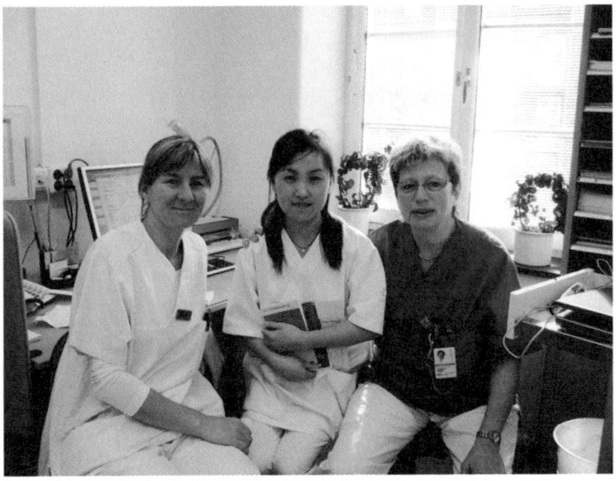

2007 年顾春怡（中）在瑞典隆德大学医院进修学习

涵盖妊娠、分娩、产后护理、母乳喂养、妇科保健、性健康及避孕等等方面。然而我国大学高校护理专业，还没有助产方向的硕士和博士教育，对于助产士作用的认知，大多也仅仅停留在产房这一块小小的区域。

临床工作、课题研究与出国交流的经历，使顾春怡越来越觉得自己专业知识不足以支撑她的工作和进一步研究探索。在研究关于助产士工作制的课题时，顾春怡遇到不理解的问题便会去查资料，但她发现这是很片面的学习，很难形成系统化的知识。在瑞典进修过程中，她也时常阅读到不少国际知名期刊上发表的论文，学术深造的念头总会时不时出现在脑海里。

对自己专业知识不满足的念头使得顾春怡在毕业 8 年后决定重返校园，报考全国公共卫生硕士，2014 年，她如愿成为了复旦大学公共卫生学院钱序教授的学生，主攻生殖保健和妇幼健康研究方向。“其实，每一次的学习都会帮助我去推动我们的临床工作。”她认为，在积累助产工作经验的基础上，通过专业理论和方法知识的学习，能够不断拓宽工作思路。

现在，在负责护理部临床业务管理工作以外，顾春怡还是红房子医院高级实践助产专科带头人、复旦大学护理学硕士生导师、复旦大学克卿书院导师。临床护理、教学和科研在她的生活里，是一个相辅相成的整体。

二、“助产士，和妇女在一起”

顾春怡是这样理解自己的工作的：助产士的英文是 midwife，它的内涵其实是 being with women，即“和妇女在一起”。她认为，一名优秀的助产士，应该是一个非常好的陪伴者。

直到现在，她仍然对许多年前的一次惊险的助产经历记忆犹新。那天，分娩室有多个顺产的产妇，助产士人手不足。本来是在产房手术室岗位的顾春怡，主动跑到产床前，穿好接生衣，准备帮助一位即将分娩的产妇接生，不断安抚她的情绪。但是，惊险的一幕发生了：在胎儿胎头娩出后，胎儿肩膀却嵌顿在产道内怎么也出不来。

一般来说，胎头娩出后，胎儿的前肩和后肩能够相继自然娩出，但现在胎儿嵌顿在产道内，不得不需要外力帮助。顾春怡心里一急：碰到“肩难产”了。肩难产是一种难以准确预测的高危产科急症，一旦发生，如果贻误时机或处理不当，肩膀一直不能娩出，时间一长对胎儿会有极大的危险。

顾春怡当场判断：这可能是由于产妇的胎儿过大引起的。于是她让产妇把双腿尽量屈曲贴近腹部且双手抱膝，以增大骨盆空间，同时大声呼唤同事，让同事在产妇耻骨上加压，她自己则迅速用“助产士手”伸入产道协助胎肩娩出。

终于，在她与同事、产妇的共同努力配合之下，胎儿成功娩出，母女平安。果然，宝宝重达八斤七两，是个巨大儿（新生儿出生体重超过 4 000 克者，称为“巨大儿”），容易造成肩难产。刚刚脱离母体的宝宝需要建立呼吸，“给她弹了弹足底，然后她就哭了。”即使双手因为过度用力和高度紧张还在不停地颤抖，顾春怡心里却终于松了一口气。“我就觉得宝宝好重，沉甸甸的。”她带着笑说道。

不仅仅是生产过程，眼界逐渐开阔的顾春怡开始寻求将助产士的陪伴应用到更大的范围中去。“我们可以根据产妇的需求将工作范围再拓展一些，走出产房，拓展至孕期、延伸至产后，为孕产妇们提供生育全程的连续性助产服务。”在瑞典进修回来之后，顾春怡便开始思考医院当前的助产士工作模式该如何改革，如何让孕妇在产房之外有着更好的体验。于是，从 2010 年开始，顾春怡带领助产士专科团队，通过课题形式探索研究助产服务模式，于 2012 年正式在红房子医院开设助产士产前门诊，作为医院的常规服务。

助产士产前门诊帮助孕妈妈们从孕期开始就和助产士们交流沟通，建立良好融洽的关系，利于在产房生产过程中与助产士之间的配合。在交流过程中，助产士们会根据孕妈妈们的需求，制定合适的分娩计划，让她们提前了解生育过程，选择分娩方式，帮助孕妈妈们逐渐树立自然分娩的信心，并提供产后延续随访，时刻关注孕妈妈们的心理状况，提高孕产妇的分娩体验。

与此同时，顾春怡也时刻在工作过程中注重主动与产妇们进行交流。在国外助产界，担任“导乐（doula）陪伴分娩”的助产人员需要自身有过生育经历和接生经验，这是出于让助产士能够设身处地地了解产妇的状况，从而更好地陪伴产妇顺利分娩。顾春怡自己也是两个孩子的妈妈，有过两次生育经历。“这让我和其他孕产妈妈们在一起交流的时候更加无缝隙、无障碍。”

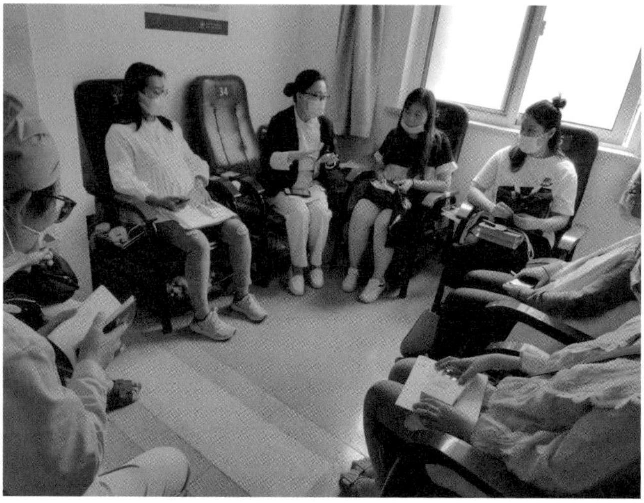

2020 年　新冠疫情期间顾春怡（中）与来院产检的孕妈妈们座谈分享

她很注重与孕妈妈们的沟通解释，整个过程中都会给予及时的告知反馈。在助产士门诊，很多孕妇会主动要加顾春怡的微信。顾春怡还在妇科病房工作时，一位患者还笑着告诉顾春怡，说看着她微笑走来心里就踏实高兴。

“我们会毫无保留地去分享。”顾春怡将自己作为助产士的工作经验以及作为母亲的生育经验和孕妈妈们在助产士门诊、孕妇学校里分享，有时还会去门诊、病房找几位妈妈，听听她们的想法，了解她们对助产士服务的看法和感受。

“我认为，助产士和‘妈妈们’之间应当是一种伙伴关系。”顾春怡和孕妈妈们以朋友般的关系进行沟通，站在对方的角度思考，这使得双方建立起了牢固的信任。

三、疫情，前进不停

作为一名母亲和一名党员助产士，在国家需要之际，她也坚定地履行着自己作为党员的责任。2008 年，顾春怡就曾与红房子医院和华山医院的医护人员组成医疗队，前往汶川地震灾区救灾。2020 年春节，新冠疫情暴发，顾春怡也站在抗疫一线，展现着医务青年的担当和风采。

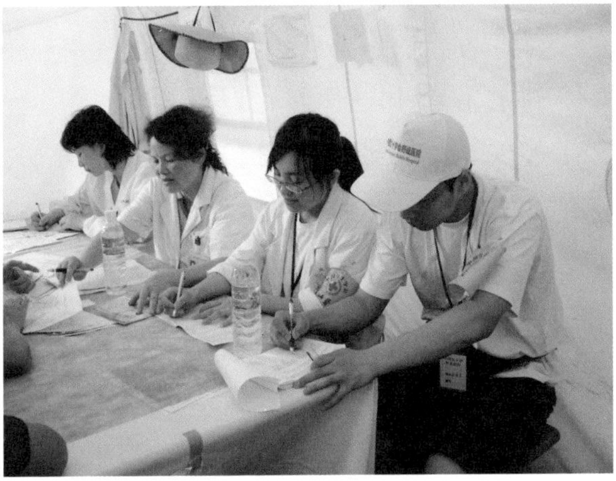

2008 年　顾春怡（右二）在都江堰中德红十字野战医院参加抗震救灾工作

2020 年疫情期间，各地医院都拉响警报，那时红房子医院也处于非常艰难的时期，门诊各项工作、妇科住院手术都按下了暂停键。顾春怡是护理第一党支部书记，面对疫情的严峻形势和未来态势的不确定性，她和支部全体党员开展了一系列工作，在疫情防控和孕产妇分娩之间寻找平衡，确保孕产妇能够正常安全分娩，母婴平安。

顾春怡在疫情期间带领团队对全体护士、护理实习生、住院患者和陪护家属等人员进行严格排摸，开展人员信息排查和跟踪观察，做好新冠疫情的常态防控。她还组织团队开展了大量关于疫情防控相关的培训考核，录制防疫视频供全院护士学习。比如，核酸采样操作流程、穿脱隔离衣和手卫生等操作视频。即使工作量大大增加，顾春怡却没有丝毫懈怠：“我们会紧盯着手机，防止错过任何紧急通知的下达。”

原有的孕妇产检就诊和住院分娩流程不利于疫情防控管理，需要根据防控要求进行临时调整。助产士线下门诊转成线上形式，顾春怡带领助产士团队为孕妈妈们提供线上免费咨询服务，及时解答孕妈妈们的疑惑。原本的产科普通病区在 48 小时内改建成了产科分娩一体化管理隔离病区，用来收治发热或返沪不足 14 天的孕产妇。由于疫情原因，孕妇家属不允许进入病房。为了缓解孕妇们的焦虑恐惧情绪，顾春怡带领团队开展了无陪护下的温馨产科护理服务，在孕妇住院期间，像家属般陪伴着孕妈妈们。同时产科护士们也会通过微信与产妇家属进行零距离沟通，把产妇和宝宝的照片及时发给屏幕另一端的家属们。

顾春怡还记得一位来自安徽合肥的孕妇。2020 年 2 月份，这位孕妇已经接近临产，产检时却发现可能存在胎死宫内的风险，当地医院没有新生儿救治条件，建议至上级医院进一步治疗。于是，孕妇在家人的陪伴下到达南京某医院，却仍被拒绝，最终只好辗转至红房子医院。时间紧急，医院立即安排各项检查帮助孕妇生产，并进行剖宫产术。起初，胎儿娩出后生命体征稳定，全场医护人员都松了一口气，孕妇也露出了久违的笑容。但没有料到的是，在半小时后新生儿突然面色苍白、呼吸加快，情况十分危急。经过医院产儿科医护团队的奋力抢救，宝宝的面色逐渐转红，呼吸趋于平稳，情况恢复了正常。

顾春怡带领的护理团队在积极配合抢救的同时，不断安慰产妇和家属，告诉他们新生儿救治的进展。新生儿处于新生儿监护病房（NICU）观察期间，与妈妈是分开的，顾春怡和护理团队还去 NICU 拍下宝宝照片发给产妇和家属们，并指导产妇如何正确挤奶，帮助她在母婴分离期间坚持及时排空乳房，保持泌乳状态。产妇出院后，顾春怡还把这位新妈妈拉入红房子医院的抗疫妈妈微信群，让她能够及时获取医护人员以及其他同伴妈妈的支持和经验分享。

无论在任何情况下，顾春怡都坚定而出色地完成了自己的工作。早在 2011 年，她就由于汶川救灾的表现与卓越的临床工作和科研成绩获得了复旦大学

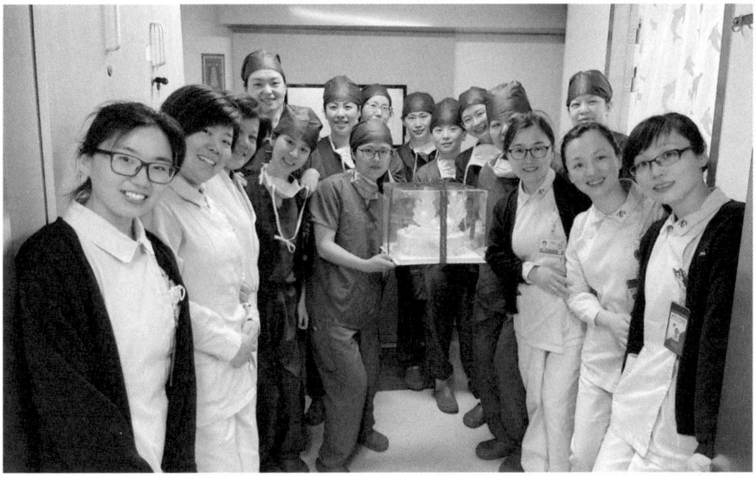

2021年顾春怡（右三）在每年5月5日国际助产士日和产房助产士们共庆助产士节

“十大医务青年”称号，但她从未因此而停下脚步。

她说：“作为助产士，要练好自己的本事，尽己所能为孕产妇和其家庭提供他们所需要的支持和帮助。这意味着我们要学习的东西有很多，如果将眼界固化不去思辨的话，那么就很有可能永远局限在小小的‘思维定式’范围里。”即使身在疫情之中，她的工作与学习，仍然在路上。

复旦青年记者　李一钒　主笔

复旦青年记者　蒋畅语　编辑

潘圣沂　徐闾闾　唐一丹　校稿

顾春怡

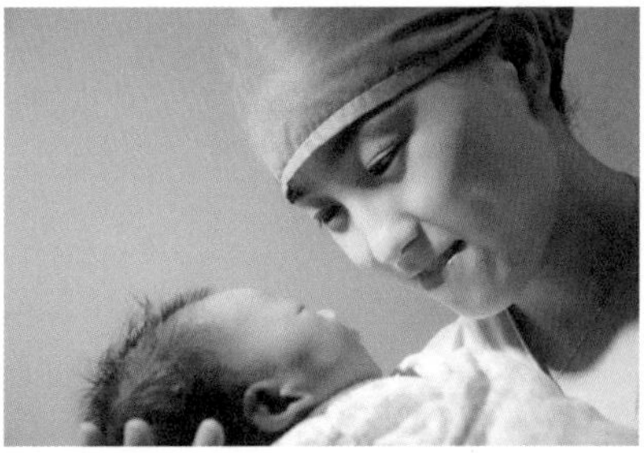

顾春怡　副主任护师、硕士生导师、复旦大学附属妇产科医院护理部副主任、护理第一党支部书记、中华护理学会助产专科临床教学基地负责人。研究方向：助产、生殖保健与妇幼健康、护理管理。担任中华护理学会产科专委会青年委员组长、上海市护理学会产科专委会副主任委员、中国优生优育协会护理学专委会常务委员、上海市医院协会护理管理专委会委员等学术兼职。2015年入选上海市首批青年护理人才培养计划。主持国家自然科学基金青年项目、上海市卫健委、上海市护理学会、复旦大学等资助的多项科研课题。近年来以第一或通讯作者发表国内外核心期刊论文40余篇。曾获中华护理科技奖一等奖（第二完成人）、上海市卫健委优质护理示范项目（第一完成人）、上海市护理工作改进成果奖（第一完成人）、上海市优秀青年护理人才、复旦大学校长奖、复旦大学“十大医务青年”等多个荣誉奖项。

张　军：专业为本，星火相承

相信大家未来会成
为一名临床科学家！
张军

古语有言："医，仁术也。仁人君子，必笃于情。"而行至今日，医者拥有了更为复杂的社会角色。一名优秀的医生，既要在科研道路上对病理世界不断求索，又要扎根临床对每位病人怀抱赤诚之心，还要有师者担当，将大医精诚代代相传。兼顾各个身份和工作的医者人生是忙碌而充实的，这是社会赋予医生的责任使然，也是成为医者的初心所驱。而本次"十大医务青年"的评选中，就有这样一位青年医者进入了我们的视野。"做好专业之事"是他的金字招牌，"延续医学之火"是他的人生信条，凭借智慧与勤勉实现了科研工作、临床工作、教学和青年工作四手抓，他就是张军。

张军，现在就职于复旦大学附属华山医院，是虹桥院区放射科的负责人。80后的他不仅是一名医生，还是一位博士生导师，日常带领着自己的科研团队潜心科研，在影像学诊断上有不少新突破，还兼任着华山医院团委书记、复旦大学团委副书记和上海市卫健委团委副书记。作为新一代青年医务工作者中的骨干，张军对自己的角色定位有着深刻领悟。一方面，他始终以医者的最高标准严格要求自己，不仅带领团队牢牢扎根临床、深入科研，以实际行动践行对病人的医者使命。另一方面，张军认为“医学人才的培养是一个传承的过程”，他有感于前辈与导师的教诲，通过积极参与青年工作，身体力行为下一代医务青年人才的培养搭建成长舞台。

将张军的医务人生加以提炼，最核心、最闪耀的两个关键词是“专业”与“传承”。下面就让我们走近张军，从这一出色的医者的身上体会平凡又不平凡的医者力量，聆听新一代医务青年发出的时代之音。

一、专业：成为一名“临床科学家”

临床与科研是张军工作的两大重要组成部分。在他身上，始终兼具双重身份：他是华山医院虹桥院区的放射科负责人，也是科室创新团队的核心成员。对他而言，临床和科研总是密不可分的。

张军指出，20 世纪 80 年代以后，影像学迎来了发展的高峰，对疾病诊断的准确性大幅提高，强调“早发现、早诊断，为早治疗提供客观依据”。张军的主攻方向是中枢神经，对与大脑相关的重大疾病最为熟悉。他谈到自己 2008 年开始研究脑卒中时，国内对这类病证的了解还非常欠缺。当时人们通过“120”来进行呼救接送的意识不强，由于运送距离远或发现时间晚，病人会面临血管长时间堵塞的风险。处理这类病证，影像学诊断评估是一大重要手段。它不仅能判断血管是否堵塞、何时能够打通，还能判断其中是否还有存活的脑组织。对此，张军经验丰富，他提到：“第一是要抢时间，在更短时间内进行影像学的早检查，更短时间内获取更多关于大脑的信息，发展了 4D 血管成像，可以随着时间变化观察大脑里血流变化情况。如果有血流存在就存活，反之则坏死；如果有堵塞但又有存活细胞，则可以打通，否则会出现死亡细胞部位血管破裂导致的致死性出血。”这一项主要用于脑血管急救工作的研究成果从 2008 年发展至 2013 年，得到了充分的完善与广泛的应用，最终在 2014 年获得了上海市科技进步一等奖，2015 年获得国家科技进步二等奖。

尽管已经取得了丰硕成果，张军团队从未停止在科研上前进的步伐。他谈到，过去的研究主要是针对 CT 手段。近几年，他们则逐渐向磁共振成像的研究方向发展。相比其他方法，磁共振成像扫描可以看到更多信息，但也存在成像时间长的缺点。因此，他们认为目前突破点在于缩短时间。对此，他们也不断地进行着尝试和探索：如何通过磁共振扫描来判断血栓的成分？在通过溶解的方法去除血栓之外，如何在使用机械方法处理时判断血栓的软硬程度？他们发现，较软的血栓在取出时会遗漏残渣，引发负面效应，硬的血栓则更难取出。对此，就要通过磁共振成像分析血管斑块的成分。此外，张军格外关注医学技术的“跨界融合”，并作出构想：结合近两年人工智能技术的发展，原先经验诊断的方法若能由机器学习的方式来进行取代，将更高效地完成诊断工作。

科研的成果必然需要用于临床，才能真正发挥其价值。在人们的印象中，放射科平日往往承担辅助检查的工作。但对张军而言，影像学在医疗中始终是重要且富有意义的。疫情期间，张军所在的放射科主要负责肺 CT 筛查，工作人员中除了负责诊断的医生外，还有精于使用专业设备的技师。他回忆道，疫情暴发初期，团队内的一名医师被选派前往武汉的抗疫第一线，为当地的市民进行 CT 筛查诊断。团队协调各方力量，在武汉前线与上海间搭建起云传输网络。武汉当地拍摄的片子只需轻轻一点便能共享给远在上海的医生团队进行同步诊断，从而更精确地判断病证是否为新冠病毒引起的肺炎。这一高效的影像诊断方法引起了国家的注意，被写入卫健委《更新的新冠诊断指南》中，为全国范围打好抗疫保卫战提供了指引。张军指出，在疫情前期，核酸检测的敏感性很低，准确率不足，且效率低下，需要几天才能完

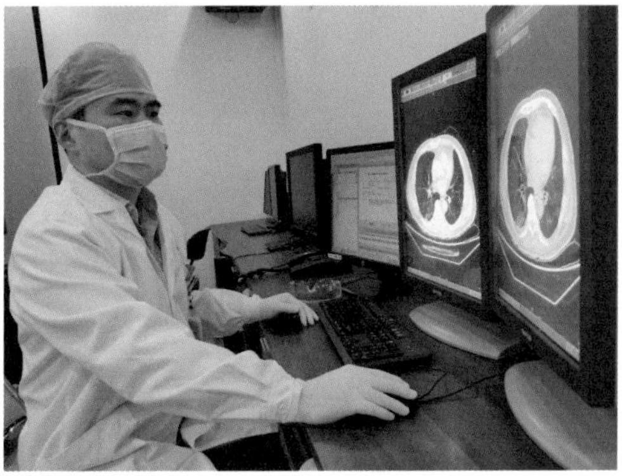

张军在抗新冠肺炎期间带领青年突击队开展新冠肺炎 CT 筛查，正在确诊疑似病例

成，更多时候的诊断都需要依靠 CT 扫描来发现具有特征性的病灶。作为一种体外无创的检查手段，CT 扫描在疫情前期发挥了不可替代的作用，无论是在筛查、确诊环节，还是在康复、复查时，它都是一个重要手段。

对于临床与科研的关系，张军指出："医生应当成为'临床科学家'。做科研的问题来自临床，需要从病人的实际问题出发，围绕当下临床解决不了的问题、以患者为中心开展工作，还要用交叉学科的视角来解决从前解决不了的问题。如人工智能、基因技术的引入。"

此外，临床比科研更需要与"人"的相处。"临床科学家"不仅要有理性的思维和过硬的专业本领，也需要有与患者沟通交流的能力。对于医患关系可能存在的冲突，张军的看法是：患者认为自己生病，是需要被照顾的弱势群体，而将希望寄托于专业的医生，期待任何病症都能痊愈。从医生的角度来看，当然也希望能够消除一切疾病，但医学终究存在缺陷，不可能解决一切问题。这就导致医患之间存在天然的矛盾。"虽然我们在一条战线上共同与病魔作斗争，但在这种关系之中患者依赖性更强，有些病人被治好了会一直感恩，但有些患者获得的结局并不让人满意，加上医院环境嘈杂、心情焦虑，沟通时如果不注意语气和态度，就会让患者产生偏激的想法，甚至发生伤害医生的行为。"

张军说，刚刚参加工作时，他曾遇到一位说方言的患者，由于他是外地人，在沟通时没听懂对方的话，导致患者误解了他的态度。当时的他固然觉得有些委屈，但这也让他领悟到建立与患者有效沟通的重要性。现在的他作为一位有多年行医经验的医者，已经对如何与各种不同类型的患者沟通有了自己独有的心得体会。"总的来说，还是沟通的问题。"张军在培训年轻医生时，也总会强调沟通对医生的重要性。但他同时也坦言，目前受限于国家医疗资源供需相对不匹配的现状，有限的接诊时间内要面对大量的患者，平衡沟通的质量与诊疗的速率是对医生的挑战，因而张军也希望能持续壮大医务工作者的队伍，扩大优质医疗资源的供给，从而调整建立更为良性的医患关系，让每一位患者和医生都能得到充分、有效、平等的沟通。

二、传承：延续医务青年的星火

医疗人才的培养是一个漫长且不断积累的过程。

谈及自己的求学之路以及培养新一代医务青年的工作，张军频繁地提到的一个词是“传承”。他与每一位杰出的医务人员一样，从艰苦学习的学生时代走来，仍然从未停止学习的过程。在“医生”的身份之外，他也是博士生导师与华山医院的团委书记：身为教师，他在知识、技能方面教育着一届届青年学生；身为团委负责人，他也从思想、精神方面引领着一批批青年人。

回忆自己是为何选择学医的，张军表示：“没有考虑太多。”1998 年，张军参加高考，由于许多亲人在医院工作，他对医院环境十分熟悉，也对医学专业抱有好感，于是没有太多犹豫便选择了这一专业。而在复旦大学上海医学院求学期间，他又一步步加深了对自身所选择道路的认识。他谈到，当时上医积极支援其他学校的创立、教学，展现出医学专业所必需的奉献精神，对于医学的发展和传承起了重要作用。

进入华山医院工作后，张军也曾多次赴海外深造。如 2014 年赴英国伯明翰大学附属医院学习神经影像，2018 年赴美国哈佛大学医学院麻省总院交流培训等。他认为，国内外医疗制度存在差别，但在新的医疗技术和设备、先进的临床试验等方面，也存在可以吸收学习的优势。作为医务工作者，始终要与时俱进，不断学习。

如今，在完善自身之外，张军也承担着培养青年人的工作。对于自己在华山医院团委的工作，张军颇有心得：“共青团最重要的工作就是人才的培养。医务青年有继续学习、深造的需求，年轻医生如何成长为优秀人才，也是党委、团委关心的问题。医学人才成长周期较长，需要我们提供平台，慢慢培养。”为此，华山医院建立了华山青年人才库，开展“青年成才导师计划”，通过聘任各学科领域副高职称以上的中青年专家作为导师，为低年资医护青年“指点迷津”，以榜样的力量引导青年们树立正确观念，以过来人的职业经验为青年们的从医生涯规划引航，助力华山青年扣好从医路上的第一粒纽扣。“从‘青才班’毕业的学员，现在大多都成了科室里的骨干力量和党工团组织的中坚力量。”

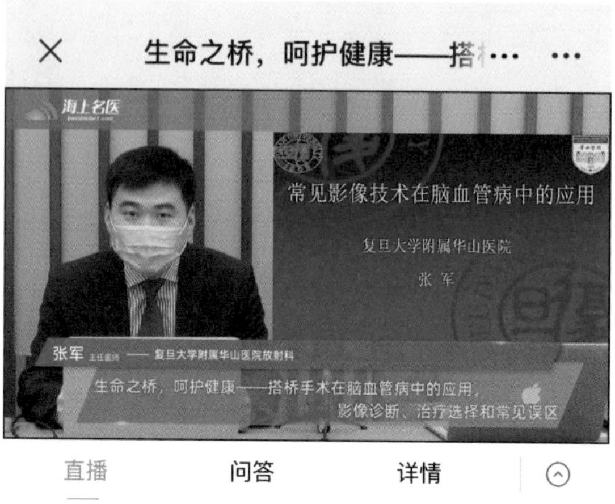

疫情期间，张军通过海上名医大讲堂视频直播向大众宣传脑血管病知识

此外，张军组织下的院团委还积极开展名医大家坐镇的大师论坛、团支部自发组织的跨学科青年沙龙等学术活动的“集中轰炸”，讲求“学术为魂、临床为本”的“青年临床技能大赛”，响应“健康中国”国家战略、鼓励青年肩负起更多社会担当的“青年医学科普能力大赛”等。他说：“青年可以按照自己感兴趣的学科开展学术论坛，也会做大型主题论坛，邀请有名的医学大师来进行分享，实现思想引领和科研分享。”形式多样的培养方式，全方位地提升了医学青年的学习能力、学术能力、临床技能、科普能力和医创能力，已经形成了独特的“育才品牌”。

医者，有学术能力、专业技能，也有怀抱全社会的大爱仁心。在张军的带领下，华山医院团委致力于搭建“青年心公益”平台，引导和鼓励医务青年肩负起医者使命和社会担当，让团支部、青年团员可以充分探索、利用医院现有的品牌和资源，创立志愿服务新形式，提升志愿服务内涵。近年来，在志愿服务的过程中，不断思考、摸索、沉淀和创新，逐步打造了一批公益服务品牌，包括华山医院亲子健康集市、上海青年医务人员援滇行动“走进大山”之“彩云计划”项目、“金山张堰公益行”项目、无偿献血志愿服务项目等。

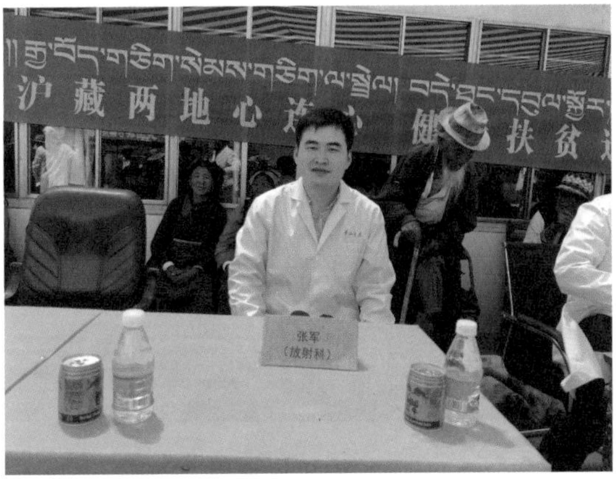

“沪藏两地心连心，健康扶贫送基层”，张军在西藏定日县长所乡送医下乡义诊

早在 2013 年，张军就作为援滇医疗队的一名队员，亲身参与志愿服务，对口支援云南腾冲。他说：“因为那里的病人需要我们，我就来了。”医疗队的到来使得腾冲县的老百姓能够第一时间发现疾病，享受与上海三级医院同质化的诊断服务。更为重要的是，张军及其团队希望不仅在有限的援助期限内帮助当地百姓，更要为他们带来长期的、可持续的益处。为此，援滇医生们不仅仅给当地送去了技术，还进行了带教帮扶，为当地医院培养了技术人才。张军回忆起刚到腾冲县人民医院的时候，那里刚刚引进一台核磁共振机器，但是当地的医务人员并不会使用。作为放射科经验丰富的专家，他耐心地从头开始细致教学，早上制定读片制度，遇到病情较为复杂的患者，就和他们一起会诊。就这样，张军为腾冲县人民医院培养了一批放射科医生。亲身参与对口支援的经历，也为张军组织院团志愿服务工作、培养青年医务人员积极投身公益事业提供了宝贵的经验。

医者始终在充实自身，也引领着后人。在张军的身上，我们看到医务青年之间薪火相传的过程。

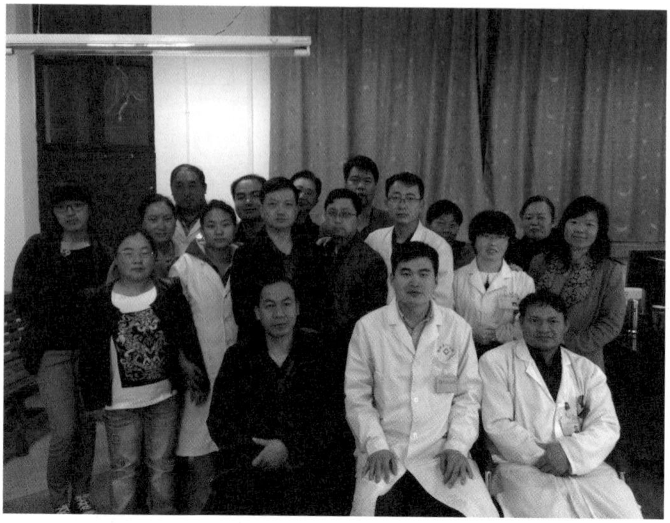

张军在云南腾冲支边时，和县人民医院放射科全体医生合影

三、 寄望：紧随时代创新，不忘医学初心

谈到对新生一代医学青年的期望，张军首先提到的便是“信念”二字，“医学本身就是一个复杂且需要花费大量精力去学习的学科，既然已经选择了医学，就要心怀坚定的信念，沉下心去思考、探索、钻研和实践，要做好吃苦的准备，有志于成为一名合格的医生。”

此外，他还建议青年应对自己有准确且清晰的定位和发展规划，“要认清自己的位置和角色，不能好高骛远，时常审视自己，以自身条件为基础合理规划生涯，利用好上海医学院优越的平台资源。”

除了这些微观层面的方法论，张军还将视野放在了宏观的时代环境层面，指出新一代医务青年应当将与时俱进的创新思维融入学习和社会实践之中，“跟上时代的节拍，积极学习和应用先进的医学研究理念，在学习与继承医学知识的基础上创新发展，在正确方向的前提下敢于质疑，有破有立。”他回忆起2018 年在哈佛麻省总院（MGH）的短期交换培训中每星期关于脑切片的学术讨论。该研讨会涉及包括神经内科、神经外科及神经影像等领域在内的众多专家学者和医疗培训人员，他们会根据病史的流程，基于文字图像信息进行讨论和病理判断，在得出推测结果之后就直接进入病理实验室现场观察相关病人尸体的脑组织，“对病人整个大脑进行现场解剖，一层层切出来，观测其不同的病变形态，并与之前看到的影像学表现一一对照。这种视觉现实的冲击感和在国内仅仅通过文字和图片开展观察学习的感觉是完全不一样的，因为在国内的这种方法下很多讨论并不太明晰。这其实也启发着当下国内医学学习所需要的创新点。”

“其实最重要的还是秉承医学的精神与初心”，张军最后提起每年医学生入学的首句宣誓词：“健康所系，性命相托。”医生这一职业简单来说就是用仁心和医术守护人民的平安健康，为患者去其疾、赠其光。当张军获评复旦大学“十大医务青年”的荣誉之时，他首先想到的是“肩上的责任更重了”，“我认为自己更需要坚守初心，发挥模范带头作用，思考如何更加积极有效地传承医学精神，如何更接地气地激励后来的青年们，期望这种精神能一直存在于他们前进的脚步中。”作为新一代医学青年，尽管面临着变动的时代和环境，但学医的初心应坚若磐石、始终不变，“我决心竭尽全力除人类之疾痛，助健康之完美，维护医术的圣洁和荣誉。救死扶伤，不辞艰辛，执着追求，为祖国医药卫生事业的发展和人类身心健康奋斗终生。”

这是每个上海医学院新生刚刚踏入医学院大门时所宣之誓，或许也正是张军所期望贯穿落实在一代代医学青年身上的崇高医务精神。

欧阳文昕　钟沁蕊　刘淇枋　采访、撰稿

潘圣沂　徐訚訚　唐一丹　校稿

张　军

张　军　主任医师、博士生导师、复旦大学附属华山医院团委书记、虹桥院区放射科负责人，兼任复旦大学团委副书记、上海市卫健委团委副书记、中国医学装备协会磁共振专委会人工智能学组副组长、上海市医学会脑卒中分会缺血性卒中规范化诊治学组副组长、脑卒中青委会副主委。入选教育部青年“长江学者”、上海市曙光学者、上海市卫生系统“优秀学科带头人”、上海市“青拔”“启明星”“新优青”“银蛇奖”、上海市青年五四奖章、全国优秀团干。主持国家级、省部级等课题10余项，以第一/通讯作者（含共同）身份发表论文30余篇，其中SCI 26篇（*Nature BME*，*Biomaterials*），最高影响因子18.952，曾获欧洲放射学会“Jo Li奖”，以主要完成人获国家科学技术进步二等奖、上海市科技进步一等奖、教育部科技进步一等奖。

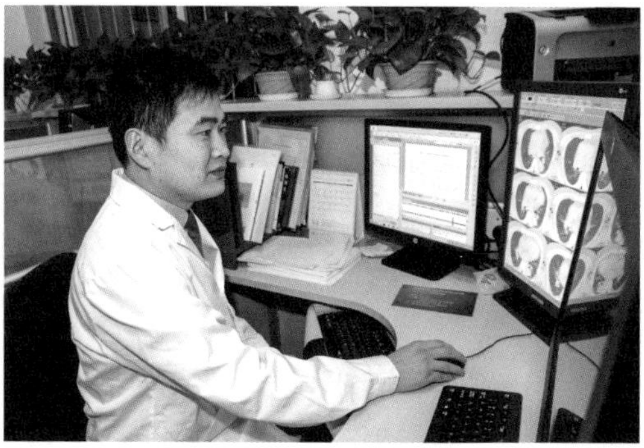

王　凌：工作是“同呼吸一样的存在”

仁心为怀，想患者之所想
勤勉做梯，攀医学之高峰
王凌

年少时的王凌对于医生这一职业无限憧憬，像古时淳朴的中医大夫一般，一草庐、一支笔、一药方为乡亲解除疾苦，过着一种充实且悠闲的生活。从一名医学生成长为复旦大学附属妇产科医院的医生，王凌深刻地体会到，这是个一直在爬坡的过程。但她享受这个过程，忙并快乐着。一年 365 天里，王凌几乎每日清晨睁开眼睛就开始准备工作，一直忙碌到晚上“眼皮打架”。于她而言，工作已经成为“同呼吸一样的存在”。她自由而独立，像春风化雨般，是患者坚强的后盾，愿“以我的专业助您更完美”。

一、爬坡途中，感恩有您

出生于非医学世家，王凌对于“杏林美谈”的想象感性而美好。年少时，她曾向往民间大夫悬壶济世的生活，那些淳朴的医者能用几副草药解除乡亲的疾苦。王凌认为，医者总能通过帮助到许多身边的人，以实现自己的人生价值。

怀抱着“不为良相，则为良医”的信念，王凌踏入了医学之门。1994 年，她考入华中科技大学同济医学院学习临床医学，硕士阶段则选择了妇产科方向。她认为“女性是半边天，我们女性，更应该为女同胞的健康做一点事情”。王凌在本科时期接触到的主要是西医，但是出于对中国传统文化的喜爱，怀着对中医的好奇与憧憬，她走上了中西医结合的研究之路。硕士毕业时，王凌面临着就业还是继续深造的选择。“我喜欢中西医结合，那就要跟着全国中西医结合妇产科权威走。”在这个想法的驱使下，王凌来到复旦大学上海医学院攻读博士学位。

博士生导师李大金是王凌的引路人。李教授是我国著名的生殖免疫学家和杰出的医学科学家。他严谨的治学态度和执着的科学精神，深深影响着王凌。在王凌的印象中，李老师是个工作狂，可以说是痴迷于科学研究，有时候深夜在实验室也能见到李老师的身影。李老师严于律己，对学生的期望也非常高，鼓励学生创新，将临床与科研紧密结合。他一直告诫学生：“做医生，也要做科学家，研究生命科学，才能从解决一个人的问题走向解决一群人乃至全人类的健康问题；而做了科学家以后，不要忘记自己依然是医生，要从实验室里走出来，切切实实地用自己研究所得，为广大患者服务。”博士在读期间，王凌成绩优异，获得复旦大学研究生奖学金一等奖和东方奖学金。因为表现突出，王凌博士毕业后即留院工作。

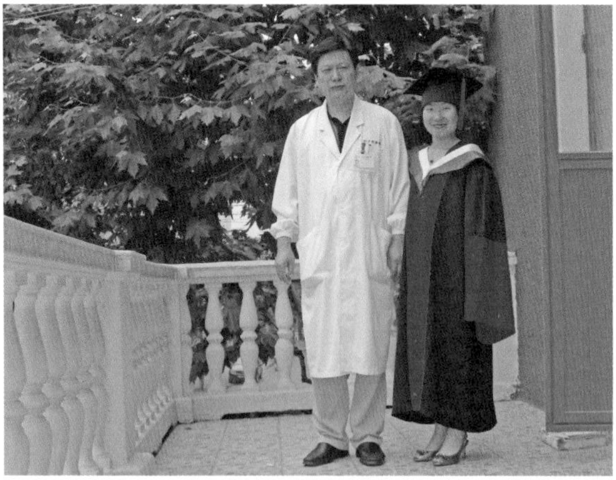

王凌与恩师李大金教授合影于肇周路 413 号妇产科研究所

成长为专业、有经验的医生并不是一个简单的过程，尤其是从临床医学延伸到中西医结合妇产科。幸运的是，李大金老师不仅在科研上给予王凌全力支持，而且带领她走入中西医结合研究领域，将她引荐给自己的博士生导师李超荆教授。当时这位全国著名的中西医结合泰斗已逾八十岁，即使耄耋之年，老先生的门诊常常是从早上一直忙到下午，在王凌的印象中，老先生几乎从不喝水，也不去上厕所。王凌非常珍惜这样宝贵的机会，除了平时的临床跟诊，遇到不明白的问题就当面请教。李教授也为有这样一位聪慧的学生而骄傲，将自己的仁心仁术倾囊相授。“你永远感觉不到她身上有什么焦虑、紧张。她永远像春风一样，我只要坐在她旁边，我就觉得即便窗外狂风暴雨，有她的地方永远春意盎然。”王凌感慨道。她还清楚地记得，当自己因为烦恼而抹眼泪时，李超荆如同一位和蔼可亲的老奶奶，微笑着劝慰道：“玉不琢不成器，成长的道路上免不了磕磕碰碰。咱们要心情好，身体好，坚持下去，你会发现没有过不去的坎。”很多年过去了，回想起李超荆教授温暖的身影，王凌仍泣不成声：“那段日子，我毕生难忘。”与导师们相处的时光不仅照亮了她科学研究道路的方向，更对她的人生产生了不可磨灭的影响：“他们刻苦钻研的精神、严谨的治学态度、实事求是的作风及对病人的真切关心，使我受益匪浅。”

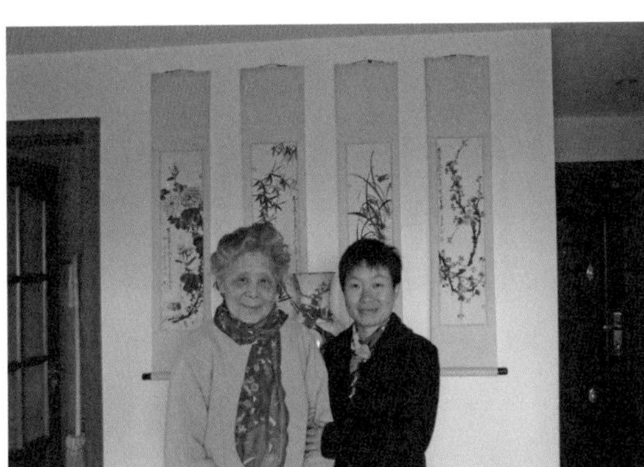

王凌与李超荆教授合影

在繁重的临床工作之余，王凌始终要求自己在科研上同步。将临床与基础研究相结合，这其实对医生的要求是非常苛刻的，所以工作后的王凌也不曾松懈过。功夫不负有心人，王凌于2008年申请到日本学术振兴会海外博士后研究员奖学金，随即赴日本东京医科齿科大学，进入高柳广团队从事博士后的研究工作。高柳广教授是日本年度科技贡献人物的获得者，他的团队在世界生命科学领域三大顶级期刊 *Cell*、 *Nature* 和 *Science*（简称CNS）上发表过诸多成果。能够在高柳广教授的指导下工作，王凌非常珍惜这样的机会。身边都是高手，她也感受到科研上的压力。在日本做博士后期间，王凌不分昼夜地学习与工作，常常是早上起来洗把脸，就匆匆赶到实验室，饿了就用面包草草果腹。除了睡觉的时间，几乎所有的时间都在实验室或图书馆度过。熬夜是家常便饭，经常工作到凌晨，甚至是通宵工作。“蜕变的过程是很痛苦的。经常觉得眼前黑暗一片，找不到方向。有的时候又是峰回路转，柳暗花明。”科学研究中常常会遇到困境，王凌一一想办法克服。两年的时间很快就过去了，原定的学习计划已完成。这两年里王凌无论是在科研思维，还是动手能力上都获到了极大地提升。

为了能够尽快学以致用，她选择回国，回到复旦大学附属妇产科医院工作。这里是她成长的家园，这里有她的恩师们，有她的理想。在复旦大学附属妇产科医院工作，王凌感受到一种平等自由与团结合作的学术氛围。每个课题组就像拿着锄头挖宝藏的勘探者，专注于自己的主攻方向，也会不遗余力地共同探索。“我觉得复旦人诠释了我们自古以来崇尚的‘无用之用’。我们不是为了某种目的去干什么，而是为了做一个大大的‘人’。”

对于复旦大学乃至红房子医院提供的一方净土，王凌的内心充满了感激之情。怀揣这份情感，她也致力于将复旦自由而独立的学术氛围传递给年轻的下一代。2012年，王凌被评为复旦大学硕士生导师。晋升为导师的王凌，深感肩上的重担，在教学工作中兢兢业业，其所在团队获得复旦大学十佳“三好”研究生导学团队。2018年，王凌被评为复旦大学博士生导师，同年获复旦大学“一健康基金”优秀教师二等奖。作为一名导师，王凌尊重学生的选择，给予学生充分的自由。在关注学生学术发展的同时，鼓励他们进行国内外学术交流，培养其国际化视野；鼓励他们开展公众健康教育，培养他们的社会责任感。当学生们对面临的问题感到忧虑时，她常常对他们讲："提前规划，尽自己努力做好眼前的事情，别的不需要考虑太多。"她期待且努力使自己成为与学生并肩作战的战友，或是经验略微多一点的过来人，做他们最坚实的后盾。

二、渐渐明朗，我的中西医结合之路

中医学认为，"肾为先天之本，藏精气而主生殖"。女子七岁肾气盛，直至七七肾气衰，其生殖生理的全过程主要是以"肾"为中心。其生命周期从幼年、青年、中年到老年的疾病，如青春期异常子宫出血，生育期排卵功能障碍以及围绝经期综合征等，主要病机均在于肾气不足。在李超荆及李大金教授的指导下，王凌的思路越来越清晰，她坚持从中西医结合的角度出发，以"肾主生殖"理论为主线，着眼于女性生殖生理的中心"肾"与神经-生殖内分泌-免疫调节网络科学规律的有机整合，探索多种妇科疑难疾病的防治及分子机制研究。

一分耕耘，一分收获。2009 年，王凌获得国家自然科学基金委员会资助，对她来说，这是莫大的精神鼓励。2011 年，青年医生王凌入选上海市浦江人才计划，于年底被评为复旦大学附属妇产科医院研究所副研究员。2015 年，王凌主要负责的"围绕绝经期骨代谢及骨质疏松症的中西医结合研究"，为防治绝经后的骨质疏松提供了新策略，荣获 2015 年度中国中西医结合学会科学技术三等奖。2016 年，其晋升为研究员。2018 年中美联合生殖免疫大会暨第 38 届美洲生殖免疫大会在上海举行，王凌受邀担任中西医结合分会场主持，并做主题发言：补肾宁心方通过调控 T 细胞功能及相关因子水平防治绝经后骨质疏松症模型小鼠骨丢失（Chinese herbal formula BSNXD prevents bone loss by modulating T cells and cytokine production in the OVX-mouse model for postmenopausal osteoporosis）。

2018 年 10 月王凌赴北京人民大会堂参加"纪念毛泽东同志关于西医学习中医批示六十周年大会"。2020 年，王凌入选 Chinese Journal of Integrative

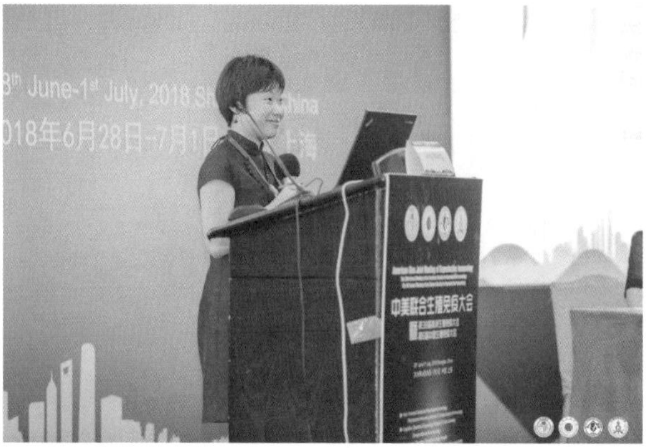

2018 年中美联合生殖免疫大会暨第 38 届美洲生殖免疫大会在上海举行，王凌受邀担任中西医结合分会场主持并作大会发言

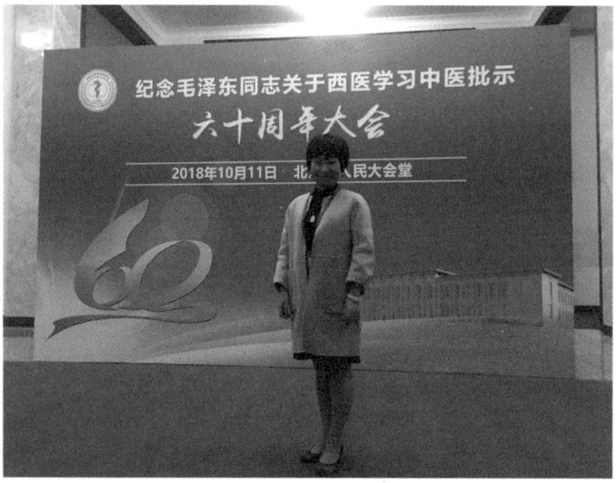

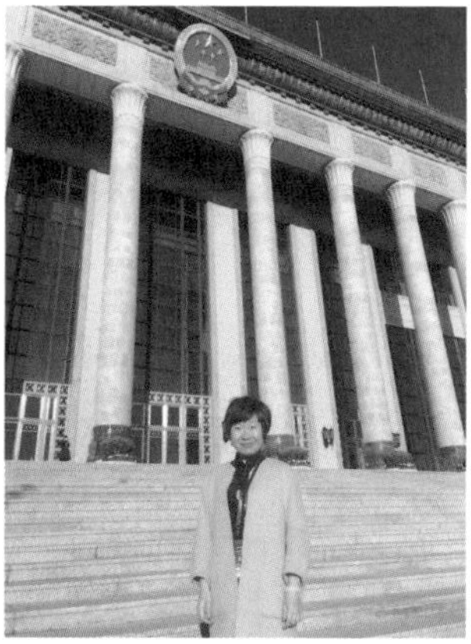

2018 年 10 月 11 日，王凌赴北京人民大会堂参加“纪念毛泽东同志关于西医学习中医批示六十周年大会”

Medicine 卓越人才库，并入选复旦大学附属妇产科医院“拔萃·卓越”科研创新型人才培养计划。

中国中西医结合研究会成立于 1981 年，于 1990 年更名为中国中西医结合学会。李超荆和李大金两位教授均担任过该学会妇产科专业委员会主任委员，在任时积极推进中国中西医结合妇产科学事业的发展。2017 年，专委会授予李超荆教授“终身成就奖”，授予李大金教授“特别贡献奖”。王凌深受这些老师的影响，以他们为榜样。从担任中国中西医结合学会妇产科专委会秘书开始，到身为该学会第十届妇产科专委会常务委员和第一届基层工作委员会副主任委员，她积极参与中西医结合妇产科学相关工作，为“推广健康服务适宜技术，助力健康产业发展”助力。其主导的“复发性流产的中西医结合诊疗技术”入选全国卫生产业企业管理协会健康服务适宜技术分会2019年第四批“临床适宜技术推广项目”。

许多年过去，无论是在学术上，还是在临床诊疗上，王凌变得越来越成熟和稳重。回想当初自己还是一名小医生时，会因帮助准妈妈成功拥抱新生儿而喜悦，也曾因患者痛苦、无助的眼神而跟着患者一起红了眼。随着经验的积累，虽然在临床与科研工作上均取得一些成绩，但是王凌越来越深刻地体会到，“医学并不是一门完美的科学”，医学能解决的问题不过是冰山一角。“接受她的不完美，恰恰能激励起自己继续向上攀登的力量，我们医者都在爬坡的过程中。”王凌深感妇产医学“中西医结合”发展的使命感及重要性，她及她的团队充分利用中西医结合的优势，努力推动中西医结合妇产科学事业的发展，希望将来可以帮助更多的患者。

三、患者的参谋长

王凌一直把自己放在“患者的参谋长”位置上。坐诊时，王凌常常碰到患者忘记医嘱，进出诊室三四次，反复向她咨询同样的问题，甚至有一些患者会因忘记检查流程、用药方法而影响治疗。王凌对此报以极大的理解，“外地来的病人坐火车、飞机大老远赶来，排队一整天，坐在医生对面就已经很紧张了。”经常有患者在就诊时紧张得说不清话，王凌总是试图抚慰他们，等他们静下心来一起解决问题。为了应对繁复的医嘱给患者带来的不便，王凌会鼓励患者通过语音备忘的方式录下医嘱，方便回忆。在患者眼中，王凌总能给她们带来极大的安慰。她的细心和耐心，与高明的医术一样令人尊敬。

录音的确能够解决患者忘记医嘱的问题，但是患者对医嘱的不理解又是一重考验。曾经有一位不幸多次自然流产的患者找到王凌。根据问诊和检查结果，考虑患者体脂率高会直接影响生育的相关指标，因此王凌建议她减脂。患者一开始并不理解，漫长的减脂对她来说是一种煎熬，“人活着的幸福感不就是在于吃吗？医生却建议我不要吃平时喜欢的食物，那么活着还有什么意思？”面对这种“积极生活，消极治疗”的患者，王凌总是耐心地做患者的思想工作。她告诉患者，饮食乃至生活都不能随心所欲，而是需要管理。“我会跟她说，幸福是一种细水长流。”王凌认为，治疗患者不仅仅是通过药物，还应改善生活方式和对患者心理疏导。王凌对患者的苦心引导起初并未起到应有的效果。患者不堪减脂之苦，去了香港一家知名的生殖中心做试管婴儿，但由于她糖脂代谢异常和内分泌紊乱，始终不能得到健康的胚胎。无奈的她最终还是回到上海，在王凌的建议下通过调整饮食结构和加强运动，以调整身体状态。

减脂成功的患者现今已是两个孩子的母亲。回溯坎坷的备孕经历，她还记得减脂几个月后与王凌的第一次见面，当时因高烧在输液的王凌还不忘鼓励她：“你要有信心，不要在意别人怎么说，你所做的就是在提高自己的生活质量，一定要坚持下去！”王凌语气坚定，她希望通过鼓励患者，给予他们勇气直面生活的挑战。她认为作为医生的自己应当尽其所能，为患者做出最负责任的建议。

四、除夕的“坚守”

2016 年除夕，王凌接到一个来自患者的紧急求助电话。电话另一头是孕妇熊女士，一名复发性流产患者。该患者在王凌帮助下顺利怀孕，却在除夕夜下身突然见红，马桶里满是血。出现流产先兆的熊女士恐惧到了极点，在家人的护送下赶赴当地医院进行 B 超检查并打了保胎针，可是当地医生依然建议她流产。熊女士辗转向王凌求助，收到 B 超报告等检查结果，她在电话里情不自禁地失声痛哭。

“并非出血量多就一定保不住孩子，虽然孕酮值较低，但血人绒毛膜促性腺激素（HCG)的数值还在正常范围内，说明肚子里的宝宝仍在生长发育。”王凌认真地查看了熊女士发来的检查单，通过自己的专业经验判断，孩子仍能被保住。王凌温和地安抚了熊女士的情绪，建议她来上海检查。听到王凌的建议，熊女士仿佛看到了最后一丝希望。她连夜从江苏赶到上海，在复旦大学附属妇产科医院做了急诊超声，决定保下孩子。现在，熊女士的宝宝健康可爱，王凌也常常收到熊女士寄来的孩子成长“里程碑时刻”照片。像这样特殊的礼物对王凌来说是最大的鼓励，也是一种花一样的幸福。

类似的情况并不是个例。即使是节假日休息的时候，每逢遇到类似的患者紧急求助，王凌总是从患者角度出发，想方设法为无助的患者寻求解决方案。令人欣喜的是，对于临床上复发性流产患者的治疗，通过中西医结合保胎的成功率可以达到90％以上。每当患者寄来宝贝们笑脸如花的照片，王凌都会开心地写上一句：“每天都有新花蕊。”这便是心头的回甘，也就是坚守的闪光。下一个20年，我依然会在平凡中追索我的美丽期待。

五、以我的专业助您更完美

“我愿意做那个了解您的医生，以我的专业助您更完美。”关注王凌的科普微信公众号“王凌为您”后，公众号回复的一段文字里，有这样一句话。王凌和她的团队一直致力于将疾病的诊疗、前沿的科研成果等知识制作为简单易懂的科普内容，传播至大众的视野中，使其发挥最大的社会效能。

科普的出现最开始起源于患者们共性化的现实需求。看门诊时，王凌常常需要向不同病人反复解释一些相似的问题。这种沟通方式不仅效率不高，耗费大量的时间和精力，而且覆盖面极其有限。于是她想到：“为什么不把这些问题整合起来发到网上，让患者及时对疾病有一定了解呢?”自此，王凌开始尝试以多渠道在互联网上发布对于患者常见问题乃至社会热点问题的解读。

患者对这样的举动赞不绝口，王凌的研究生们纷纷主动参与科普内容的制作。研究生的参与为科普注入了活力和趣味。但对于科普内容的科学性，王凌从不敢松懈。她常常教导学生们要以做学问的精神做科普，写科普文章必须有参考文献做权威的学术支撑，以保证每一个字的科学性。文章、漫画或者视频脚本经由师生反复讨论后确定，每篇科普内容最终都会以学术论文的标准署名作者并发布。

从“阴虚体质如何养生”等生活类题材到“多囊卵巢综合征会影响卵泡的生长速度吗”这类专业性问题，公众号“王凌为您”所发布的科普内容涉及各个方面，以文字配图片、或短视频形式分享，致力于多方位解决女性生活中可能遇见的困惑。在大多数科普视频中，王凌总是身着整洁的白大衣，面带微笑，将患者朋友关注的热点问题娓娓道来。不管是饮食运动的推荐，还是不孕不育相关因素的筛查，王凌希望把自己知道的一切毫无保留地分享给患者，期待能对患者的健康有所帮助。当发表科普文章数量越来越多后，有出版社找到王凌，希望能将这些科普内容整合出书。一想到这样做可以帮助到更多的患者，王凌同意了出版社的提议。更令她感到惊喜的是，有些门诊患者正是看了她的书籍，意识到自身可能存在与妇科疾病相关的症状，开始寻求医生的帮助进行相应的调理，最终少走了很多弯路。

在王凌及其团队的努力下，优质的科普文章、科普视频陆续发布，相应的书籍也出版了。至今，公众号“王凌为您”已经发布了 329 条原创内容，总阅读数达到 726003，总转发量为 29655，获得 18106 位粉丝的关注。“王凌为您”公众号在复旦大学 2019 年度“校园优秀网络文化作品”评选和“年度校园新媒体”评选活动中，荣获“最受欢迎教师运营新媒体”称号。王凌还拥有包括抖音、小红书、今日头条等 7 个新媒体账号，并时常发布文字、漫画、短视频等多形式的科普内容。在 2020 年首届上海最美科普志愿者评选活动中，王凌荣获“上海最美科普志愿者”称号。虽然科普内容的制作花费王凌及其团队的不少心血，但是通过这些无偿的分享可以帮助到更多的患者，这样不仅提高了门诊效率，而且增加了患者的依从性和患者对诊疗的满意度。这一切都让王凌感受到自己所做的科普是有成效的。“你会觉得你做的东西是能帮助到别人的。”她缓慢而坚定地说道，“所以有（感觉能帮助到别人的）一种小小的喜悦。”

六、同呼吸一样的存在

正如王凌的微信公众号名称“王凌为您”所表现的含义，王凌总是希望能尽自己的最大力量为患者提供帮助。而这样的心情，离不开王凌作为两个孩子的母亲与患者的共情关系。不孕不育的女人渴望成为的母亲、因女儿月经不调而担心的母亲、更年期身体不适为儿女牵挂的母亲……都在王凌心中引起无限的同情与关怀。

由“母亲”这一身份带来的种种共情心理，使王凌更加废寝忘食地工作。“一年 365 天，我几乎每天睁开眼睛就开始想工作，一直忙到晚上眼皮打架，结束工作倒头就能睡着。”对于常年晚睡早起的王凌而言，工作早已成为她生命的一部分，即使在出差的路上，她也会用电脑、手机、笔记本等一切可利用的设备进行工作。于她而言，工作已经成为了“同呼吸一样的存在”。“你觉得我们会刻意地去呼吸空气吗？”王凌好奇地问道，“生命不息，呼吸不止。我觉得工作应该就是我的生命了。”

为了更方便地帮助不同年龄阶段的女性，王凌建立了各式各样的患者微信交流群：月经失调的少女进入月经失调群，想成为妈妈时进入备孕群，怀孕后进入保胎群，生下孩子进入宝妈群，到了更年期则进入更年期群……在群里患者们可以分享自身的经历，相互鼓励、相互帮助；针对患者的疑问或需求，王凌和她的团队会及时解答，这也更大范围地解决了妇女一生中可能碰见的妇产科相关问题。

因为王凌出色的工作，年仅 36 岁的她获得了 2013 年复旦大学“十大医务青年”的称号。被问及“十大医务青年”所展现的医德医风时，王凌陷入沉思，最终郑重地给出了答案：“一切服务于患者，以患者为中心。医者仁心，医学是‘人学’。从踏入复旦校园求学的第一天开始，这种观念在我脑海更是根深蒂固，而母校将如此重量级的荣誉颁发给我，更是对我的鼓励与鞭策。如果想要写下二十年来经验法则的东西，我想说，那就是坚持，它就是日复一日的坚持。”

坚持走稳每一步。每一天的出诊，每一个医嘱，都是托付与责任。医学的险峰，愿以思索和勤勉为梯，达成学术上的日日精进，追求问诊艺术的求是求新求变。

坚持美好的期待。每一个相遇的患者有她的喜怒哀乐，作为医生，难以全部体察，但温和地对待，设身处地地思考，用一个医生的担当与善意来成全患者的信心。帮助她们去正视挑战，赢得改善，医者之心以此为期待。

工作的全心投入让王凌没有更多的时间陪伴家人。王凌坦言，自己陪伴他们的时间并不多。王凌非常感恩家人的理解与支持，不管有多忙碌，王凌不会忘记每天给家人一个拥抱。在她眼中，一个温暖的怀抱是传递爱最直接、最有效的方式。偶尔也会放空片刻，什么都不想，一杯清茶，茶香沁心，茶味解语。品茶人常说：“茶中的回甘就像生活的本味，茶汤的清冽之中有许多苦涩；在他人的平凡日子，享受与时间赛跑的精疲力竭；在他人的欢聚时刻，惦念与温暖烟火擦肩的失落……”

复旦青年记者　吕晨安　陈君　主笔

复旦青年记者　陈杨　编辑

潘圣沂　徐闾闾　唐一丹　校稿

王　凌

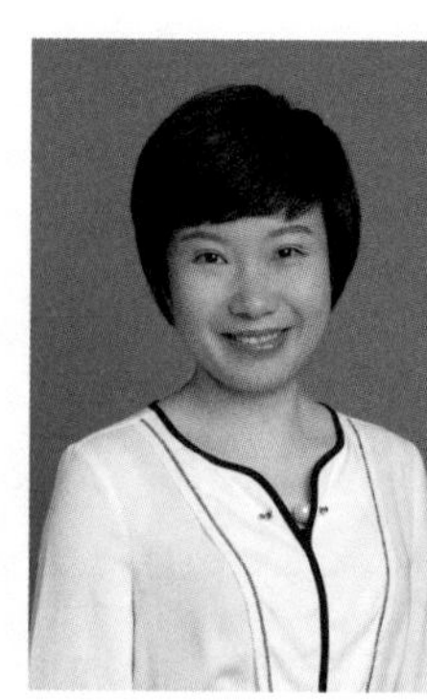

王　凌　复旦大学附属妇产科医院教授、博士生导师、现任中国中西医结合学会基层工作委员会副主任委员、妇产科专业委员会常务委员，复旦大学中西医结合研究院中西医结合妇产科研究所副所长。*BioScience Trends* 常务编委，*Molecular Medicine Reports* 编委，*Chinese Journal of Integrative Medicine* 编委，《生殖医学杂志》编委等。在国际国内权威期刊发表论著120余篇，作为项目负责人承担国家自然科学基金，上海市浦江人才计划项目，日本学术振兴会（JSPS）海外博士后研究员项目等，参编多本教科书与学术专著。在临床医疗工作中对不孕症、反复自然流产及多囊卵巢综合征等疾患有其独特的中西医结合治疗。

杜楚源：青衿之志，履践致远；行远自迩，踔厉奋发

仁心、仁术、仁爱
点亮生命之光！

一、 人物篇

1984 年，岁月不居、时节如流，复旦大学附属中山医院涌现出一批批杰出的医护人员，救死扶伤，触手成春，送来杏林的徐徐暖风。还有一批人，他们勤勤恳恳于医院行政管理工作，“不要人夸颜色好，只留清气满乾坤”，在管理岗位上默默坚守，但是对于医院发展又是不可或缺。今天我们介绍的主人公，就是一位从事医院管理工作的优秀代表。

杜楚源，复旦大学附属中山医院党委副书记兼纪委书记。曾获得复旦大学“十大医务青年”、中山医院优秀党务工作者，复旦大学“优秀二级团委书记”“团先进个人”“优秀团干部”，学生思想政治教育工作先进个人一等奖等荣誉。

二、 党旗飘扬，初心不忘

杜楚源的成长经历与党建工作始终分不开。她在高中时期就递交了入党申

请书，志愿加入中国共产党；在大学时负责学生党员组织发展工作；进入中山医院工作后，一直在党务条线部门工作，从学生党总支、团委、党办负责人，再到党委副书记兼纪委书记，一步一个脚印，逐渐成为医院管理的骨干力量。

党员应该发挥先锋模范作用，是杜书记的学习以及职业生涯中，始终认同并且坚守的一句话。在大学担任辅导员期间，她给学生们上过关于入党动机的课。“每一位党员要始终牢记自己的党员身份，始终以党员的标准来严格要求自己。”她探索各类形式的主题教育、活动开展、谈心交流，帮助学生们树立正确的思想认识，建立正确的人生观、价值观，不断坚定信仰、努力前行。

杜楚源在中山医院工作了 17 年，对党旗、党性、党员的理解认识也逐渐变得更加深刻。在新冠疫情期间，更是见证了共产党人的伟大力量、见证了大国担当和文化自信。上海援鄂专家第一人，是来自中山医院重症医学科的钟鸣副主任，他在小年夜，义无反顾、背上行囊，前往武汉金银潭医院。钟鸣副主任的一句话让杜书记印象深刻，他说：“那个时候自己根本没有想到过害怕或者不害怕，那是责任，没有时间在这些得失当中去做选择斗争。”这就是共产党员的信念！杜书记还提及了上海援鄂防治小组副组长、感染科专家胡必杰教授。胡必杰教授从医 30 余年，在抗疫期间深切地感受到了党员先锋模范作用的力量，感受到党组织的战斗堡垒作用和凝聚力，郑重地向党组织提出申请，并在抗疫一线火线入党，成为一名光荣的共产党员，在 50 多岁的年纪迎来了人生的新身份。这就是共产党人的力量！

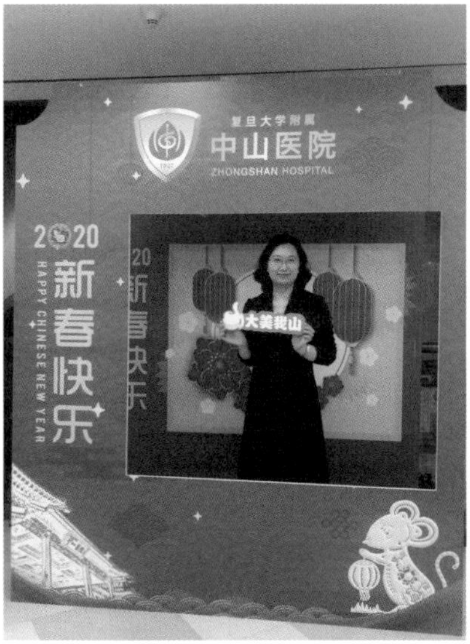

杜楚源与“我爱我山”合影

杜楚源目前担任中山医院党委副书记，主要分管纪委工作，按照全面从严治党的要求，发挥专责监督的作用，从医疗卫生行业的特点出发，做好纪检监

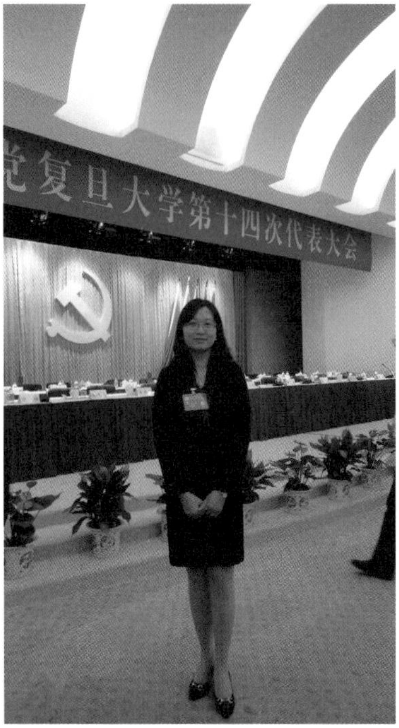

杜楚源参加复旦大学第十四次党代会

督工作，保证医院风清气正的良好氛围。她说：“监督不仅要事中监管，更要事前提醒，像健康中国战略提及的‘上医治未病’，加强日常监督，防患于未然。”

在“不忘初心牢记使命”主题教育活动中，医院总结了入党初心、从医初心、中山初心。在谈及自己的初心时，杜楚源说道：“从我做学生到工作这么多年来，始终坚信，要兢兢业业地尽最大的努力做好每一件小事，坚守作为一颗螺丝钉的基本修养。这就是我最朴素的愿望。”2021年，在建党百年之际，作为党建活动策划者的一员，杜书记力求把庆祝活动与医院的高质量发展、医院党建的高质量发展和医院未来的高质量发展融合在一起。她说：“医院高质量发展，为人民健康服务，这才是对共产党成立100周年最好的祝福。”

三、 心悟文化，行践传承

在中山医院工作了17年，杜楚源深刻地感受到医院强大的文化内生动力，并在参与医院文化建设的过程中，形成了自己对于中山文化的理解与认知。 17年来，她也一直在用真心感悟中山文化，用行动践行中山文化。

关于中山文化，杜书记首先提到“凝聚力”。中山医院的院训是“严谨、求实、团结、奉献”八个字，团结奉献便是集体凝聚力的有力体现。她说：“医院的同事在提到中山医院时都会自然又很骄傲地称之为‘我山’。两个看似不经意的字，流露出的是每一位医院工作人员对中山的认同感、归属感以及自豪感。”“中山的凝聚力和向心力，让我们感到自豪和荣光，我们愿意说‘我是中山人’。”中山医院连续七年获第三方网站“丁香医生”评选的“最佳雇主”单位，也是对其强大凝聚力最好的印证。对于文化传承的崇尚与重视，也是中山医院文化的重要部分。杜书记提及，在庆祝“七一”大会和医师节活动上，医院党委分别邀请了医院德高望重的“90后”——汤钊猷院士和吴肇光教授，听他们讲述初心和使命。“老教授与年轻后辈们共话初心，他们的爱国热忱与医者仁心让每一位青年人动容，这也是精神的传承和发扬，为年轻人树立榜样和方向，一代一代，不断成长。”

在医院的核心价值观中，还有“创新、关爱”两词，创新是医院不竭发展的动力。杜书记提到，医院党委于2007年开始组织开展两年一届的精神文明建设“创新奖、金点子奖”评选活动，鼓励医院职工在日常工作中不断创新工作方法、优化流程细节，不断提升病人的满意度和体验感。对于一些优秀的创新点以及金点子，医院也会积极推进实施。一方面，在患者满意度提升、护理质量的提高、工作流程优化以及效率提升等方面均起到了良好的作用；另一方面，也积极宣传和展示职工发挥主观能动性所创造的优秀成果，形成了建言献策常态化的机制。“金点子奖、创新奖”为员工搭建了一个展示才华的舞台，也营造出了医院的创新文化氛围。

关爱则体现在三个方面，“给病人温情，给员工温暖，让社会感受到中山的温度”。医院的寒暑托班已经连续开办三十余年，为医护人员放寒暑假的子女提供了学习场所，解决了医护人员的后顾之忧，真正让员工体会到医院的关怀和温暖。中山医院不仅向内输送温暖，更向外传递爱心。2018年，杜书记曾带领中山医院国家医疗队前往新疆伊犁州察布查尔锡伯自治县进行巡回医疗，短短的几天里，她充分感受到当地群众淳朴的民风，以及对高水平医疗支援的迫切需求。“长风几万里，吹度玉门关。”杜书记说，“我们作为国家公立医院方阵中的排头兵，要努力为受援地区打造一支‘带不走’的医疗队，哪里有困难，哪里就有中山人的身影。”

关于医院文化，杜楚源在很久之前就有过相关课题研究，“对于文化，今天

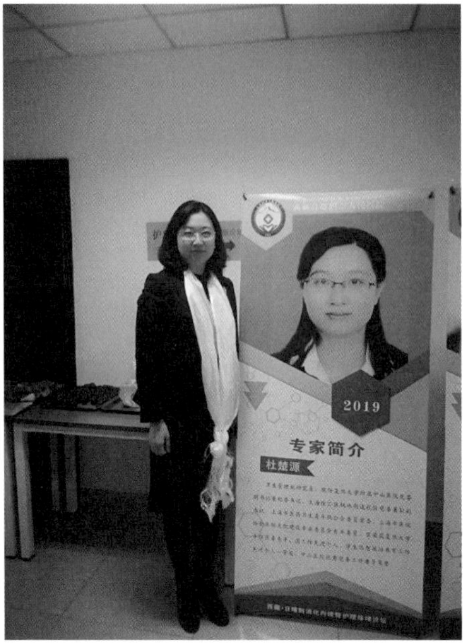

杜楚源在西藏日喀则人民医院珠峰论坛

我们有‘显性文化’和‘隐性文化’一说。”她专业地阐释了“显性文化”与“隐性文化”的概念，“比如说医院的环境和建筑，这是显性文化。而隐性文化则是精神的传承和发扬，做了什么事、坚持了多少年、传承了多少优秀品质，都是医院文化的体现……”杜书记最深的感受就是：文化不是一代人的事情，它是一种传承和沉淀。一个医院的文化不是浅表的外在装饰，也不是临时起意开展的某几项文体活动，它是一个医院历史的积淀、风骨与气质，是在一次次兢兢业业的医疗实践中、一位位员工的举手投足中自然而然的流露。而她和同事们一直致力推动的党建与文化建设活动，其实也是对这种历史积淀的守护与传承。一句脱口而出的“我山”，便是她对中山医院最发自内心的认同与热爱。

四、 明以察微，枝叶关情

大学学习的相关传播学理论知识，赋予了杜楚源独特的医务管理视角——无论是一种人际传播视域下人与人沟通与理解的可能，或是心理学角度对人需求和状态的关怀，抑或是人文学科本身昂扬人本精神的源流，她时时将这些视角运用在医院空间里，让抽象的仁心能够“在地上行走”。

习近平总书记在全国卫生与健康大会上向医疗工作者提出了十六字要求：“救死扶伤、敬佑生命、甘于奉献、大爱无疆。”医生这个职业面对的是一个很特殊的群体，是病人，但更是有感情、有思想的人，医生看的其实不是疾病本身，而是患病的人。所以人文情怀对医生而言，非常重要。从“看病”到“看人”，视角上的一个微小转变，实质上是医者视野的大大拓深。她进一步解释：“医生能够治愈的疾病可能有限，但是医生对病人的话语和安慰，常常对病人的健康恢复很有帮助。在临床实践中，医患的良好互动中也有可能给医生带来独到的启发。”

“一个有仁心的医生，才能成为一名好医生。”杜书记分享了一个自己在培训时总会反复提起的故事。在她作为总值班的一天，急诊病房一位肝硬化病人大出血不幸去世，到达现场后，很多同病房的家属不约而同地给她展示了拍摄的抢救过程视频，句句是理解和包容。“不要怪小医生，他已经很努力了。”视频中，年轻的小医生持续努力地抢救病人，无暇顾及白大褂上溅着的血滴和脸上的汗滴。这一幕让她很受触动，医生的忘我、病人家属的理解，体现出的是坦诚心扉的医患互动、和谐融洽的医患关系。这也成为她想要传递给更多医生的正能量，做一个会讲故事的人，做一个人文精神的传播者，将良好的医患理念传达给更多的医护工作者。

在育人立德与青年学生工作中，杜楚源获得了很多的荣誉，但比起荣誉，她更重视工作的内核。“老师就像一位灵魂工程师，爱和仁心同样重要。”在从事学生工作时，她一方面努力为青年搭建自我实现的平台，鞭策、鼓励和带领他们成长；另一方面，她对学生，又有着亦师亦友的包容，能够身临其境地理解、倾听，感同身受青年医学生的所思所想。“爱”“换位思考”“仁心”，总是她的重心所在。党建也好，学生工作也罢，如何能将这样的工作化虚为实，如何能将医者仁心与人文精神真正植根于中山的土壤中，总有她明以查微、枝叶关情的实践哲学。

五、结　语

船到中流浪更急，奋楫者才能破浪前行；人到半山路更陡，攀登者才能一览众山。奋斗永远是杜楚源人生的主旋律，作为一名“老党员”，她兢兢业业，愿做镜湖水，不改旧时波，坚守入党初心，甘做螺丝钉；作为“中山人”，她身体力行中山初心，传好中山文化的接力棒。正是因为有无数个这样的医院管理者，才有了公立医院高质量发展的乘风破浪和扬帆起航。

我们通过奋斗，披荆斩棘，走过了万水千山。

我们还要继续奋斗，勇往直前，创造更加灿烂的辉煌！

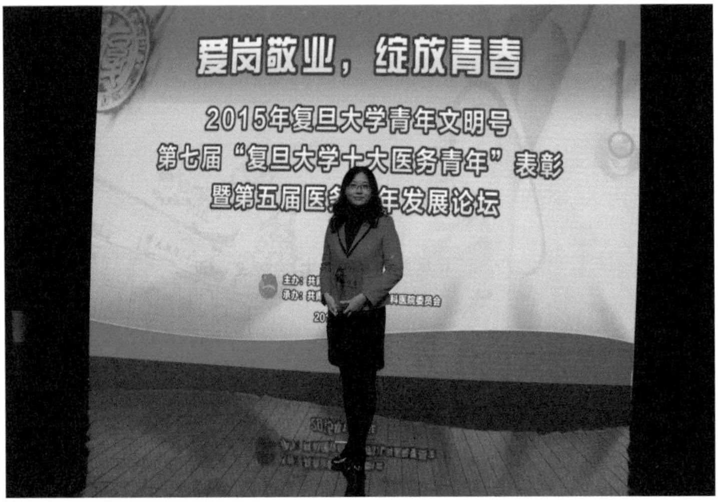

杜楚源在第七届“复旦大学十大医务青年”表彰会

栗子骞　李卓航　李一钒　汪骞　采访、撰稿

潘圣沂　徐闾闾　唐一丹　校稿

杜楚源

杜楚源　现任复旦大学附属中山医院党委副书记、纪委书记；上海市医院协会医院文化建设专业委员会青年委员、上海市卫生健康系统党建研究会副秘书长、上海市医药卫生青年联合会常委。获得中山医院优秀党务工作者、复旦大学“优秀二级团委书记”“团工作先进个人”“优秀团干部”、学生思想政治教育工作先进个人一等奖等荣誉。是中山医院第一次党员代表大会代表，复旦大学第十三次、第十四次

党代会代表；共青团复旦大学第十九次代表大会代表，共青团上海市第十三次代表大会代表。

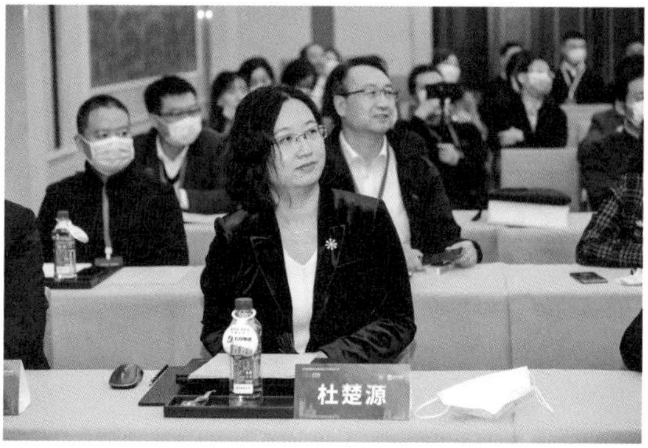

孙金峤：从上海到果洛的“反哺”之路

精于医术、诚于医德，

茁壮成长、报效祖国。

孙金峤

2021年6月3日

地处青藏高原腹地，果洛藏族自治州的平均海拔高达 4 200 米，年均气温低至零下 4℃。这片世界屋脊上有着一望无垠的草地，远处山峦伫立，白雪明亮，冰川融化留下的河水清澈见底。

2019 年 7 月 23 日，复旦大学附属儿科医院免疫科副主任孙金峤作为上海市第四批援青干部，同其他 29 名同事一起，踏上前往果洛州的旅途。在果洛，他担任果洛州卫健委副主任和果洛州人民医院院长，开展为期 3 年的援建工作。

从适应自然环境、熟悉语言人情开始，孙金峤率领医疗团队逐渐克服自身艰难，融入果洛当地；从对“四大疾病”的防治到一系列长效机制的建立，这支医疗支援队伍逐步改善果洛医疗条件，助力果洛脱贫攻坚。

出身于 70 年代的山东农村，孙金峤感谢国家与社会给予他前往上海求学和工作的机会，也理解贫困地区百姓对国家援助的需求。从事医学事业，出征援建果洛，他正向着反哺社会的理想不断前行。

一、"只要组织上信任，我现在就可以来"

响应上海市委、市政府的号召，孙金峤代表复旦大学及附属儿科医院披挂出征，参与援青工作。接到院领导电话时，孙金峤正在深圳参加学术会议，他没有丝毫犹豫，一口答应下来。

对于那时的孙金峤而言，"果洛"还是个十分陌生的名字。他首先想到自己的党员身份："既然组织在这样一个任务上想到了我，我也是一个党员，只要组织上信任，我现在就可以来。"

考虑到任务的急迫性，孙金峤做出决定前甚至没有告知妻子。"我老婆也是一个党员，肯定是不用商量的。"在孙金峤去往果洛后，妻子负担起了后方家庭的照料，让孙金峤能够在前线安心工作。

7 月 4 日晚上，孙金峤递交了简历。7 月 23 日，他踏上前往西宁的飞机，于黄昏时分抵达果洛州人民医院。孙金峤还记得初至果洛，面对眼前窘迫的医疗条件时的心情。

7 月 25 日，援建队伍中有一位老师产生了高原反应，需要去州医院接受治疗。孙金峤当时还未正式上任，便陪同老师一起前往。但当他到达重镇监护室后，眼前的景象出乎他的意料：几平方米的房间内，全部设施只有一张床、一个氧气瓶，外加一台时灵时不灵的监护仪。

孙金峤感到自己的认知被"刷新"了："我当时出发之前想，怎么也是一个州的人民医院，相当于地级市的行政编制，肯定不会太糟糕，但这比我想象的还要差一点。"他不由得联想到 2000 年初在遵义医学院附属医院工作的情况。当时，他在遵义医学院读硕士研究生，除了日常诊疗工作外，医生有时也需要去下属县区出诊。有一次，下属县有新生儿出生，需要医疗支援。在 300 多公里、九曲回肠的山路上连坐了七八个小时车，平日里极少晕车的孙金峤少见地体会到了天旋地转、头昏脑涨的感觉。遵义山区不便的交通、医疗资源难以获取的情况给孙金峤留下了深刻的印象。然而，“果洛的情况可能比当年的遵义还要差一些”。他深感援建之路任重而道远。

果洛坐落在青藏高原三江源头地区，年均气温仅有零下 4℃。孙金峤和同事们有时开玩笑：“果洛州只有两个季节，一个是冬季，一个是大约在冬季。”高原的自然环境给生产建设、医疗发展带来了很大阻碍。

基础设施建设是改善医疗条件的根本，受制于果洛的严寒气候，项目进展艰难。倘若在土地尚未解冻时开工建设，就要面临解冻后地基沉降的风险，这使得项目的可建设周期大大缩短，建设所需时间大大增加：“在上海可以全年施工的项目，在果洛州要 5 月份才能开工。本来一年可以完成的项目，可能要两年才能完成。”

交通不便也是导致项目建设时间长的缘由之一。同遵义一样，果洛的交通并不发达，建筑耗材的运输时间比平原地区长很多。这对建设项目的时间、对医生的工作时间都有非常大的影响。

医生们工作的节奏和时间也受到自然条件的限制。由于地处高原，果洛的大气含氧量仅有海平面地区的一半左右。缺氧的工作环境给人的身体带来负担，迫使工作节奏慢下来。“有时候走路快一点，就会喘不过气来，”孙金峤说，“可能在上海一天工作 12、 13 个小时，还是精神充沛；但在这样的环境中，工作 6、 7 个小时就感觉头脑昏沉了。”

但孙金峤必须抓紧时间。在果洛，孙金峤身兼两职。作为果洛州卫生健康委员会副主任和州人民医院院长，他要为全州的医疗卫生事业和州人民医院的发展做统筹规划；作为专业医生，查房、门诊等常规工作他也需照常进行。在不用开会的时候，疑难病例、重症病例，也都需要孙金峤关照。

恶劣的自然环境下，医疗人员的身体的损伤不可避免，但孙金峤“只能硬撑”。由于长时间处于缺氧状态，孙金峤和同事们到任三个多月后，基本每个人都患上了高血压。他们只有尽可能地在能够休息的情况下吸氧，血压过高就用药物控制，在外部条件无法改变的情况下，提高自己的适应能力。

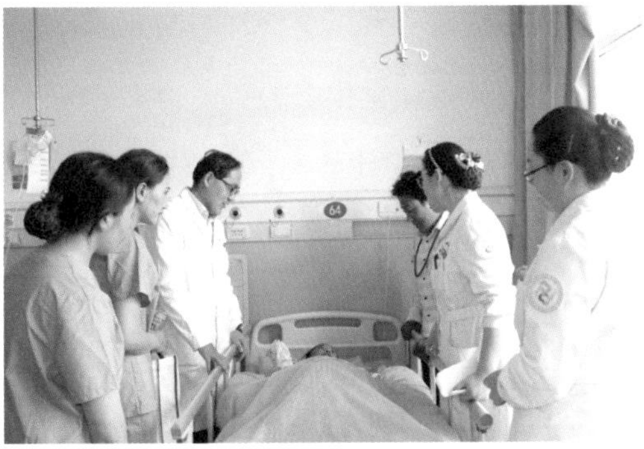

孙金峤在病房查房

在艰苦的工作中，孙金峤也会牵挂远在上海的家人。除却每年一个多月的假期，孙金峤都与家人们分隔两地："只有通过视频电话，和孩子、太太聊聊天，报报平安。"孙金峤家中有两个孩子，大女儿在上小学四年级，小儿子还在幼儿园中班。有时他也会和孩子们讲起果洛工作的琐事，一些比较新奇、好玩的事情。在他到果洛之后，父母到上海帮忙带孩子，想到快 75 岁的父亲，孙金峤心中还是有所愧疚。但他深知这一切付出的意义，为自己能实现反哺社会的理想而感到光荣。

援建小队同事间的温情，在与家人分居两地的情况下显得格外珍贵。面对陌生的工作环境，医疗援建小队的孙金峤和同事们在工作上相互支持鼓励，在言行上相互督促管理："保持好自己的形象，就是保持好复旦的形象、保持好上海援建队伍给当地人留下的印象。"

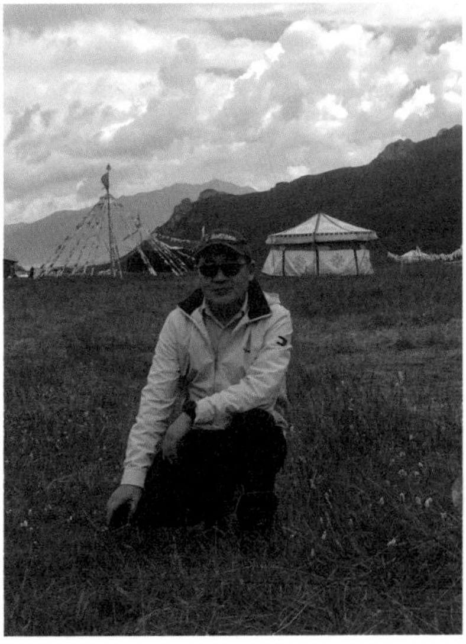

孙金峤在草原上忙里偷闲

这份兄弟情谊是孙金峤非常宝贵的人生财富。他和支援小队的同事们朝夕相处，工作之余也彼此关心，在周末空闲时间里偶尔聚餐。"有时候我们自己做饭请客，"他笑着说，"就像一家人一样。"

果洛州的少数民族比例高达90%以上，其中绝大部分为藏族人口。在到果洛州之前，孙金峤曾担忧过语言和文化上的隔阂带来的沟通困难。为此，他提前做了许多当地风俗习惯的功课："比如说，在汉族地区，我们可能看到来看病的小朋友，觉得很亲密，就摸摸他的头顶。但对藏族来说，这样做可能就显得缺少尊重。"这些功课让孙金峤免于文化区隔的误解和冲突。孙金峤和同事们为病人看诊时，当地职工也会主动前来为病人和医生进行翻译，助其跨越语言上的障碍，拉近与果洛人民之间的距离。

"你如果用自己的真心做事情，人们是能够看出来的，大家会相互理解和支持。"他这样总结道。

二、 建立长效机制，助力医疗扶贫

在果洛，孙金峤与同事们一起，防治"四大疾病"，建立长效机制。

作为果洛"四大疾病"之首的包虫病，是医疗援建队伍需要重点防治的领域。这一寄生虫病的泛滥与当地的饮食习惯关系密切："比如说居民常喝河里打上来的生水、吃风干的牛肉。可能寄生了棘球虫幼的野狗、野狼污染了水源，幼虫就可能通过水进入人体。"因此，医疗援建队伍同果洛州政府开展了控制水源地、为病人提供免费救治等一系列攻坚举措。截至2020年，需要进行手术的包虫病患者数目已经清零。

与此同时，孙金峤对果洛州人民医院的设施条件、科室分类、管理模式与人才建设的情况逐一进行摸底调研，为后续工作的计划与实施作充足的信息准备。

重症监护室的状况和调研显示的结果让孙金峤决心改造医院的基础设施，以充分发挥医生的能力。在此基础上，他根据当地的实际需要向上申报项目、申请项目资金，为州医院争取了急救中心改造、影像医技楼和全面综合楼等8个项目的立项。如今，这些项目基本都已落地、开始实施，预期在援建队伍离开前落成。

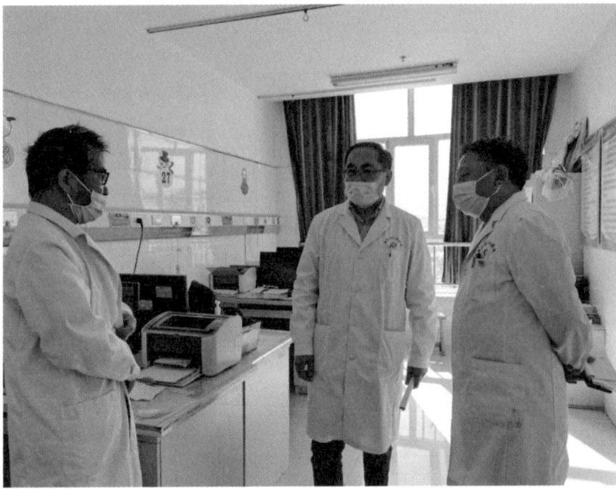

孙金峤在科室调研

医院的学科建设同样是他重要的关注点，“归根结底，只有医院的医疗技术提高了，才能够解决老百姓实际的问题”。参与果洛州人民医院援建的医生们分别来自上海与青海省内，从事不同专业领域，孙金峤综合考虑当地的常见疾病的诊疗需求以及援建医生的专业分属，调整了科室的分类，成立了胸痛中心、病理科、皮肤科等不同学科，让医生们得以发挥各自的专业优势。“其实就是把我们的专业范围放宽了一些。”孙金峤解释道，“可能在上海，亚专业分得很细，比如儿科就分出了感染、消化等亚专业……但在果洛的现有条件下，不可能把专业分这么细，必须把整个大儿科都兼顾到。”遇到非常疑难、专业的问题，孙金峤会请教后方上海的专科医生，让他们提供会诊的帮助。

孙金峤认为，学科改造过程中最重要的科室是胸痛中心：“因为急性心梗病人的最佳治疗时间窗非常短，在山区交通不便的情况下，如果诊断、转运不及时，可能就没有救治机会了。”2019 年，胸痛中心的急救体系建成后，病人在乡镇医院发现症状后，能够及时交由州医院的医生诊疗，一旦确诊，便通过绿色通道快速向上转运救治。“我们这一年多来成功救治了 32 位这种情况的心梗病人。”孙金峤自豪地说，“如果按照以前的情况，这 32 位病人中可能大部分人的救治效果会很差。”

此外，果洛州人民医院的管理制度也经历了一次重建。孙金峤刚到任时，州医院许多科室的管理制度都处于空白阶段。例如，统管医院人力资源管理的人事科，在当时尚未成立。按照三级乙等医院的建设目标，孙金峤将缺失的科室和相关规章一步步建立起来，逐渐规范医院的运行；职工积极性不高，他就主动打财政报告，提高职工待遇。孙金峤说："我就希望，三年之后我走了，医院依然能在这种制度的规范下，正常运行。"

在孙金峤看来，人才培养是医疗援助中最为重要的一环。

孙金峤初抵果洛州人民医院时，院内的医疗人才建设现状不容乐观。他的调研结果显示，果洛州全州的医疗技术人员仅有800余人，果洛州人民医院也仅有六七十位医生，医疗人员严重不足，再加上过于分散的人口、落后的医疗水准，很难为病人提供均衡、良好的医疗服务。

他通过"送出去"和"请进来"相结合的方式，建设院内的医疗人才队伍。一方面，将青年骨干力量送出去学习进修，保证他们进修期间的待遇，并通过各种项目为进修提供补助；另一方面，借助社会各方力量，请上海、青海的专业人员进行远程或短期授课。

"医疗人员的成长是非常慢的，"孙金峤说，"对于医疗行业而言，要想建立一个成熟的体系、真正培养出成熟的人员需要很长的时间。"

三年的援建时间看似漫长，实则转瞬而逝。孙金峤希望能够"留下一支带不走的队伍"，在将来支援队伍离开后，让医疗技术与人才培养理念代代传承。

通过一系列长效机制的建设，孙金峤致力于发展果洛的医疗扶贫事业。"可能一个人得了慢性病，这个家庭就丧失了一个劳动力。如果这个疾病需要人照顾，可能还不止损失一个。"孙金峤分析道。在他看来，医疗行业对脱贫的贡献正在于阻断因病致贫、因病返贫的可能："我们能做的，就是通过提高医院的医疗服务能力来提升全州人的健康水平。"

三、"要对社会要做更大的贡献"

谈及当初迈上医学道路的初心，孙金峤坦言："当时就想着学医能治病救人，别的事没想太多。”高中毕业升入大学，孙金峤三栏专业志愿上填的都是医学。

孙金峤将医学事业视作解决他人痛苦的事业。本科毕业后，他在山东做了一段时间的普儿科医生，硕士毕业后，进入复旦大学医学院，攻读新生儿方向的博士学位。毕业后，他两次出国访学，2010 年于英国国王大学 St. Thomas 医院做访问学者，从事儿童过敏性疾病研究；2013—2014 年于瑞典卡罗琳斯卡医学院做博士后研究，从事儿童原发性免疫缺陷病工作。两次访学经历为他后续的诊疗和科研工作打下了坚实基础。

孙金峤进入复旦大学附属儿科医院就职时，医院的免疫专业人员也比较少。面对新专业、人力少的状况，孙金峤希望能够加入其中，扩充力量。同时，这片崭新领域的未知之地也符合他希望从事有挑战性事业的愿望。综合考量自身经验、社会需求与领域挑战性，孙金峤选择了儿童免疫作为主攻方向。

这些年来，他投身于免疫缺陷病与过敏性疾病两大领域，研究免疫疾病的治疗与诊断。他探索分子诊断技术，致力于在发病早期实现精确诊断，也不断研究能够有效治疗免疫疾病的各类干预手段。他的研究小组成果对免疫疾病的诊疗起到很大的推动作用。

2019 年，在对一位疑难病例的临床诊疗过程中，孙金峤和同事们发现了一种新的免疫缺陷病，这一成果在《自然》杂志上得到发表。“病人仅有 2 岁大，从出生一两个月就开始反反复复地发热，频率高达半月、甚至一周一次。”孙金峤回忆当时的情况，“孩子的亲人在全国许多医院看过，都没有结果，在孩子 2 岁多的时候，送到我们这里来了。”艰苦的研究过后，他们厘清致病机制，锁定致病基因，最终给予病人以有效的治疗。

回顾职业生涯与科研历程，孙金峤总结，专业探索的钻研精神和严谨科学的研究方法至关重要。在复旦读博期间，他跟随儿科医院的杨毅教授学习。杨毅教授对学生认真负责的态度、对学科严谨细致的教研方法令他印象深刻。如今，在和学生的交流中，孙金峤也延续了这种严格要求、严谨把关的作风。

“科研是我们专业人员的生命。”支援果洛期间，工作极其繁忙，孙金峤也挤出自己的休息时间，通过电话会议指导学生的科研工作，“我现在还是争取一个月开一次组会，如果在上海，可能更频繁。”

他也偶尔向学生们提及自己在果洛的工作，希望不仅能给学生以专业技术上的培养，也能以身作则、言传身教，培养学生的爱国情怀和社会责任感：“一是要学好专业本领，只有专业本领学好了，才有能力去为人群服务；第二是希望广大的优秀青年，要有以国家事务为己任的理想信念，在这么一个伟大的美好的时代下，担当起社会赋予的一个崇高的职责。”

“要对社会要做更大的贡献，”孙金峤笑道，“我觉得这才是目前人才培养的方向。”

复旦青年记者　李思涵　主笔
复旦青年记者　朱思言　编辑
潘圣沂　徐闾闾　唐一丹　梁凌　校稿

孙金峤

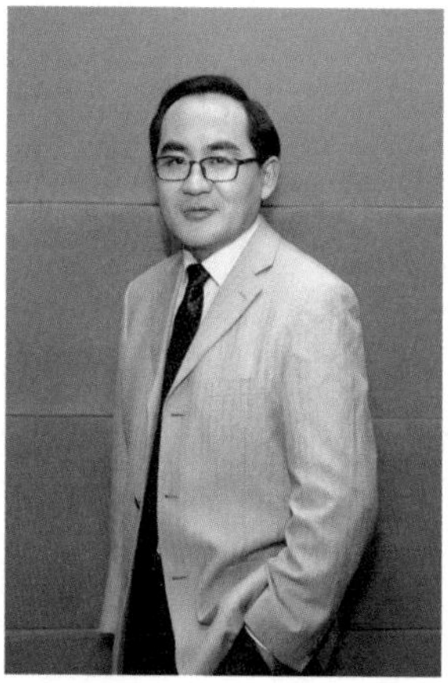

孙金峤　复旦大学附属儿科医院临床免疫科副主任、主任医师、博士生导师。作为一名党员，勇上雪域高原，对口支援青海省果洛藏族自治州，获“全国脱贫攻坚先进个人”；致力于儿童原发性免疫缺陷病工作，大胆探索，不断创新，建立了从诊断、治疗、到优生优育的一系列方案，发现一种新的原发性免疫缺陷病，在 *Nature* 杂志发表，获“国之名医-青年新锐”；始终以“立德树人”为根本任务，培育专业人才，诠释赤诚报国的拳拳之心。

陈　劼：铿锵玫瑰，守护祖国花圃

向上向善 知行合一

陈劼
2021.5.4.

“陈劼，女，1979 年 12 月出生，1998 年加入中国共产党，硕士，博士在读，复旦大学附属儿科医院小儿外科护士长，副主任护师，国际造口治疗师。2001 年高级护理本科毕业后进入复旦大学附属儿科医院工作，14 年来始终工作在儿科护理第一线，目前担任小儿外科病区护士长。在工作中严格要求自己，精益求精，关心体贴病人，事业心强，有奉献精神……”这是陈劼护士获评复旦大学第七届“十大医务青年”荣誉称号时的颁奖词。今天，她从领奖台走下，回到忙碌且充实的工作中，我们才能有幸采访到最真实、最鲜活的铿锵玫瑰。

一、 初心：需要与被需要

初中时因家人患病，陈劼立下了学医的目标。1996 年参加高考的她，第一志愿并非上海医科大学护理学院，却意外调剂到高护专业。然而，在多年的临床工作后，她深入认识到了护理这门专业的价值，爱上了自己的工作。

大学生涯伊始，无论是对于医学院、护理学院还是公共卫生学院，前两年学习的都是医学通识课程。作为五年制护理本科学生，直到大三大四，专业课程才开启小班模式，由附属医院的专科医生、护理教研室老师进行授课。尤其到大五，进入临床实习轮转令她收获颇丰。有前辈把护理当成职业，也有前辈把护理当成事业，对初入临床的她来说，懵懂之余也很憧憬自己的护理职业之路。

在上医求学的这几年里，老校长"为人群服务，为人民健康服务"的教诲、上医人"严谨求实、团结创新"的精神深深烙印在了陈劼的骨子里。她坚定了自己的立场，行医者应该在爱国奉献、追求卓越的价值引领之下脚踏实地，不行浮夸之风，严谨地做好学问，称职地照顾好病人。与此同时，她也欣喜地发觉，护理专业与大众普遍认知的"护理"有着天壤之别，护理人可以做的事情非常多。

据陈劼介绍，目前国内现有的卫生保健系统对高学历护士的需求巨大，这一需求缺口在儿科护理学上表现得尤为突出。儿科护理学的课程是由复旦大学护理学院和附属儿科医院儿科护理教研室的联合师资团队教授的，有些疾病的护理课程，需要大量临床实践，方能讲授清楚。如果脱离了临床，单凭书本知识讲述，学生们很难抽象理解，难免有些纸上谈兵的意味，"传道授业解惑"的效果也不甚理想。谈到这里，陈劼举了一个生动形象的例子：小宝宝还没到咿呀学语的年龄，无法清楚表达自己的身体感知，很多时候都要靠儿科护士的眼睛识别、量表工具评估，尤其是临床经验进行果断而精准的判断，第一时间识别小朋友病情的变化，医护团队一起及时介入救治，救治成功率就会大大提升，否则，贻误病情救治成功率或将急转直下。

另外，医生对临床经验丰富的护理人员也存在着需求缺口。他们认可这样的护士，认为功底扎实、有独立思维的护士是医生的好搭档。卫生保健系统健康运转的过程中，医生与护士间的关系是平等协作的，都是救死扶伤过程中不可或缺的一环。正是患者对护士的极度需要、医院对护理职业给予的足够尊重，再加上陈劼本身对孩童的喜爱，这样一种“需要与被需要”的良性互动，孕育了她义无反顾地选择儿科医院的初心。

二、 坚守：受助与助人

“其实令我印象很深的事大多都是工作中遇到的各种困境，但是这些经历都有一个共同点，当你熬过那段艰难的岁月后，剩下的都是成长。”这是采访过程中陈劼护士反复提及的人生感悟。

职业生涯中，她特别感恩医院的培养。儿科医院开放包容的护理人才培养制度，让陈劼早期就获得了宝贵的国际学习交流机会。本科毕业后，她进入儿科医院，当时医院只要工作满一年的本科护理人员便有资格参加医院的“出国擂台”选拔，继而由医院出资赴瑞典、美国等发达国家交流学习。2002 年，在医院政策和护理部关怀下，陈劼获得了出国进修的机会，并在 2003 年非典（SARS）疫情受控后，得到了医院“长江学者”孙波教授的帮助，与另一位优秀的同事顾银芳一起远赴瑞典斯德哥尔摩 Astrid Lindegrin 儿童医院深造。医院的资助和孙教授的帮助，在很大程度上，让她在访学进修期间得以全身心投入临床学习。

职业发展中，她同样感谢家人的支持。无规律的工作时间、甚至不分昼夜的加班，是医护工作者日常生活的常态，也注定了他们在工作投入与家庭照顾间的两难。陈劼有两个孩子，在怀孕期间，她还保持着很强的工作强度。对于陈劼的工作，家人是表示理解的。她的先生鼓励她：“中国人有句古话叫行善积德，人家要去做志愿者服务才能献爱心，你现在都不用去做志愿者，只要把你的病人照顾好，站好每一班岗，就天天都是做好事。”陈劼在回忆家人时，一贯冷静的面庞流露出稍显无奈但幸福的微笑。她还记得：她给女儿预约了一个倒睫手术，因工作时间冲突，无法术前陪伴左右，当时女儿是哭着被推进手术室的……事后她被老公责怪，说再忙也不至于连自己女儿做手术也没时间，其实当时她心里也很不是滋味，也有些委屈。此事之后，她更加注意平衡好家庭与工作之间的关系，尽管很难，但她明白在某些特殊的时间节点上，作为子女、妻子、母亲，陪伴亲人也是非常重要的。

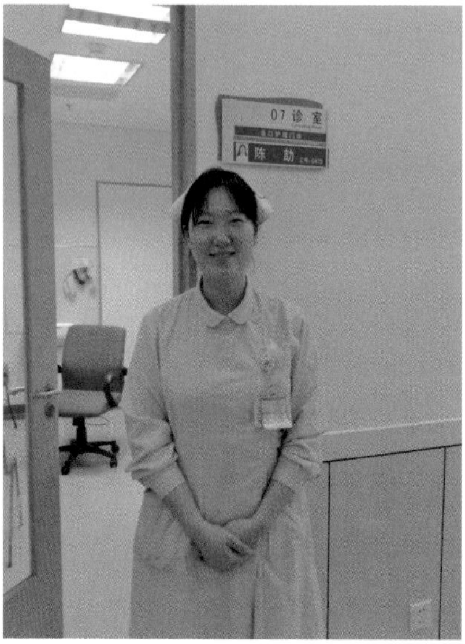

陈劼在工作中

临床实战中，同事们对陈劼的帮助令她倍感温暖。她回忆起刚刚开始独立翻班的阶段，正值秋季腹泻高发时期，儿科医院 PICU 收治的一位孩子已经脱水，需要护士第一时间建立静脉通路，将医生处方的药物输注进去。但由于孩子血管瘪塌，刚进儿科医院工作的她扎针硬是扎不上。她当时犹如热锅上的蚂蚁——团团转，心里默念着不能折磨孩子，便不自觉地开始自责，陷入“越扎不进针便越着急，越着急便越扎不进针”的恶性循环。于是她不得不停止试错，求助于夜班高年资的护士帮忙解决。经历这次挑战，初来乍到的陈劼明白，本科生的理论知识体系看似已完备，但实际上一名合格的儿科护士不能仅靠一张文凭，实战实践万万不可忽视。“纸上得来终觉浅，绝知此事要躬行。”尔后，陈劼抓住一切机会拼命地锻炼自己的临床技能，将知识转化为实践，举一反三，得到了医护同事的一致认可。“我说不上是我们病房技能最好的，但是遇到临床护理挑战，总是我想办法先上，对于穿刺难度较高病人的深静脉总是由我来做穿刺，我们病房的第一个 PICC 导管穿刺、造口护理、伤口护理、失禁护理也是我带头开展并深入研究的。作为一名护士长我必须带头去解决大家照顾孩子的所有问题，带领团队接受新挑战，共同学习，为患儿提供最适宜、最贴心的照护。”她如是说。

还有一次惊心动魄的经历，发生在另一个无比忙碌的夜班，当时她一个人当班，接二连三地抢救病人，同时还担心其他孩子顾不上来。她从未像那个时

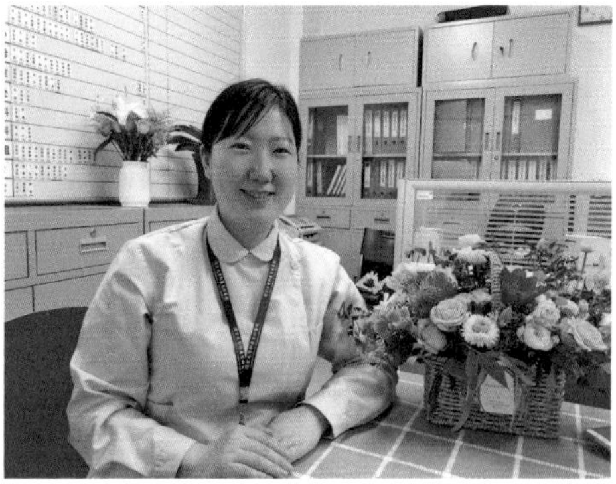
陈劼在办公室

刻一样，如此强烈地意识到团队协作的重要性。临床工作从来都是以团队为单位的，护士须与医生相互“补台”、相互扶持，大家都只朝着一个共同目标奋力前行，才能救治好病人。那个不眠之夜，陈劼一晚没喝一口水，屁股没沾过椅子边儿，一直忙碌到凌晨3点多时还要喂饱嗷嗷待哺的孩子，接着又投入到早上需要的准备工作中。但就是在这高强度、高风险、高压力的工作环境下，陈劼惊奇地发现，经历这个惊心动魄的夜晚让她的效率提高不少，对处理患者的轻重缓急也分得更为清晰，对如何求助医生、整个医护团队如何磨合也谙熟于心。当时一起翻班的医生护士，大家的关系都非常好，或许这便是“在死亡边缘合力将生命拽回”期间建立的革命友谊罢！她明白，眼前的困难与困境越是巨大，藏在它们背后的收获与经验便越是丰厚。

“医护本来就是一个帮助人的职业。”渐渐地，陈劼将一路前行以来接受到的帮助，化作助人的温暖与力量接力下去。她认为，护士不同于医生，其存在的意义不只是关注患儿疾病的需求，更是关注患儿及其家庭“人”的需求。由于年龄和行为能力的限制，对于儿科患者而言，除了接受医院专业护理的需求，更有开展以家庭为中心的护理需求。“家长是我们观察的眼睛，他们也能成为我们的手”，想要把病人真正照顾好，便一定得借助于家长的力量。大部分年轻的宝爸宝妈也是第一次为人父母，只有在医院将家长们培训好，回家后他们才能真正学会照顾好自己的宝宝。在这一点上，最重要的，便是沟通和鼓励。很多家长都抱着不自信的心态，甚至于认为“小孩子一出院我就害怕照顾不好，要么就常住医院不回家了”。此时此刻，护理人员能够带给病患家庭的，不仅有知识与技能，更多的是心理和信息的支持，鼓励家长们自信地开展居家护理。因此，一边给小朋友处理，一边给家长交代日常护理的注意事项，并且建立流程和标准，带领团队一起开展以家庭为中心的护理，是陈劼工作的常态。对于儿科医院外地病人占到70％的情况，陈劼也采取了“特殊情况特殊处理”的办法，比如外地病人返回老家后，陈劼会通过电话、微信、QQ的方式帮助病人进行肠道管理，以线上的方式进行延续性照顾，让病人“成为自己的医生”。

在此基础上，陈劼牵头的一些课题也是通过线上线下结合的方式收集并建立数据库，比如讨论造口伤口等疑难问题，从医护人员工作群、患者组织甚至病人家属群，以“你问我答”和调查问卷等方式集思广益，既能得到最一线、最真实的一手资料以供课题研究，又能整合医疗资源进行远程指导，由此在医护人员与病患之间形成良性循环的互动关系。

当然，医院本就是人性显露无遗的场所，“坚守”的重要性不言而喻，无论是对患者的坚守还是对自我的坚守。尤其在儿科医院，小朋友生病时家长往往心急如焚，医患在紧急情况下的沟通必然会发生冲突。“对每一个新到儿童类医院工作的医护人员来说，家属沟通一定是我们几乎天天碰到的情境。作为一个儿科护士，常常会觉得，我为你的孩子做了这么多事情，你怎么就不能理解……”陈劼道出了护理人员最为真实的内心独白。后来，她学着换位思考，回忆自己的孩提时代，发现父母对孩子过于急切的爱往往会转化为对医护人员的过高要求，自然会出现“医护人员做得再好都能在鸡蛋里挑骨头”的情况，也是人之常情。不同于一般的成人医院，在儿科医院，护士不仅需要耐心地哄孩子，还要耐心地跟爸爸妈妈解释，解释完了还要跟爷爷奶奶解释……对待传统的中国式家庭，“孩子生个小病，全家倾巢而出”的情况陈劼早已司空见惯。因此，任职护士长的经历很锻炼人，陈劼在调到护理部之前，便做了12年的护士长，也正是在这段工作经历过程中，在与病患家长的沟通与磨合当中，在无数次的失败与警惕当中，一个更为包容、更加敬业的陈劼，穿越无数的困境，涅槃重生。这朵铿锵玫瑰，在无数个风雨之夜的坚守之后，必将迎来独属于她的绽放。

三、绽放：收敛光芒，再出发

问及获评复旦大学第七届“十大医务青年”荣誉的感言，陈劼谦虚地摆摆手，眼里洋溢着感恩之情。“感谢学校团委给予我们这种殊荣，这既是对我以前工作的认可，更是对我日后工作的鞭策。还记得在 2015 年‘十大医务青年’评审会上，顾玉东院士担任主审评委，当时我汇报了我的临床工作，包括外科的工作和我的专科工作，因为他也是外科医生嘛，所以就很认同我们作为外科护理人，‘以病人需要’为中心做的这些事情。”说到这里，陈劼也难掩欣慰和骄傲。

在颁奖典礼上，令她印象很深的还有尹冬梅老师提及的复旦人的“精英意识”和“草根意识”。其一，“精英意识”与上医人“严谨求实”的追求是一脉相通的。不管做多少事情，根本目的都是服务病人的需求，做科研、写文章得以晋升那是附加值，医护人员应该时刻让初心回归本位。其二，“草根意识”通俗来说便是医学离不开临床，必须时刻围绕病人连轴转，才能快、准、狠地对接病人的需求。陈劼坦诚，目前她的工作或许还未如袁书记讲的“献身医学，为人类健康奋斗终生”如此宏大，也不如老教授所言“践行正义明道”这样的愿景，她在做的，只是尽自己所能做好自己能做也该做的事。

至于医学生必备的品质，首先浮现于陈劼脑海中的便是“慎独”。这是护理学院杨英华老院长从前时常挂在嘴边的。临床工作中，独身一人处理复杂病情是家常便饭。尤其是 20 世纪末方兴未艾的循证医学，核心在于审慎、准确、明智地将当前所能获得的最佳研究证据、医师自身的专业技能、患者的价值观三者有机结合，从而得出最佳的治疗方案。医学生应该习惯高强度的持续性工作，倘若以“忙碌”为堂而皇之的借口，不考虑病人的价值意愿，对治疗环节“能省则省”，这是我们最不愿意看到的。

“不逼自己一把，永远不知自己有多优秀”。身为一名对自己有着高标准、严要求的外科护士长，陈劼毫不畏难，曾自告奋勇地负责科室的疑难病房，收治伤口慢性病病人、各种先天畸形的新生儿和脑肿瘤病人等。她明白，勇于接受挑战和锻炼，才能不断提高、完善与发展。

儿科临床工作方面，在这些年的摸爬滚打中，陈劼已经探索出了自己的一套法子——“因材施教”。上海儿科医院接诊 0～18 岁全年龄段的未成年人，“祖国的花朵们”便成为她在工作中最常打交道的对象。对于哭闹的新生儿宝宝，陈劼在巡视病房时会常常扶着他们的手和脚，给予他们一个有安全感的体位，哄他们安静下来，这是她在瑞典进修时养成的习惯；对于一些婴幼儿，局限的认知能力导致医生的“白大褂”成为了“恐惧”的代名词，她在治疗时也要注重心理安抚，在身上备一点好玩的贴纸，抱抱他们，抑或寻求妈妈的配合给予抚慰；而针对再大一些的孩子，他们已到懂事的年纪，陈劼带领护士们以“阿姨”的身份，靠语言的魅力不断地鼓励，利用孩子争取“小红花”的心态来配合医生的治疗工作；倘若是十来岁的小朋友，自尊心很强的他们，不幸罹患了先天畸形等容易遭受异样眼光的疾病，陈劼会试着走进并融入孩子的内心世界，与他们成为无话不说的“好朋友”，从而增加信任度。与此同时，陈劼还会定期教育负责护理工作的新人，与不同年龄段的小病患沟通，需要考虑不同年龄段生长发育的特点，与病人家属沟通也需要考虑不同家庭境况的特点。这样“因材施教”的医患交流，在陈劼任职期间获得了意想不到的成效。家长们对护士的称呼，从疏远的“陈护士”“护士长”转变为亲近的“陈医生”“陈阿姨”，在某种意义上，是对陈劼及其同事工作的认同，也让陈劼有种实现自我价值的满足感。

对于医生与护士之间的不同定位，陈劼谈到，通过不断学习，护士可以无限地接近医生水平，但她们不会成为医生，她们可以从另一个视角服务好、照顾好患儿们，价值同样非凡。无论是协同跨科室医生的联合会诊，还是做好医患的病史沟通，护理工作自有它的不可替代性。说到这里，陈劼依旧将护理工作的真谛归结于“六字箴言”——“以病人为中心”。

光鲜亮丽的荣誉过后，收拾行囊再出发也需要巨大的勇气。现阶段的陈劼，不仅坚守着临床门诊的专科工作，还兼任护理学科发展的导师指导学生的论文研究，甚至兼顾着医院的党务工作。身兼数职，如同一根紧绷的弦一刻也不得松懈，看似如此饱和的她，却早已不像入职之时那般手忙脚乱，而能有条不紊、临危不惧地处理自己的“工作一线”，也能适当地给自己一个转身的空间，穿梭于“家庭一线”，尽自己最大的努力弥补缺席孩子成长历程的愧疚。“在护理领域，我也有幸结识了其他工作单位的优秀医生，他们对于冗杂工作任务的处理、对于家庭与事业间关系的平衡，在交流心得的“取经”过程中让我备受鼓舞。”

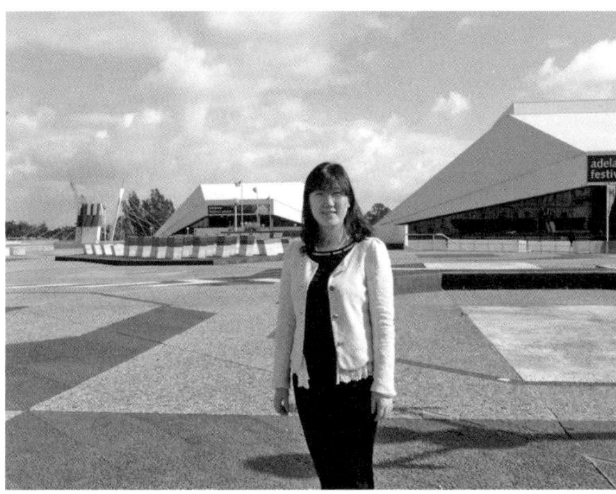

生活中的陈劼

展望中国医疗事业未来的发展，陈劼谈到，医疗工作就是一个主体繁杂的系统，自身的改进是远远不够的，需要带着系统中的其他要素齐头并进。譬如围手术期疼痛管理，光是靠护士评估肯定不够，外科医生参与也不够，需要和麻醉科一同开展快速康复、质量改进。“学无止境”，在医疗卫生领域，要学的东西很多，需要不停地学习、实践。为了适应这个时代的卫生条件和病人需求，光是技术革新也不够，管理配套亟待跟上。

“一分耕耘，一分收获”，在深耕多年的儿童造口伤口护理领域，陈劼也计划着收敛往日荣光，坚守初心再出发。首先，通过国际造口治疗师协会教育委员会平台，借鉴最新的专业知识，因地制宜地指导临床、运用于临床；其次，将儿童伤口护理小组的体制、机制、规范不断完善，将造口伤口护理技术惠及所有病患。“做个有温度的医务工作者”，便旨在减少病人的疼痛，提高他们的生活质量。守护满是“祖国花朵”的花圃之路，这条路注定道阻且长，但陈劼，将步履不停。

丁俏力　文字

章渝婷　吴萌萌　采访

潘圣沂　徐闾闾　唐一丹　吴航　校稿

陈　劼

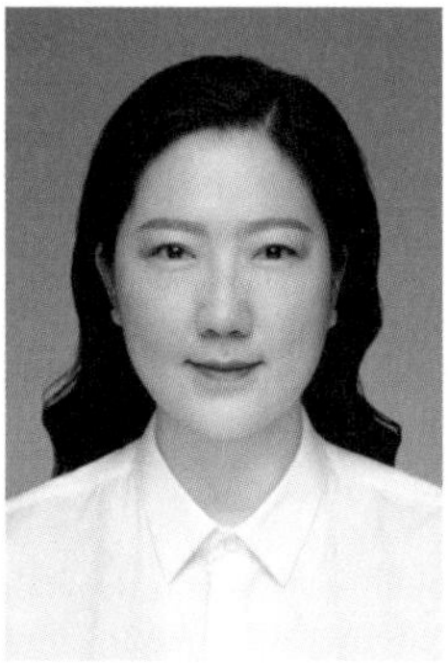

陈　劼　副主任护师、硕士生导师。曾任复旦大学附属儿科医院小儿外科护士长、国际造口治疗师、现任复旦大学附属儿科医院组织部部长。担任国际造口治疗师协会教育委员会委员、中华护理学会伤口造口失禁专业委员会专家库成员、中华医学会小儿外科分会第一届护理协作组副组长、上海市护理学会造口伤口失禁专委会副主任委员、上海市罕见病基金会护理专家。扎根临床一线期间，作为儿外科护理带头人，17 年来护理过许多急重症外科病人，包括各类先天畸形和神经肿瘤患儿，开展以家庭为中心的护理，形成护理规范和服务流程，医教研上都做出了巨大贡献。2011 年 10 月开设我国首家儿童造口伤口失禁护理门诊至今，为疑难危重患儿的造口、伤口、远期失禁问题提供优质护理，年门诊会诊量已超过 500 例。主编书籍 1 部，参编参译书籍 9 部，发表论著 30 多篇，专利 7 项，先后获得第二十五届上海市优秀发明选拔赛职工技术创新成果银奖（第一完成人）、上海护理学会护理科技奖二等奖（第一完成人）、中华护理科技奖三等奖（第一完成人），星光计划二等奖（第一完成人）。

裘佳佳：身怀仁术光自发，心怀仁德余芳香

希望大家可以体验医学这个职业水与火的考验，经过时间的检验，它一定是值得的

裘佳佳

一、“一切都是最好的安排”——漫漫学医路

“也许这些都是最好的安排”，在提到学医之路时，裘佳佳护士多次如是感慨。“其实我跟肿瘤医院还是蛮有缘分的，在我很小的时候，就因为生病在上海肿瘤医院治疗，没想到后来会来到肿瘤医院工作。”在她看来，选择学医也许是冥冥中早已注定，“当时因为外公外婆相继去世，就萌发了学医的念头，而且碰巧当时上医和复旦大学合并，我就报了医学，不过因为高考分数不够，就被调剂到了护理专业。”在复旦大学本科读书的过程中，

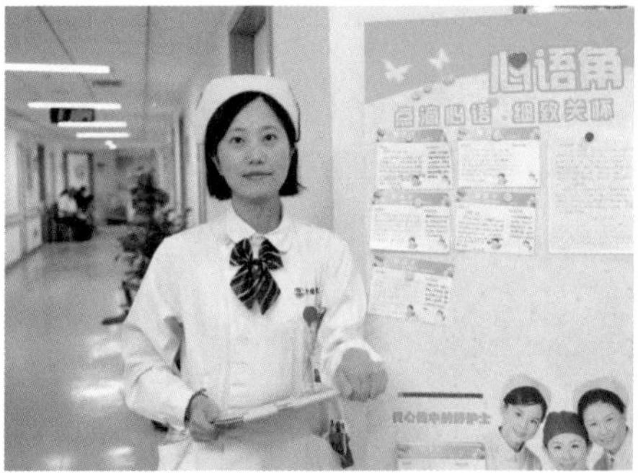

工作中的裘佳佳

她始终保持着早睡早起的良好作息，合理有效地安排着学习生活，最终以专业第二名的优异成绩直升研究生。

之所以研究生选择继续学习护理，裘佳佳这样解释道："其实护理这条路是越往上走路越窄的，你越往上读你就只能做这个了。不然前面的付出就很不值得，但对我来讲，其实我觉得就是最好的安排"。也正是在研究生期间继续深造护理专业，形成了一系列对于该专业的自我认同感和从业期待。在读研期间，对她而言，导师胡雁老师对她的学习甚至未来的工作都产生了很大的影响。"因为胡雁老师的专业我才选择了我现在的工作专业——乳腺癌领域，当时我的两个师姐都从事这方面，而且学院也在和肿瘤医院合作，我认为是一个很不错的领域和学习模式，于是就跟着老师一起来做乳腺癌。"不仅在工作方面，胡雁导师在做人做事方面也给了她很好的示范。"我记得特别清楚，胡老师回邮件评我们的论文时，她一定会把表扬你的话写在前面，尽管你后面可能被批得体无完肤，但她依然表扬你。"在她看来，看到别人的优点是她向胡雁老师学到的很重要的品质，所以在她现在的团队里，即使成员的工作有问题，她都会先进行表扬，而后才会提出问题，给人鼓励，也带人进步。这段读研的学习生涯，让她对专业的研究更加严谨，对知识的汲取更加丰富，对她未来的长远发展有着至关重要的影响。

在读研究生期间，她就来到了肿瘤医院进行实习。不管是在做临床工作，还是后来转岗到护理部，做行政工作，她都很认真负责。这些工作也得到了当时护理部陆箴琦主任的赞赏，支持她继续在乳腺癌专科领域做到更好。这对于她来说是一种很大的肯定，现在的她回忆起当时，充满感激地讲道："我们的陆主任也是给了我所有的支持，非常支持我来做乳腺癌专科。"当真正进入到乳腺领域的临床时，她遇到了第三位伯乐黄嘉玲护士长。在一次和黄老师去澳洲参加一个乳腺领域的会议时，她了解到乳腺癌康复领域更先进的方法，了解到各个国家对患者的管理方法。这对她们二人来说无异于打开了一片新天地。"之后，黄老师就在回来的飞机上跟我说我们自己组织一场会议，一方面把我们自己的经验分享出来，另一方面也把外面的人才引进来"，这一提议让她燃起了极大的热情，她通过会议上收集到的名片上的信息，向那些医生专家发送邮件，邀请他们到中国分享经验，最终成功地举办了这次规模较大的会议。在这件事情之后，她和黄老师就秉持着严谨的态度，一起做乳腺癌康复这件事情，在专业领域发挥所长，把理论和实践更好地结合起来。

在参加工作后，她也从未放弃对乳腺领域的进一步钻研。她主动申请了医院的出国短期访问项目，到美国的 MD 安德森癌症中心（MD Anderson）进修学习。在这里，她收获了很多，专业知识的补充，先进的管理理念，以及医患关系的处理等都对她产生了很大的冲击，开阔了眼界的同时也结交了很多志同道合的朋友。在提起这段海外进修经历时，她感慨道："不能窝在自己的世界，看头上的一片天，有的时候特别是像我们的肿瘤医院，我们乳腺外科的业务量可能会占整个上海市 40％的业务量吧，大家都觉得已经够好了，但是我还是会鼓励我们科室的护士们多到外面看一看。"

对于学医这条路，裘佳佳现在回顾起来只觉得是最好的安排。"走上这条路我觉得挺幸运的，我在临床做了有 11 年的护士长了。我对乳腺这个领域十分感兴趣，如果能够用我自己的力量，自己的专业知识，去帮助我们的患者重新返回人生的舞台，这是件非常美好的事情。"

二、"我已经习惯了"——责任与担当

她每天都早早地到达医院做好准备工作，"我好像已经习惯了。"短短一句话道尽了作为一名医护人员的辛苦。"我好像从没感受过所谓的上海早高峰和晚高峰，因为我们走得特别早，下班又晚"，她跟朋友的对话展现了一名医护人员的日常时间线。尽管工作紧张，时间紧迫，裘佳佳仍会早早地到达办公室，在纸条或手机备忘录上记下一天的工作内容或后两天的工作安排，一旦完成就划掉。如此明确的规划让裘佳佳的工作有条不紊地进行。

尽管她之前担任的是偏临床的护士长职位，对如今护理部的岗位并不是特别熟悉，但她仍以严格的标准要求自己。不同于之前管理一个护理单元，如今

对管理多个护理单元的她来说压力骤增，“这并不是我所熟悉的领域，这段时间我也是跟我的领导一起学习”，尽管刚开始时并不是非常熟悉这个岗位的要求，但在与各位经验丰富的前辈学习中，她逐渐明白了护理部主任的职责：“有的时候你做决定，做决策，不能仅站在自己的角度上考虑，因为下面的护士长需要依据你的决策来做事情。所以，我可能需要从不同角度来考虑这个事情。”

虽然职位压力较大，但她在科研方面也不曾松懈。在白天的工作时间里尽量处理完管理或临床方面的事情；在夜晚的休息时间里抽出时间进行科研活动；在照看家庭的同时，挤出琐碎的时间来研究科研项目。有的时候她会因为一些科研项目熬到夜晚才回家，尽管这些项目可以回家再做，但她都尽可能在医院完成，因为在这里能保持高度的专注。“我觉得这里特别安静，我就可以做我自己的一些事情。而且一些资源也在这边，对于做研究十分方便。”她平静地述说自己坚持在医院做科研项目的原因，乐观开朗，并不抱怨工作和科研的强度。“我目前来说还是能够比较好地去平衡我的临床工作和管理工作，包括我的一些科研。”高效有序的工作安排让她自信地面对各种工作与科研项目。

她不仅仅是一名护士，也是一位母亲。由于其与丈夫平时工作都很繁忙，因此他们定下了一个“在他（孩子）面前我们尽量不看手机”的约定，希望能更多地陪伴孩子，见证孩子成长的历程。在家里，她会尽可能地遵守这个约定，和孩子聊聊天，周末陪孩子出去走走看看。在周末，“两天之内有一天不谈工作，只跟他在一起”，即使出差再远，“只要有早班机晚班机，我都是当天去当天回”，只为了有更多的时间能够陪伴孩子，担起母亲的责任。孩子体贴她，有时会劝她不必把时间安排得如此紧迫，但她还是会尽量把时间安排妥当，抽出更多时间跟孩子一起聊天或约朋友一起玩，放松一下。身为医护人员，没有太多属于自己的时间，但陪伴孩子成长是身为母亲的心愿，她尽可能地平衡家庭与工作的时间，平衡母亲与医生的身份差别。

作为一个母亲，她并不要求她的孩子从事医疗行业，而是尊重孩子的选择。“我觉得他有自己的路要走，他要选择什么我都支持他，如果他想学医，我

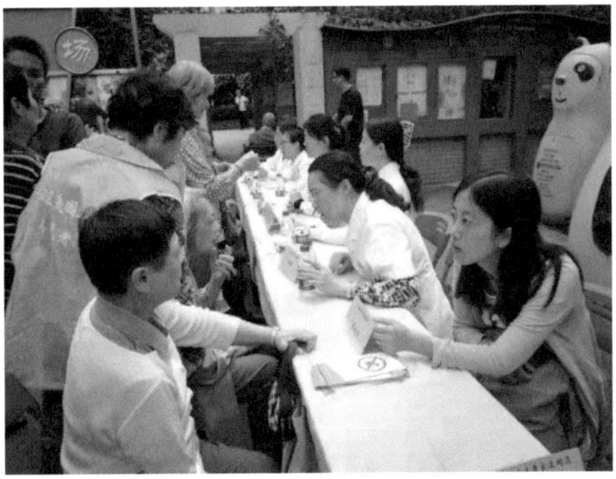

裘佳佳参加社区义诊

觉得挺好的。他如果不想学，我也支持他去做一些他喜欢的事情。”她对孩子表达了身为母亲的期许。尽管每个家长都希望自己的孩子快乐一生，但在上海如今的教育环境中，孩子的同辈压力很大，她的家庭当然也不可避免，但她会尽量克制，给孩子一个相对轻松的环境，让孩子能更快乐地成长。“我觉得我对孩子的管理相对而言还是比较宽松。虽然我也会焦虑，给孩子安排课外学习，但也会尽量避免孩子承担过多的压力。”

她不仅能平衡好家庭与工作之间的关系，也能处理好医护人员与患者之间的关系。可能是从小担任班干部的原因，她一直较为擅长沟通，但她觉得做研究生课题的那段时间让自己跟患者沟通的能力得到明显提升。从一开始不知道如何跟患者沟通，充满焦虑；再到后来成为临床实习护士，逐渐了解沟通技巧，在做研究生课题时不断反思。曾经有患者因为误解了她的意思而对她大发脾气，这种挫折同样让她更深刻地理解沟通的技巧，成为她成长的财富。课题做完后，她很快成为乳腺外科的护士长。直到今日她回忆起那时的日子，还是认为当时要面临的压力其实更大。身为护士长，不仅是与护士、医生、科主任沟通的桥梁，更需要承担与病人沟通的任务。病人情绪的不稳定，对护患关系的不确定性，让沟通更加困难。她回忆道：“当时有护士问我，护士长，我对他（病患）挺好的呀，为什么他对我不满意？当时有个满意度调查表，我们护士得分都不是很高。我安慰那些护士：只要你们问心无愧，觉得自己做到了自己应该做好就行了。”护士注重的应是患者的体验。尽心尽力做好自己的工作，就是护士最大的职责。

她认为自己对沟通还是有一些经验和自己的心得体会。多年的工作经验让她感悟到与病人交谈需要因人而异，也需要方式方法。因此，她常常会提醒护士给病人进行“话聊”，这并不是常见的化学治疗，而是以说话的形式进行的治疗。每个病人都有自己的故事，跟病人说话聊天，倾听他们的故事，就能从中发现该如何帮助他们的关键点。她举例道：“我有两个同样年轻的患者，两个人都在那里哭，她们哭的原因不一定一样，有可能这个姑娘怕自己未婚夫不要她了，另外那个姑娘她结婚了，担心是家里条件不好，她能不能有钱把这个病治好。”每个人的故事各不相同，需要帮助的点也不尽相同，通过话聊能让护士更好地帮助患者，这是她长年工作经验的总结。

工作的第一年，她与另一个姑息治疗科的护士长一起申请了心理咨询师的学习课程，希望能运用一些技巧更好地帮助患者。心理咨询对她自己也有很大帮助，因为她学会了自我调适：将心比心。她今日想起来，还是有很多感慨：“在职业生涯上面不是所有都能如你的愿，你可能每天希望事情按照你的想法来做，但通常是做不了的，特别是做护士长的时候，在病房时有无数的人会喊你，你会做很多可能在你计划之外的事情，这个时候要怎么去调试好自己的心情？基本上我还是很会调适自己的。”带领团队的时候，她希望护士在一个比较舒适的环境下为患者提供服务，站在对方角度去考虑。她认为善良与尊重应是医务行业从事人员的必备品质，“因为我们在挽救患者生命的同时也在完整我们自己的职业生涯”。就如同某位教授所说：“不仅是我们挽救了病人的生命，病人也完整了我们的生命。”病人的痛苦或经历丰富了医生的职业生涯，随着年纪和职业生涯时间逐渐增长，她也渐渐认可这个说法，即便最开始可能是单纯的一腔热血，最后也会逐渐转变为对生命的尊重。

谈及科普过程中令人印象深刻的事情时，她认真回想了自己做过的各种科普活动：从疫情前的“三八”妇女节、“五一二”护士节或母亲节线下活动的面对面宣讲知识，再到疫情之后的线上互动，从线下到线上，科普的方式也随地点变动而变化。近两年，国家、市、医院层层推动科普工作的展开。尽管她觉得自己做的科普工作不算突出，但她认为科普非常重要，需要大家共同开展。因为科普的受众不仅包含了同行，更包含了患者及其家人。科普，不仅能推动专业人员的同质化管理，更能增加听者对某个疾病的了解。在科普的过程中，医护人员如何面对患者，如何用患者听得懂的语气，如何通过图片或其他形式让他们了解相关疾病，这也是作为医护人员所应当学习的。她感觉，疫情之后的线上科普，还是给她留下了较深的印象：线上科普时，每个人提出的问题都各不相同，不仅要整理共性问题，还要回答个性问题。虽曾参加多次科普讲座，写过科普文章，也举办过科普大赛，但她觉得自己并不是一个科普达人，她希望，科普的火焰能永不停息，“每个地方都能培养一些科普讲解员”，让科普之风吹遍整片大地。

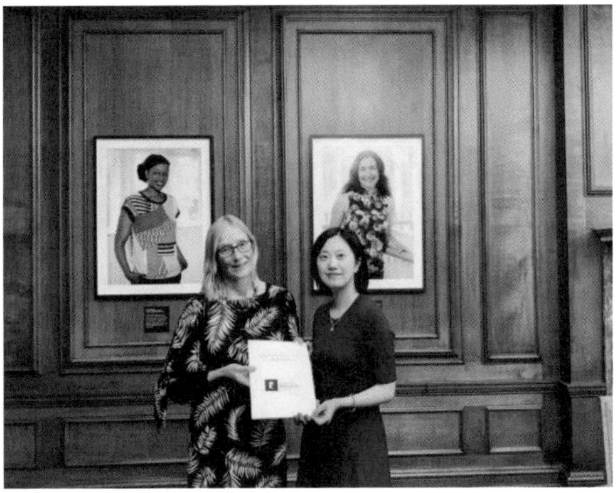

裘佳佳参加国际高级护理人员职业发展培训项目（英国诺丁汉大学）

裘佳佳也是一名党员，于 2003 年 6 月 11 日入党，现如今担任护理四支部的支部书记。谈及党员身份时，裘佳佳认为，这个名称时刻提醒了她在各个工作岗位上应呈现的身份，作为一个党员、一个支部书记自己应该要做的事；也时刻提醒她在各个方面要做好表率，树立榜样，引领大家。作为党支部书记，她是大家的精气神，引领大家解决问题；作为一个护士长，她是护士的主心骨，鼓励护士规划发展自己的职业生涯。她觉得，人不能一直局限于一个小格局中，而是要从大格局看待事情，“你一个人是好没有用的，你必须要看到下面的成长”，只有这样团队才能成长，才能进一步发展。

三、“冰火两重天”——期待与寄语

获评复旦大学“十大医务青年”，她表示，这是一个对她而言十分重要的荣誉，承载了大家对她的肯定与期许。“我觉得这是对我临床工作、管理工作、教育工作及科研工作一个综合性的肯定。”

“当时我知道我要来竞选这个医务青年的时候，我是没什么把握的，”她直言，但她同时希望能通过这种方式，“一方面证明自己的能力，一方面能够让之后的工作更有底气，给自己一点信心”。这个荣誉的获得对她来说，也是一种警醒提示：“当你获得这个荣誉，你需要具备这样的特质，今后你就要以这个特质为基础继续发展，从而体现综合能力的提高。”同时她希望每一个护士都能够有自己的职业生涯发展规划，有自己的想法，而不是随波逐流。

她认为，一个管理者应具备广大的格局，大度的胸襟，宽容的态度等特质，同时要学会善良，学会感恩，学会尊重。

“体会冰火两重天”，这是裘医生对于如今正在学习护理的学生的寄语，“护理这个职业有的时候真是冰火两重天。有的时候，为自己或者为别人感动，或者振奋，心潮澎湃，但有的时候情绪也很低落，怀疑人生，愤世嫉俗。”这也许是每个职业都会存在的感受，但在护理一职将体会得更加深刻。

她对学习护理专业也有自己的看法：“虽然会感到身份的落差，但护理本身就存在非凡的价值。当面对别人对高学历护理专业的质疑，从事护理专业的工作者们应以行动去说明，当护理人员不断向社会证明护理存在的意义时，偏见就会渐渐消散。”

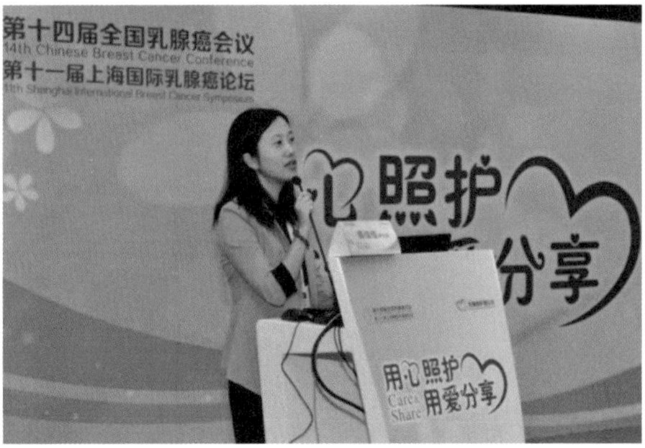

裘佳佳在护理论坛上做学术报告

她认为，“每个人应该做他自己喜欢做的事情，才是最重要的，如果你的心里真的是排斥，我觉得没有关系，根据你内心想做什么，做你自己喜欢做的事情。当你没有主意的时候，你问我护理专业怎么样，我会回答你：‘护理是有意义的，这便足够了。’”她相信，一个专业要自己深入地去了解，而不是仅凭别人的一言两语就去定义这个专业，特别是医护这个行业，更需要时间去验证自己对此的深爱程度：是否愿意为此付出大量时间，是否愿意如此辛苦。

她严谨、宽容、善良，以不懈的毅力踏上求学之路，持之以恒；以专心致志的态度对待科研与临床岗位，统筹兼顾；以认真倾听的姿态面对患者，包容一切；以优秀党员的身份树立榜样，引领方向，始终将工作扛在肩上，把患者放进心里。

郑　颖　范明珠　采访

赵怡宁　林淑婷　撰稿

董雨珊　杨敏　校稿

裘佳佳

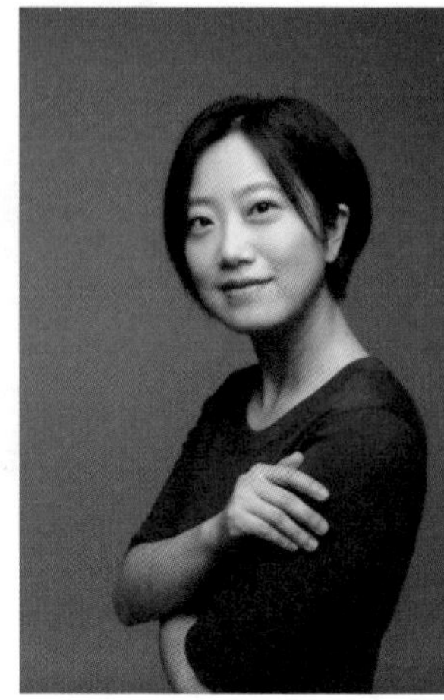

裘佳佳　毕业于复旦大学护理学院，护理学硕士，国家二级心理咨询师。现任复旦大学附属肿瘤医院护理部副主任、副主任护师。现任中国抗癌协会乳腺癌专业委员会康复学组副组长、中国抗癌协会肿瘤护理专业委员会青年委员会副主任委员、中国康复医学会修复重建外科专委会护理学组副组长、中国医药教育协会乳腺癌个案管理学组常务委员、上海市抗癌协会第一届肿瘤护理专业委员会委员、上海市护理学会外科专业委员会副主任委员、中国康复医学会手功能康复专业委员会乳腺癌手功能康复学组委员、上海市护理学会健康科普评审专家库成员。参与《中国抗癌协会乳腺癌康复共识》《乳腺肿瘤整形与乳房重建专家共识》《中国乳腺癌患者个案管理模式专家共识》《中国抗癌协会乳腺癌专业委员会保乳专家共识》《抗体药物偶联物治疗恶性肿瘤临床应用专家共识》《乳腺癌靶向药物输规范专家共识》的编撰，同时参与中华护理学会团体标准之——乳腺癌术后淋巴水肿预防和护理的编撰。参编专著5本，参译专著3本，发表文章30余篇，其中SCI收录4篇，申请或参与课题10项。参与国内国际大会数十次，口头发言数十次。入选首届上海青年护理人才培养资助计划，曾获得第七届复旦大学“十大医务青年”、复旦大学“十佳百优”——“十大优秀护士”和“十佳医务工作者”。

周琼洁：复旦学子之精神，青年医者之担当

欢迎来到复旦，享受在复旦每一天的学习和生活，并期待和你们成为同事朋友！

周琼洁

2021年3月26日

谈及为何选择妇产科，周琼洁医生眼里闪着光，“我和周围的家人朋友都觉得这是一份能给别人带来幸福的职业，你能亲手迎接新生命的到来。”而当她真正走进产科时，面临的又是另一番光景：夜班的精力考验，紧急的突发情况及产房的人情冷暖。这份工作的挑战与艰辛使得产科相对遇冷，而但凡做出这项选择的人，都是发自真心地热爱着这份事业，周琼洁医生正是其中的一份子。

一、漫漫求学路，莘莘学子心

在颇为漫长的求学路上，周琼洁在中、美、挪三国均留下了她的足迹，而

不同国家的所见所闻所感，也深刻塑造了今日的她。

周琼洁在上医度过了难忘的七年，包括五年本科与两年硕士的学习。本科毕业后需要选择导师，并去导师所在的附属医院开展临床实践。周琼洁自豪地表示，上医拥有非常优秀的附属医院，如华山、中山都是全国知名的综合性医院，而儿科、妇产科医院等专科医院也在全国名列前茅，这给了每个上医人学以致用的宝贵机遇。

硕士毕业后，周琼洁面临着重要的人生抉择，是进入医院接受规范化培训，还是去哈佛医学院做访问学者。抉择令她感到纠结，一方面，哈佛医学院对于刚刚毕业的周琼洁而言，是其心之所向的医学殿堂；另一方面，这将是她第一次走出国门，甚至是这位上海小囡第一次去往异国他乡生活，无论是语言、生活环境还是科研学习都是巨大的考验。而真正迈出那一步后，她惴惴不安的心绪反而得到了纾解，在生活和学习层面也有了新的体悟。

初到波士顿，这座新英格兰地区的最大城市在城市建设、文化氛围、居住条件等方面都给周琼洁留下了良好印象，而哈佛医学院就坐落在市中心以西的一个社区中。在顺利完成房源筛选、安全培训等一系列事项后，周琼洁迎来了初到异乡的第一项真正挑战——语言。虽然学习了十几年的英语，但真正来到英语母语者的环境中，她发现一切并不如想象般容易，甚至看似稀松平常的点菜都会遇到麻烦。周琼洁选择鼓起勇气，不断地与他人交流，从实验室到教室、从社区到餐馆，她逐渐适应了陌生的语言环境。

科研学习则是第二道“拦路虎”。在大部分人的认知中，访问学者就意味着井井有条的规划、跨越中西的交流、实验研究的创新，乃至直接在医学研究领域有所建树，这也是周琼洁之前的想法。但当她真的身处其中，便发现一切并不如设想般顺利，计划不一定能够实现，研究也会遇到瓶颈。她意识到，更重要的是调整好自己的心态，而不是眼高手低，自怨自艾。“利用现有的实验环境去学习比较前沿的实验技巧，这同样也是一种学习提升”，周琼洁补充道。

令她印象尤为深刻的是，哈佛医学院的学习氛围非常友好，无论是本校的学生、医生，还是交流合作的访学者，这座学院始终保持一个开放的姿态，对外提供丰富的学习资源，以供交流和项目合作。因而，在完成基础研究之余，周琼洁充分利用了哈佛医学院的丰富学习资源，去各类临床研究课堂上旁听，并在课后继续完成临床研究项目。“学习不应当局限于基础研究室的那方天地，那样可以看得更多、更远一些。”周琼洁将学习视为一个观察、习得并提高的过程。

相较而言，在挪威的博士阶段学习则是一段全新的体验。考虑到国内的工作和家庭等因素，周琼洁希望尽快完成博士学业。挪威的学制跟国内有所不同，国内完成一门必修课的话可能需要延续四五个月，但是挪威的模式是花两周时间上课，两周后上交一篇报告、论文或者是完成考试，她索性选择把所有必修课的学习周期压缩在 3 月以内。师生的真诚友好态度使周琼洁印象深刻，当她第一次去上全英文课程时，却惊讶地发现授课语言是挪威语，好在老师看到有亚洲面孔时，便改口用英文授课。有了之前在哈佛访学的经历，周琼洁对于使用英语交流已经不再发怵，在生活和科研上都可以与他人进行顺畅交流。此外，压缩的课时对周琼洁而言，既是压力，也是动力。当一门课程完成 5 天的学习后，可能就需要立刻着手撰写论文，周琼洁不得不在图书馆挑灯夜读，其间翻阅了众多英文书籍，查阅数据库机器，但这种自我学习的过程也使得她获益匪浅。

谈及多年的学习历程，周琼洁表示，兴趣和自主学习能力是她感到最为受用的。一方面，环境有时会逼着人成长，大学生应当学会自主安排自己的时间，然后利用一切可用的资源，在有限的时间内去独立完成学习的目标。周琼洁对博士导师加内什阿查亚（Ganesh Acharya)的教诲记

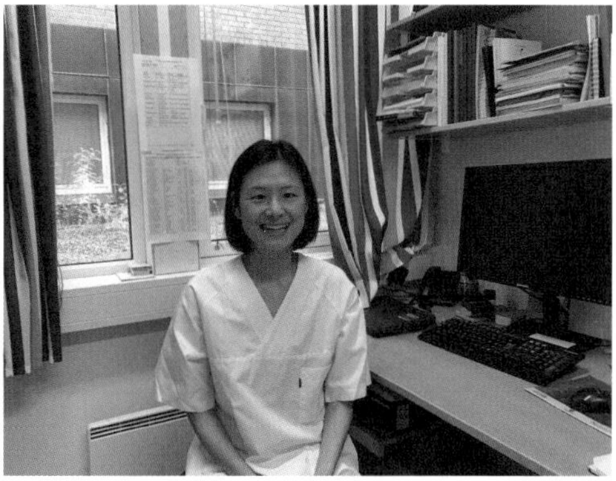

2017 年，周琼洁在挪威特罗姆瑟大学博士学习

忆犹新，“博士的培养其实不是看你能完成几篇学术论文，因为这些都是水到渠成的事，更重要的是，当你完成博士学位后，你可以独立承担一个课题。”另一方面，周琼洁认为自己是一个兴趣广泛的人，每当看到新颖的事物时，她会选择去持续观察、了解并学习，这是学习路上强大的内驱力。

二、 良师益友，医道传承

在学医之路上，导师如同学生的一盏盏指路明灯，指引着学子在医学道路上不断前进探索。李笑天教授是周琼洁读研期间的导师，也是妇产科医院的产科主任。那时候周围同学都说，“你要选产科就找李笑天了。”周琼洁就提前查好他的门诊时间，背上书包跑过去和他说：“李老师我想读您的研究生。”得到应允后，周琼洁便跟在他身边学习。李笑天不光教会了她许多知识，更是她成长路上的指引者，而课题组的同门学生就像一家人，互帮互助的氛围使周琼洁印象深刻。而在七年学制最后的半年时光中，复旦生物研究院的遗传学马端教授则是周琼洁的基础研究导师，他教导给周琼洁关于分子遗传细胞的研究，也鼓励她从临床的角度结合基础去做机制的探究，这也激励着周琼洁在其后的工作学习中不断创新，为妇产科学这门传统医学持续注入新鲜活力。

在哈佛访学期间，周琼洁又结识了石雨江教授，他是复旦大学生物医学研究院表观遗传学领域的知名学者，在 *Nature* 期刊上发表了多篇论文。正是石雨江把周琼洁引荐到了一个生殖内分泌实验室。回国后，两人虽不常联系，但每当周琼洁向石雨江请教科研问题时，他会毫不吝惜地给出反馈指导，这种师生之间的连接与默契也使得周琼洁心怀感激。

她与挪威导师加内什阿查亚（Ganesh Acharya）相遇是一段奇妙的际遇。当时他正巧选择休假来上海儿科医院访问，而由于儿科和妇产科之间的紧密关联，他又来妇产科医院进行了为期 2 周的交流合作。在交谈过程中，Acharya 教授问周琼洁要不要去挪威读他的博士，但是她考虑到临床工作繁忙，解释道不太可能抽出 3～4 年再去国外读博。Acharya 教授的一番话则打消了她的疑虑，他表示只需要周琼洁修完基础课程，和他一同开展项目即可，她可以在临床工作的同时兼顾学业。认真考虑后，周琼洁选择前往挪威，再度踏上求学之路。

周琼洁形容 Ganesh Acharya 是一位慈祥和蔼的老爷爷，对她总是循循善诱，谆谆教诲。作为《欧洲妇产科杂志》的主编，他十分重视学术诚信，并认为诚信在日常生活中是美德，而学术领域更是如此。可能发一篇文章对博士生是重要的，但如果是一篇存疑或造假的文章则事关整个学术生涯。“这种后果不在于别人会质疑你，而是你自己作为一个科研学者，不应该这么做。”周琼洁也时刻铭记着这份教诲，“他始终是我的学习对象。”

而为了将妇产科学的知识传承下去，周琼洁在工作后以编者的身份参与了教材编写项目。她认为教材编写和学术科研是互不矛盾、相互促进的两项工作，前者是后者的梳理与传播。但值得注意的是，教材面向的人群是全国范围的医学生，这是一项非常严谨且严肃的工作，必须谨慎对待。而随着数字技术的普及，教材也从传统的纸本书变为了数字化教材，教材的更新不止于内容，还添加了一些多媒体素材，包括图像、影像等，使得医学知识的传达更加高效和精准，《妇产科学》（第八版）数字教材正是在这种背景下诞生的。

在编撰教材之余，周琼洁还参与了《胎儿学诊断与治疗》的编译工作。这本书是李笑天院长在费城儿童医院发现的，她感叹于美国有这种优秀的产科相关著作，而国内医生可能由于这是一本“英文大部头”就放弃阅读，不免令人遗憾。她毅然决定和同事开启该书的翻译工作。作为翻译领域的新人，周琼洁起初也不知从何下笔。遇到的第一道关卡是专业术语，不同于日常生活或小说文学中的英文单词，医学领域的专业名词较为晦涩而要求精准，需要一个个仔细翻查校对。更为困难的是，如何用中文的语言和逻辑思维去表述英文词句，这个过程不似简单的“输入-输出”式机翻，而是需要反复琢磨、字斟句酌。但就如同留学期间遇到的语言难题一样，周琼洁凭借她的耐心与毅力，最终克服了翻译的艰难工作。而这本书后来也成为她常常翻阅的工具书，常看常新，“这也是一个与过去自己对话、不断提升的过程。”

三、从教室到产房，从学生到医者

从学生到医生，周琼洁的身份转换与过渡似乎是水到渠成的，因为两者始终紧密围绕着自己的信念与初心——治病救人。她认为无论是基础研究，还是临床研究，都要从患者的需求出发。具体而言，基础研究需要关注此类疾病在发病机制是否有未被阐明的方面，诞生的新理论需要经过实践的检验，即观察它是否能阐释现存疾病的发病机制。相比而言，临床研究则更关注治疗和预防，一个看似很小的问题都是值得关切的。在落实研究后，她需要完成临床研究的设计，为理论提供现实依据。在此过程中，也就自然实现了不同身份间的衔接与转换。

于她而言，临床是一个贯穿学业、事业的主轴，而其他经历则是对这个主轴的补充和增益。本硕阶段，她一直在兼顾学业的同时开展临床工作，七年制学习的后两年，她来到导师所在的妇产科医院，并完成一年半的临床实践，剩余半年则是脱产去做科研。尽管毕业后，她去美国访学了一年，又在挪威读了三个月的博士，但是临床工作基本一直未曾中断。

但这条主轴并不是固定不变的，“临床它是一个慢慢积累的过程，我一直在不断学习，知识体系也在不断更新”，周琼洁如是说。虽然产科是一门古老的学科，但许多前沿医学理论与技术也在不断向这个领域注入新的血液，如分子遗传学等。她也在此过程中不断拥抱新知，与这个古老学科一同成长。

四、作为社会缩影的产房

“产房是一个小社会。”这是周琼洁心中对产房的定义。尽管在大众认知中，孩童的新生无疑是一件值得庆贺的大喜事，但身为迎接者的医生，紧张的心绪总是在所难免。分娩大多时候是一个自然发生的过程，但是产科最大的特点便是不确定性。无论是胎儿，还是母亲，任何的异常都是医生需要时刻密切关注、处理的事情。从这个层面而言，异常才是妇产科医生专注的焦点。而当宝宝降生的那一刻，当他发出第一声啼哭，当他慢慢将手举向空中，周琼洁一颗悬着的心方能放下。

而除了分娩时产房内弥漫的专注与紧张，分娩前产房内的陪伴则更接近一个充满温情的“小社会”。无论是主治医生、住院医生、助产师等医护人员，还是孕妇的家人，每个人都陪伴在孕妇左右，从早期的焦虑不安到中期的忧心忡忡，从后期的疼痛加剧再到分娩后的悉心照料，一个孩子是在众人的簇拥陪伴与关怀下降生的。

产房的这种互助精神还体现在医护人员内部，一些科室可能只需要一个主刀大夫，但是产科需要一个团队的通力合作，有的负责剖宫产，有的负责紧急状况的急救。周琼洁表示，妇产科医院的一个优良传统就是急救演练，这也为每一个医护工作者培养了相关意识和能力，使得在面对突发状况时也能化险为夷。

就在接受采访的两周前，某天临近下班时，周琼洁突然接到紧急来电说有个产妇脐带脱垂，她和同事立刻重新进入工作状态，麻醉师着手麻醉工作，而周琼洁则负责手术准备，迅速从 9 楼的病房将孕妇转运到 4 楼的手术室。从接到电话到婴儿降生，看似漫长煎熬的一段时间，实际才过去七八分钟。而如果稍有迟缓，风险可能就会变成难以挽回的悲剧，但好在大部分悲剧都能在妇产科医护人员的协作下得以避免，这也是让周琼洁对医生这份职业抱有成就感的原因。值得一提的是，她的丈夫是一名胸外科医生，也会在手术室面临“和死神赛跑”的时刻，而每每谈及帮助病人化险为夷，夫妻两人都会相视一笑。

更棘手的一次意外是两个紧急情况同时发生，至今周琼洁回想起来那一刻，仍心有余悸。当时她正和肖主任一起值班，吃饭时突然接到紧急电话通知，有位前置胎盘的孕妇出血，需要立刻转移到产房手术。在完成病房转出手续的同时，两人也旋即背上紧急手术包赶往手术台。当时，孕妇的血就滴在周琼洁脚上，而就在她做相关汇报和抢救准备的同一时刻，突然又接到通知说病房中另一位孕妇的胎心消失了，需要转入手术室。面对同时发生的两个紧急情况，周琼洁当时心急如焚，但她必须保持沉着冷静，按部就班地为两位孕妇做手术，先处理前置胎盘大出血，再解决脐带绕脚引起的胎心消失问题，但好在最后都化险为夷。

事后，周琼洁反思道，“这种紧急情况撞在一起发生确实罕见，但如果这种极端情况真的发生了，应当如何去做？这件事给了我重要的临床经验及反思。比如，如何处理同时发生的两台手术、夜班执勤的人员任务分配、极端情况下的决策执行等。”

五、爱在疫情蔓延时

庚子年春的一场疫情，锁住了大多数人的脚步，并开始重塑生命的意义。置身于医院这一特殊的场景，尽管疫情使得很大一部分手术择期另行，但周琼洁告诉我们，产科没有一天停下过工作。生命的延续是难以阻挡的，但疫情似乎为新生儿的降临设置了“多重关卡”，对于周琼洁和同事们来说，新的挑战也不断在发生。

“从前的产科，家属陪护对于产妇来说是一件很自然、必要的事情，但在疫情的影响下，家属陪护从限制人数甚至到不能陪护，对于产妇而言其实是很糟糕的。”如何解决这种天然情感和现实情况的矛盾？周琼洁用“不容易”回答道。当家属被拦在疫情防控的门槛之外，包括周琼洁在内的产科医护人员肩负起比往常更重要的责任。“我常常看到护士日夜不分地陪伴在产后的产妇们身边。刚生产完的产妇体重比较大，也很难走动，需要搀扶，但其实很多同事们也都是比较娇弱的女生。”这样的困难时刻，一次次重新刻画了周琼洁对于医护工作价值的认知。

令周琼洁为之感动的，不只是同事们的齐心协作，还有来自家属们的理解。“我还记得最严格的时候，家属没有核酸证明是没有办法进医院的，但产妇可能突然发动或早产。这时候，我们甚至是住院医生或是移动定时车到医院门口给家属签的字。”在产科的工作经验让周琼洁深深感受到，这种不在场的陪伴无论对于家属或是产妇来说，都是一种难以克服的心理障碍。“但后来发现在全民抗疫的过程中，大家的配合度其实都非常高。当你费心地和家属解释不能进来的原因，他们其实也都会接受。”

正是在医护人员、产妇、家属等多个主体间的相互理解和支持之间，这一场疫情的意义被重新赋予。疫情不再和严格管控画上绝对等号，温情的“云互动”成为疫情期间产科的特殊景象。周琼洁眼里，在这场疫情里产房的故事或许称不上印象深刻，但是这些逐渐惯常化的多流程管理，使她不断内化了更深厚的责任感与同理心。

六、 复旦学子之精神，青年医者之担当

提及复旦大学“十大医务青年”的责任与担当，周琼洁说起了复旦大学的民间校训——“自由而无用的灵魂”。在她看来，复旦大学医学院的学生有一个共同的特点，即大家都较为专注自己的专业。而在自己的专业上都拥有一定的自由度，所以大家基本都沉浸在自己的学科中，而没有太多功利的想法。她身边的很多医生都是如此。比如，在评选复旦大学“十大医务青年”时认识了很多优秀的医者，包括复旦大学附属中山医院专攻心血管病的葛院士，还有五官科医院研究青光眼的医生等。大家平时都各自研究自己的专业，但碰到有交叉的内容又会聚在一起相互交流，大家都怀抱着同一种信念。

在医学教育领域，周琼洁也用实际行动践行着医者担当。她从 2014 年就开始负责六年制的大课教学工作，而作为医院教育科的副科长，她需要承担医院各类人群的医学教育工作，不仅包括在校生的教学工作，还有住院医师规范化培训、专科医师规范化培训、在职员工的基础教育等。这些年的学习和教学经历让她对“卓越医学人才”有了更深入的理解，作为最后一届七年制的学生，她见证了医学教育的改革，八年学制为卓越医学人才的培养提供了更长的实现周期。

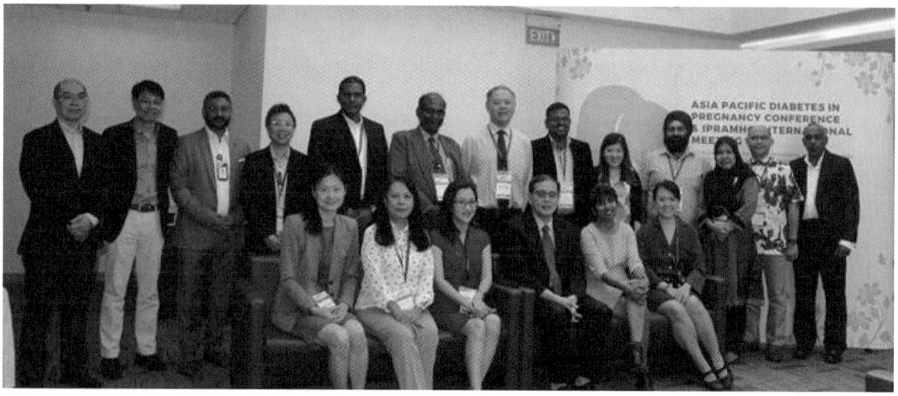

2020 年，周琼洁参加新加坡亚太地区糖尿病会议并应邀请发言

此外，周琼洁从 2020 年开始担任复旦大学克卿书院的导师一职，她在工作中发现本科同学在学习专业的时候非常期待进入临床实践。在她看来，不管是医生，还是护士，临床都是最基本、直接地面向病患的窗口，只有先做好临床的工作，才能够做好更多的科研、行政教育等工作。她希望每一位医护专业的学子都能够认真地对待临床工作，将自己的所学发挥得淋漓尽致。

周琼洁强调，作为一个卓越医学人才，除了能够做到治病救人，还需要培养综合能力，包括科研能力、团队协作能力、沟通能力，专业英语能力对于学术交流也是必要的。此外，人文关怀也必不可少，特别对于妇产科学来说，需要考虑女性的一些私密问题，以及产妇背后的家庭责任与整个社会的价值取向，只有充分考虑到了这些因素，才有可能真正成为一名好医生。

刘天天　郑曼琳　王翀　采写

董雨珊　杨敏　校稿

周琼洁

周琼洁　复旦大学附属妇产科医院产科副主任医师、硕士研究生导师、复旦大学妇产科学博士、挪威特罗姆瑟大学临床医学博士、哈佛大学医学院及其附属布列根和妇女医院（Brigham and Women's）医院访问学者。作为国家卫计委妇幼司全国免费孕前检查项目专家组成员，围绕孕前保健开展了一系列原创性临床与应用基础转化研究。以第一作者或通讯作者身份在 *Diabetes Care*、*JAMA Pediatrics*、*Environment International* 等行业顶尖杂志发表论文 20 余篇，2 篇相关成果被《FIGO 指南》引用。获得上海市公共卫生体系建设三年行动计划优青、复旦大学卓学优秀人才计划、第八届复旦大学"十大医务青年"等荣誉。担任妇幼健康研究会孕产安全专业委员会委员、*Maternal Fetal Medicine* 通讯编辑、*Best Selection in Maternal-Fetal Medicine* 编委、上海市医师协会运动医学分会第一届委员会委员。

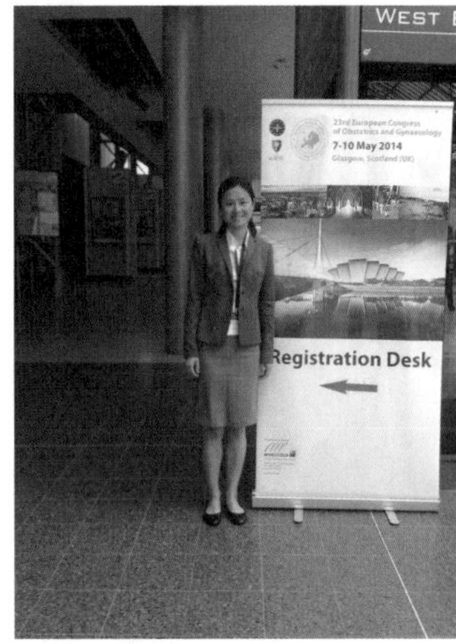

陈铁洪：敢创敢新，砥砺前行

祝愿行走在青春路上的你们：

以梦为马

不负韶华

志存高远

永攀高峰

陈铁洪

2021年5月

日月光华，旦复旦兮。在复旦大学的历史上，曾涌现过无数优秀的白衣天使，他们救死扶伤，为人民带去福祉。今天，复旦大学依旧在不断培养优秀的医学人才，其中，我们今天要介绍的这位复旦大学“十大医务青年”获得者陈铁洪老师就是这些优秀医护的代表。

一、 上医：梦想与憧憬

作为复旦大学上海医学院护理学专业的毕业生，谈及当初的报考原因和初心时，陈铁洪老师表现出了青年人的使命和担当。她说：“因为人的一生始终无法躲过各种疾病的侵扰，生老病死是一个亘古不变的规律，而且我从小受到南丁格尔等人精神很大的感染。所以在我很小的时候就立志要成为一名白衣天使。因为我很愿意去帮助别人，也很希望通过自己的力量去给别人带来一些慰藉。我想，这也就是我最初选择报考上医和护理专业的一个初心。”正是带着这样的初心和信仰，她走进了上医，走进了护理这个她选择坚守一生的事业。

新学期伊始，陈老师也遇到了许多同学都会遇到的迷茫期：学业压力大，生活不适应……就像很多医学生所说，医学和护理的专业课程比较枯燥，学习时还会遇到很多晦涩难懂的专业词汇，这些对于刚刚迈入医学专业的同学们来说，无疑是一个挑战。面对这些挑战，她说：“虽然，在刚接触到这些专业词汇和学术问题的时候还是比较迷茫。但是，凭着对于这份专业的强大兴趣，我还是坚持了下来。因为我告诉自己‘不能忘记我的初心’，我要去帮助更多我想帮助的人，要在别人需要的时候给予我所能给予的帮助。所以，在经历了短期迷茫之后，我还是通过自己的努力把它克服了。也正是在这个过程中，我获得了非常多的乐趣。比如，我还记得，在我学到循环系统这一章时，我突然觉得人体是一个特别神奇的系统。我也听老师说到，有些病人在经过手术之后脸色会从青紫变成红润。我当时就觉得医疗或者说护理这门学科真的是非常神奇。可以说，我是带着非常浓厚的兴趣走入护理专业并且坚持了下来。”从陈老师的经历也可以看出，迷茫期并不可怕，重要的是要敢于面对它，并且积极寻找解决的办法。对于陈老师来说，对于专业知识和学习的兴趣，就是她度过迷茫期的一件法宝。

回忆起自己在上医的学习生活，陈老师展现出对时间的万分珍惜。她说：“上医有很多有趣的课程和有自己独特教学风格的老师，也正是因为有这些知识和经验丰富的老师和有趣的课程，枯燥的医学课程变得津津有味，让人回味无穷。所以现在回想起来，觉得在学校学习的时间还是有点短。这或许是只有学医的同行才能理解的问题吧。”与其说是学医的同行才会理解的问题，不如说是每一个像陈老师一样奋发上进、珍惜时间努力学习的人才会有的感受。并且，十分难能可贵的是，这种时不我待的责任感和使命感贯穿了她的整个大学生活。当被问到用三个词描述自己的本科生活时，她说：“如果要简单的汇总的话，我觉得是快乐、紧张和憧憬。快乐呢，是因为大家都是第一次体验这样的大学生活，都是第一次进入这样一个集体，所以还是比较有新鲜感的，所以在整个的跟同学相处的过程中，还是充满了很多快乐。那么紧张的话，就是要在短短四年的时间里，我必须要接收非常多的医疗知识去充实自己，那么需要学习的东西就很多。同时，我觉得医疗和护理专业的专业词汇非常多，学习任务总体来说还是非常繁重的。但是，我也深知，学习对自己今后生活和工作的重要性，因此，我的学习生活还是相当紧张和紧凑的。那么，最后一个词呢，就是憧憬。初生牛犊不怕虎，对于自己以后要进入职场，进入我希望的一个能够帮助人的群体当中，我内心是满怀憧憬的。觉得自己以后一定要大展宏图，展现出自己的专业能力。”在大学时期的陈轶洪眼中，如何用专业知识充实自己，如何在学习中锤炼自己，如何更快、更有效地成为自己所向往的专业护理人员，始终是她最关心的事。

二、 护理：热爱与担当

现在，陈轶洪老师已经是一名经验丰富、专业素质突出的护理工作者了，已然成为了自己当初所期待的样子。但是，她并没有停止前进的脚步。在任职期间，她带教了多名临床护士，参与培养护理研究生，并获聘复旦大学护理学院“地高建”创新导师。对于像曾经和自己一样正在医学院学习的学子们，她这样说道：“习近平总书记曾经说过，实现中华民族伟大复兴的中国梦，需要全体中华儿女众志成城，万众一心。而青年，作为实现中国梦的生力军和中坚力量，一定要牢记嘱托，不忘初心，脚踏实地，在中国特色社会主义的实践中放飞我们的青春梦，实现中国梦。所以，我想对学弟学妹们想说的是，我们一定要强化本领，学习好相应的知识，提高素质，增长智慧，增强本领，克服恐慌。同时，通过不断地补齐短板，爱岗敬业来提升自身的综合素质。第二，我希望能够树立以人为本，以病人为中心的理念，同时，在以后的工作中，能够做到热爱本职，专心工作，做一名合格的青年医务工作者，热爱医务事业，具有高尚的医务素养和职业自豪感，毫不保留地把自己的全部精力奉献给病人，奉献给社会。在平凡的工作中做出最不平凡的成绩。”陈老师的谆谆教导，应牢牢刻在我们心里。

谈起自己的工作经历，陈老师表示自己是十分幸运的，毕业之后便进入了中山医院，从事自己喜欢的护理行业，参加临床护理工作，至今已有十数年了。她说，临床的工作是特别繁琐的，事无巨细，所有的细节都要特别注意。尤其是心血管外科的临床护理，面对的大部分都是急危重症患者，患者病情比较复杂，病情变化快，对临床护理工作的要求极高，容不得半点闪失，所以无论是对自己、还是对同事，她都有极高的要求，甚至可以说到达了苛刻的地步，要求掌握相当全面的临床技能和知识，不仅仅是配合医生完成工作，很多时候她们甚至需要冲在第一线去解决很多紧急的情况和问题，病情变化瞬息万变，这是心血管外科护理的一大特点。医学的工作，严谨是第一标准，严格按照操作规范去完成临床护理工作，是最基本，也是最安全的工作方式。现代医学的发展，要求全面的复合型人才，医、教、研要求全面发展，这也是她对自己工作的要求。

陈老师面对工作的态度就是绝对严谨和一丝不苟。她认为做好本职工作是一切的前提，在做好本职工作的同时，要善于从临床工作面临的问题中去总结和思考，需要自己不断地提出问题并解决问题，还是要立足临床，明确所有的工作都是为了让患者获利更多，都是为了解决临床一线的问题，出发点明确了，还要善于利用团队的力量，“积沙成塔，积水成渊”，平时做一个有心人，不断积累、善于总结，结合扎实的理论基础，自然而然，临床的工作效率和工作质量就会越来越高。陈老师所在的团队，也是一个十分优秀的团队，她曾带领科室及个人连续四年获得全院 QCC 大赛优胜奖及优秀圈长的殊荣，但对于这些来之不易的荣誉，她表示，这是团队共同的努力换来的，并不是她一个人的功劳。她说：“可能我更多的是起到一个引导的作用，在临床一线工作中去发现问题，然后团队的各位成员各抒己见，充分交流，经过激烈的讨论和交锋，往往可以得出解决问题的基本思路和方法，当然过程可能需要一点时间，但有了问题总有办法解决，这就是我们工作的信念和态度。做人，也要做个有心人，善于总结，并把这些都总结记录成文字，这也需要团队的力量。长此以往，我们坚持的结果，也确实得到了院领导和院内同仁的认可，取得了一些成绩，这也是我们这个集体和团队的荣誉。”

实践出新知，在工作之余，陈老师还曾多次参加红十字会志愿者及国家卫生健康委志愿者活动，不仅是为志愿活动做出贡献，也是让自己在实践中得到充实，得到提升。陈老师说：“参加这些志愿活动，对自己的本职工作也有很大帮助，临床医学绝不是脱离实际生活的纸上谈兵，尤其是护理工作，一定要接触最一线的工作，从实际工作中发现问题、解决问题，才可能使护理工作得到最大的提升和进步。”参加这些红十字会志愿者及国家卫生健康委志愿者活动，她也接触到了很多平时病房临床工作无法接触到的场景，增加了和同行的交流，增长了自己的见识，也让自己的知识面得到了更全面的完善和补充，这对于日常的临床工作都是非常好的补充和非常难得的机会。

从医十数年，陈老师仍对自己的工作初心不改。随着工作年限的增长，她对这个职业最初的神圣感没有一丝一毫的消退，反而越来越沉重。“余谨以至诚，于上帝及会众面前宣誓：终身纯洁，忠贞职守，尽力提高护理之标准；勿为有损之事，勿取服或故用有害之药；慎守病人家务及秘密，竭诚协助医生之诊

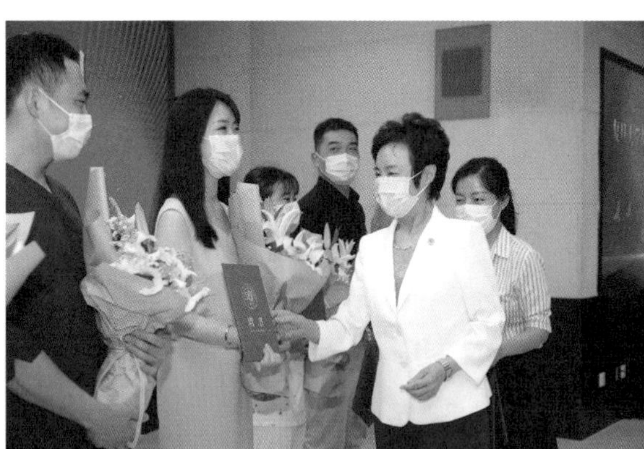

陈轶洪被授予复旦大学“十大医务青年”荣誉

治，务谋病者之福利。”这是陈老师当时步入护理行业的南丁格尔誓言。她说：“我将时刻牢记这些誓言，这些誓言也时刻提醒着我，砥砺前行，不忘初心！”

三、抗疫：使命与信念

怀着这样一颗初心，2020年的冬天，当得知医院发出驰援武汉的号召后，陈老师没有任何犹豫，第一时间报名参加，驰援武汉。她说，2020年的疫情是她从事医学工作以来遇到的最大公共卫生事件，虽然也经历过2003年的非典疫情，但相比之下，这次的新冠疫情来势更为凶猛，波及的范围也更大。但是作为一名医务工作者，她早已做好了“上战场”的准备。所以当得知医院发出驰援武汉的号召后，她甚至没有来得及与家人商量就第一时间报名了，因为潜意识里，她只觉得这是医务工作者义不容辞的责任。尽管做足了一切的准备，但真的到了武汉前线，那种在电视上看到的画面那么真实地呈现在面前时，陈老师还是感到了震撼。那里的条件之艰苦、形势之严峻，还是部分超出了她的想象的，但她仍没有半点退缩和害怕。陈老师说：“还是要感谢我们中山医院的团队，大家都是最专业的医务工作者，大家齐心协力，相互鼓励，使我们用了最短的适应时间，就全身心地投入到了一线的临床工作中，即使身在武汉前线，我们也要用中山标准要求自己！没有迟疑和纠结，戴上护目镜忘却时间，穿上防护服忘记自己，竭尽全力护理病人！作为护理第三小组的组长，我不但要负责我的组员顺利完成相关护理任务，更要确保每一位组员的安全健康。每天6～8小时的工作，脱下口罩，卸下‘盔甲’，我和我的队友们会疲惫、会因为脸上被压出水泡而流泪；但穿上防护服，走进病房，我们又立刻变成果敢英勇的‘白衣战士’，是敢于与死神‘掰手腕’的‘铿锵玫瑰’！我为我们的团队感到骄傲！”

驰援武汉对于医务工作人员来说是一件危险但是崇高的事情。陈老师讲起自己的经历时说道：“它（驰援武汉的经历）让我对生命有了一个新的认知，也

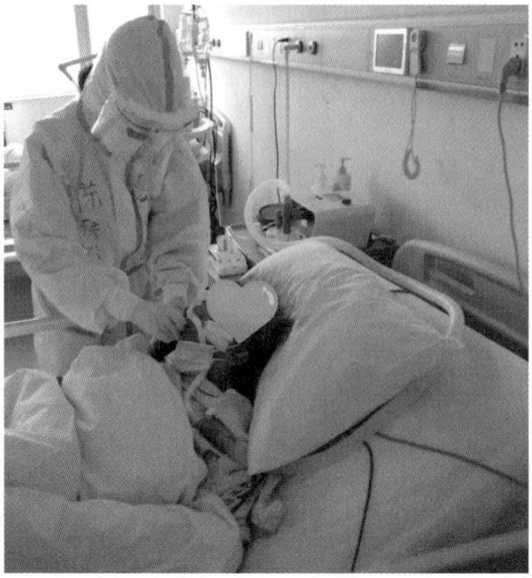
援鄂日常工作照

让我对我们这个神圣的职业更加珍惜且自豪。”抗击新冠肺炎疫情对于医务工作人员来说就是战场，白衣战士身后是全国人民的生命安全，他们的肩上扛起了全国人民的期待，他们一步一步地向前，一点一点将病毒赶出了武汉，人们感叹“原来天使一直在人间”。但是一线的形势比想象中更加严峻：天气恶劣、物资匮乏、患者心中充斥着恐惧。但是陈铁洪老师和她的团队并没有丝毫退缩，反而在逆境中顽强拼搏，她说：“中山精神一直强调扎实严谨，我们到了前线，不仅要做事，更要思考如何把事情做得更好。”中山精神在她身上体现得淋漓尽致。援鄂期间，她提出了自己的创新：采用 PDCA 管理模式。 PDCA 是一个质量管理工具，包括了“Plan、Do、Check、Action”几个环节。发现问题及时进行分析，尽快提出新的整改方案，在方案实施过程中，实时考察新方案的效度，再发现新的问题，如此不断改善前线工作。一轮又一轮的闭环 PDCA 极大地提高了一线的护理效率。陈老师与她的团队通过自己的努力解决了抗疫一线的许多问题。“抓住、稳住、守住”的中山信念跟随着以陈铁洪老师为代表的中山医务人员在疫情前线发光闪耀。

“经过了抗疫的洗礼，我觉得我们医务工作者有了更沉重的历史责任感。习总书记强调人民健康是民族昌盛和国家富强的重要标志，我想我们的目标一直没变，就是保障广大人民的健康，我和我们也会向着这个目标不断砥砺前行，奋发前进。”陈老师的眼中满是坚定。

四、 未来：合作与创新

疫情带给她的还有新的思考：面对未来不可预测的新问题，我们能做什么？她说：“作为一名合格的医务工作者，首先要专业知识扎实，并且要学会学习、终身学习。”医疗领域、护理领域都是不断发展变革的，尤其是在当今这样高速发展的时代，新的研究成果不断涌现，对于某些疾病的诊疗以及护理观念可能在几年甚至一年之内就要更新一次，学习的停止就意味着知识的滞后。其次，陈老师强调合作精神，“众人拾柴火焰高，一定要有团队精神”。她提道：“取得的所有成果都是团队集体协作的结果。”医疗护理行为从来不是个人行为，而是一个团队的合作。一点一滴的智慧汇集成整个团队的智慧之水，融汇了每个人的努力又为每个人提供灵感和创新源泉，生生不息，成就了整个团队的优秀。最后，创新精神对于医务工作者非常重要。“没有创新，我们整个医疗护理行业乃至整个时代都不会有进步，原地踏步就等于落后。”应对未来可能出现的各种新情况、新问题、新需求，面对未来的机遇和挑战，只有不断创新，才能未雨绸缪，做好准备。同时陈老师也说道：“创新需要异想天开，但又不是一味的天马行空。”立足实际，根据问题去思考，才能眺望未来，才能开拓创新。在陈铁洪心中，创新只是一个手段，一定不能为了创新而创新，脱离了实际的创新只能沦为无根之木，而没有聚焦患者问题的创新只是无果之花，徒有其表。

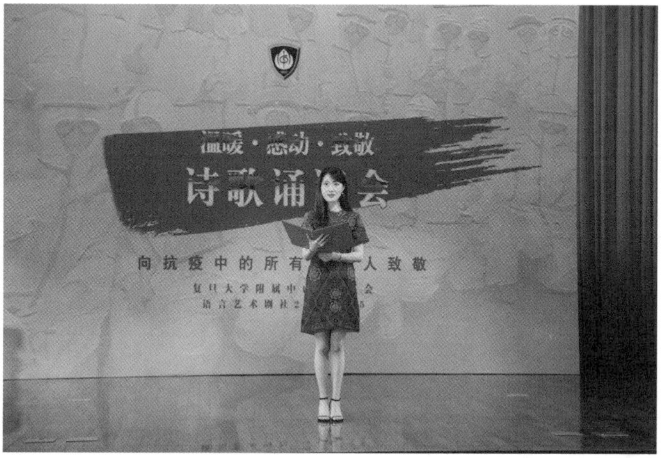

陈铁洪参加抗疫诗词朗诵

脚踏实地，眺望未来，是陈铁洪老师创新之路的写照，也是她对我们每一个行走在路上的人最大的经验馈赠。而她自己，也是这条创新之路的坚实前行者之一。陈老师在临床护理领域屡次创新，发明多项创新项目，在获得国家专利的同时，屡次在国家级、市级、院级多项创新大赛中荣获大奖。她强调在临床护理领域，无论是创新还是科研，出发点和最终归宿都是临床护理工作，“所有的临床护理创新都不能脱离实际运用”。正因为在工作中全情投入、留心观察，她才能不断地发现现实工作中存在的各种问题以及随着时代进步、医学发展出现的新问题。“立足实际，开拓创新”是她不断进取地原动力，永远在实践，永远在改进，永远在创新。一颗时刻装满对患者的关切之心，一颗不愿将就、不甘落后之心，铸就了时时创新的陈铁洪。她正是“一切为了病人，更好地为患者服务”这一中山精神的生动注解。

作为一名外科护士长，陈老师的工作是十分忙碌的。工作日里，因为工作任务较多常常需要加班，很晚才能回家；休息日里，病房出现问题必须第一时间赶回医院处理，陪伴家人的温馨时光常常因此打破。对此，陈老师十分感谢家人的理解与包容，但同时也表示，能够帮助到患者是对她来说最重要的事，即使再辛苦也值得。

面对巨大的工作压力，陈老师也会选择一些简单的解压方式，比如听听音乐，和家人一起出去走一走。“除此之外，我在周末还会去看一些书籍，让自己的心能够完全沉淀下来。”陈老师说，她觉得对于医务工作者来说终身学习非常重要，“所以在空闲的时间里我会不断地去学习一些专业知识，希望自己能跟上整个行业的发展。”

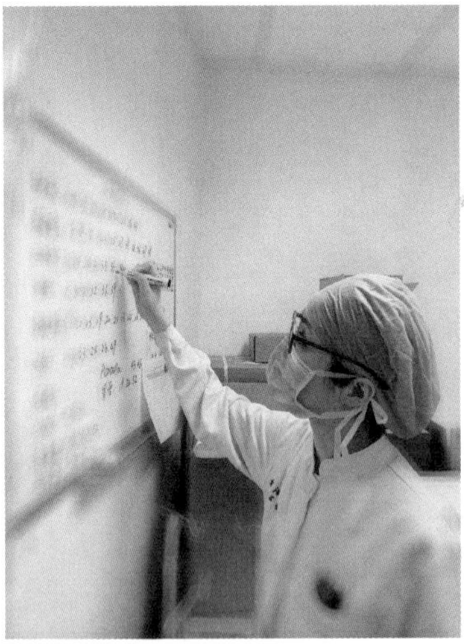

陈铁洪抗疫前线工作照

提及 2020 年初奔赴武汉前线抗疫时家人的反应，陈老师向我们讲述了一个小故事。“我们是在 2 月 6 号的晚上接到驰援武汉的号召，当天晚上我们就要组建好部队，第二天早上就要出发，时间非常紧迫。我们走的时候，我父亲一下抱住我，跟我说，‘你要保护好自己’。我父亲平时是一个非常沉稳的人，很少袒露自己的情绪。但是在那天，他别过脸的时候，我看到他的眼角流下了一滴泪。”说完陈老师调整了一下呼吸以平复自己的情绪。

等飞机降落到武汉天河机场，一行人到达驻地之后，陈老师就接到了家里人的电话，第一时间就在关心她的状况。“其实在那里的每一天都很思念家人，每天结束工作回到驻地后的第一件事就是和家人进行视频通话，互道平安，让他们放心。”说到这里，陈老师表达了对现代科技的感谢，正是因为科技，她才能和远隔千里的家人“面对面”地交流。“不过慢慢地我觉得家人基本上就放心了，不像之前那么紧张担忧。”陈老师表示，因为他们在武汉工作的时间逐渐增长，经验随之积累，再加上复旦中山医院和上海市卫计委对他们的大力支持，他们的安全得到了很好的保障，家人的焦急情绪也随之缓解。

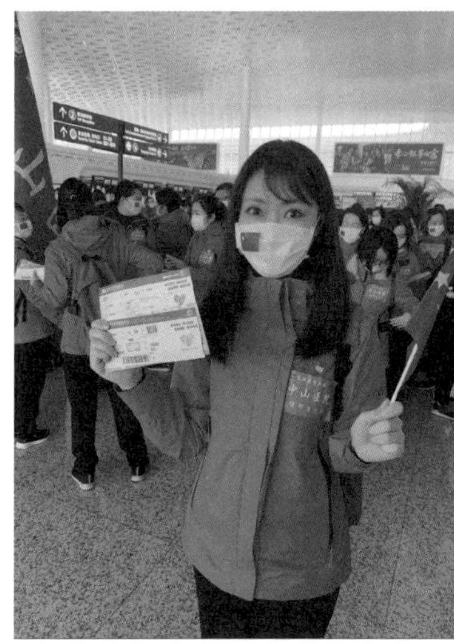
援鄂返沪前，天河机场留念

“白衣天使”也是常人，也有自己的家庭与生活。平日工作里陈老师兢兢业业，认真完成每一项任务，不惜牺牲自己的休息时间；危难时刻陈老师挺身而出，舍小家为大家，毅然奔赴前线抗疫。“沧海横流，方显英雄本色。”陈老师等医务工作者是真正的英雄，是最可爱的人！

周子欣　周璐　王春丽　王博雅　采访、撰稿

董雨珊　杨敏　校稿

陈轶洪

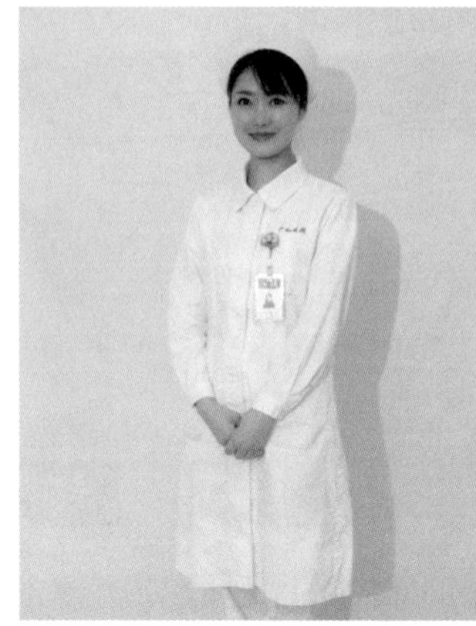

陈轶洪　复旦大学附属中山医院心脏外科37病区护士长。屡次在国家级、市级、院级多项创新大赛中荣获大奖；担任国际血管联盟护理专委会委员，主持多项临床护理科研课题，她的研究论文在多个期刊发表；参加多次国内胸心外科及创新论坛，大会发言多次；担任心脏大血管外科护理亚专科学科带头人；获得上海市“医苑新星”青年护理人才计划；多次参加红十字会志愿者及国家卫生健康委志愿者活动，中山医院第四批援鄂医疗队员，因抗疫优异表现，在前线火线入党，成为一名光荣的共产党员；是集临床护理管理、教学、科研、创新多位一体的全面型护理人才。

朱炎逢：不忘初心，永远努力前行

一生只有一次青春
现在青春是用来奋斗的
将来青春是用来回忆的
不负青春

朱炎逢
2021.4.10

一、校园生活

朱炎逢于2002年考入复旦大学护理专业，开启了自己全新的大学生活。值得一提的是，他是复旦大学医学院护理专业招收的首批男学生。对于当时的朱炎逢来讲，进入护理学院是较为偶然的经历。起初，他虽然抱着一定要考上复旦的想法顺利被录取，但对于学什么专业还没有具体的想法。在被录取后，才开始通过各种渠道了解护理专业。他提到，对护理专业最初的认识始于自己童年时期住院的经历。在住院的那段时间，照顾他的那位护士与他进行沟通，给予他关心和理解，使年幼的朱炎逢并不抗拒打针治疗，这也对他的康复起到了重要的作用。有了这种经历，让他更意识到了护理工作在患者康复过程中不可小觑的作用。

校园时光是美好的，离开家乡的朱炎逢感受到了上海和家乡人文环境的不同。在完成繁重的课业后，他也会利用课余时光，与其他同学一起，骑着自行车，漫游在上海滩、城隍庙等各个标志性景点，或者通过打篮球的方式放松身心，体验大学生活的美好。

在这几年里，除了学习到专业知识外，朱炎逢在性格上也有了比较大的变化，更加稳重和踏实，也正因为有了这种稳重性格的加持，他更容易沉下心思来去做专业方面的事，不受外界喧嚣的干扰。

朱炎逢认为，这种性格的培养，与他在复旦读书时的学习氛围有着直接的关联。在大学时期，身边的老师和前辈对于学术严谨的态度和刻苦钻研的精神都对他产生了潜移默化的影响。在进入岗位后，自己成为了前辈，又将在前辈那里学到的知识和经验传承给新人，一代一代传递下去，影响着自己的后辈。

二、工作

朱炎逢是在 2005 年 8 月进入华山医院，他首先是在泌尿科病房工作，同年 12 月被选入手术室成为一名专科护士，结束轮转后主攻普外科、泌尿外科手术护理。从 2006 年的 1 月到现在，一直都在手术室工作，已经拥有 15 年手术室经验的他俨然是护理界的“资深人士”。

目前，他是华山医院 6 楼手术室的护士长。 6 楼这个楼层主要进行的手术是外科手术，包括普通外科手术，泌尿科手术以及五官科和面科的手术，而这一层楼的护士就相应地配合外科医生，进行手术室护理这一方面的管理。而手术室的性质就相当于一个平台的科室，护士们提供这个平台，就能够为医生手术后病人的恢复提供护理上的技术配合，医生和护士配合得越好，手术时间就会越短，病人的恢复也会越快、越好。

涉及工作的具体实操和细节时，他这样解释自己的工作：“所有人都会生病，所有人吃五谷杂粮都会生病，那生病之后人就需要到医院里面接受治疗。

比如，一个人身体里长了一颗肿瘤，那就需要到医院来开刀取出，这时就需要手术了，而手术室就是提供一个手术房间，里面需要配备各种医疗器械和工具，提供各种辅助的仪器，并且需要我们护士和医生一起配合。”

每一台手术的前期准备工作量很大，尤其是器械准备，需要最重要的两个护理角色。第一个是洗手护士，指的是手术台边为操刀医生传递器械的护士，第二个是巡回护士，他们会配合传递，准备所有手术需要的物品和器具，包括常规的手术器械包、专科手术器械、主刀医生特定器械、外来植入物器械等，之后在台下配合手术。他们通常都需要比主刀医生提前一两个小时进入手术室，开始忙碌地准备工作。而一台最简单的手术大概需要准备 50～60 件器械，如果是大型手术，比如神经外科的动脉瘤、骨科的脊柱侧弯等，需要准备的器械物品高达两三百件。各个手术器械样子虽然相似，但是用途差别大、功能完全不同，这都需要护士的辨别，用“如数家珍”形容他们对待器械的态度绝不为过。

“手术室护士是什么风格，手术室就是什么风格，我们操作严谨，有时会影响医生的手术习惯，尤其是刚进手术室的年轻医生，常常需要我们反复‘警告’。”朱炎逢对自己的管辖区域很有“使命感”，“有时你太温柔了，别人记不住，凶一凶就记住了。”他们的工作支撑起了庞大的手术室最繁琐、也最严谨的日常，他们与外科和麻醉医生一起尽力保证每一台手术的安全与成功，比起温婉，他们更追求严谨，比起轻柔，他们更享受节奏。

回忆起自己第一次在手术术中工作的经历和感受，朱炎逢谈到原本自己认为手术是一个非常神秘的工作，更加不要说手术室里面了，受到外界对于手术室工作印象的影响，他当时认为手术室就是里面一群人穿着手术衣，戴着口罩和帽子，整个脸基本上都被挡住，室内的气氛都会很紧张，整个工作内容都显得比较神秘。而他当时刚刚毕业就可以参与到真正的手术里面，整个人是既紧张又兴奋。“我当时第一台上的手术是甲状腺手术”，朱炎逢跟记者分享，当时他亲眼看到手术医生是怎么样一步一步将解剖结构打开，把病人的肿瘤取出来，之后再进行缝合的手术全过程。在这个过程中，“医生等于是端着枪在往上走，而我们的工作其实就是配合他们把所有的子弹都备好”，他说作为护士，把医生需要的所有物品和器械准备好，这样一台手术的成功，他也认为自己有了一份贡献，“所以当时第一台手术下来，我觉得护士这个岗位对我来说成就感还是比较大的。”

被问及这么多年的工作中，遇到最大的困难是什么时，朱炎逢认为随着现在医学和医疗技术的发展越来越快，医院里面每年都会引进非常多的新技术、新仪器、新设备，新技术的开展就势必要求医生和护士及时更新自己的知识，现在他们所拥有的所有观念，掌握的所有护理技能，很有可能在几年之后就会过时和下落。因此，学习是贯穿在手术室护士的整个工作生涯中的一件非常重要的事情，手术室是对护士专业知识技能要求极高的地方，他们面对的是各个科室、各类手术、各种突发情况的配合和处理，失之毫厘差之千里，没有足够的积累和把握，他们不敢轻易地走上手术台。

朱炎逢举了这样一个例子：原本切除胆囊之类的手术都是需要开腹做的，而现在有些病人采用腹腔镜胆囊切除术，这种技术只需要在肚子上打几个孔就可以了，即所谓的“微创”，类似的还有“达芬奇”手术、激光手术。医生的手术在进步，护士的护理配合方面也要跟随着医生的脚步，随着他们的技术提升，护士们要掌握新的仪器以及新的手术配合的方法，这就是医护两方共同进步、终身学习的过程。“现在是一个微创和巨创并举的时代，这样的情况越来越多，对我们护士来说，伴随而来的挑战也会越来越大，意味着你需要掌握的技巧和技能会越来越多。”朱炎逢这样说道。

另外一点可能是医护人员共同的困难，那就是如何保证手术的安全。“一台手术并不仅仅关乎医生和护士，更重要的是病人的生命就完全委托给我们整个医疗团队了，那对我们护士来说，虽然不用我们进行最关键的操刀环节，但压力也会是非常大的。医护这个行业，你做的时间越久，胆子也就会越小。”朱炎逢用“江湖越老，胆子越小”这八个字形容自己的压力，还说手术做久了每个人多多少少都会有点强迫症，术后会反复回想手术中有没有和医生配合好，或者有什么不对的操作，会不会影响病人，“其实我们最大的压力，就是病人的安全”。

作为护士，平时的工作中与患者的交流是相当多的，但由于6楼手术的特殊性质，很多住在6楼的病人进去时基本上是处于全麻的状态，在面临一场较大的手术时，患者面对这样的环境是会无可避免地产生心理上的恐惧，所以以朱炎逢为代表的护士对于病人来说更多是一种心理上的宽慰，“每个患者进来时，我们都会去交流，但是手术床不同于其他地方，你躺在上面，面对着上面的手术灯，每个人心中的恐惧感会大大加强，每个人进来都会害怕”。被问及有没有发生与患者之间的纠纷，他说无非就是患者会有各种要求，但实际上在病房之中的纠纷非常少，护士更多的努力和着重点在于与病人的对话，对病人给予心理上的安抚。例如，在手术室里面为他们放音乐，设置暖箱，为他们准备小被子给他们盖上等，尽力用这些小细节照顾到病人紧张的心理。而实际上朱炎逢需要和各种医生打交道，每个医生性格、风格不同，作为护士的沟通能力和情商就很重要，和医生之间是相互尊重和相互理解的，“而当有些医生说喜欢和你一起搭档做手术，他们做手术时也愿意你去配合，这个时候就会很有成就感。”

在男护士俨然是护理界的“稀有物种”的情况下，朱炎逢向记者介绍华山医院的具体情况，院内的男生女生比例大致在1∶9，男护士比较集中的地方在手术室、监护室和急诊部门。用6楼手术室的数据来说，6楼一共有24名工作人员，算上朱炎逢自己，共有5个男生，而这个男生比例在整个医院已经算是高的，其他的很多病房甚至是没有男生的。面对男护士和女护士在具体工作上的差异的问题时，朱炎逢以一个男护士的视角，说到男护士的优势第一点是体力方面可能会好一点，第二点是男护士普遍更加理性，面对急诊、抢救等突发性事件会更加镇定一点，而其他方面男护士和女护士实际上是没有多大的差别的，并且男护士和女护士都是做的同一个工种和岗位，操作流程和操作手法都是共同培训的，“只要你用心，不论什么性别都可以把这件工作做好的。”

谈到对于未来工作的期许，朱炎逢说到希望自己能进一步拓宽自己的视野，对人体解剖有更深入的了解，对手术室作为一个整体的空间有更深刻的理解。比如，在如何保证安全的前提下，更好地提高效率。另外，他还很希望自己能够参与到更多的培训和带教之中去，这样医护行业才会有新鲜血液不断进入，手术护理工作才能不断地进步。

三、救援：战场

作为一名护士，朱炎逢的日常工作是在手术台、病房间两点一线，手术室每日“兵荒马乱”，似乎处处都弥漫着无形的“硝烟”。而在这之外，朱炎逢多次深入到灾区、救援现场，经历过真正的硝烟与惊心动魄。

2008 年，汶川大地震发生后，朱炎逢加入了华山医院首批紧急救援队，第一时间赶往灾区。朱炎逢跟随华山医疗队在灾区驻扎，克服了灾区余震不断、道路不通、物资补给不及时等诸多难题，圆满完成了 14 天的救援工作。也正是在这次救援行动中，朱炎逢有感于团队中党员的身先士卒、无私奉献，向临时党支部递交了入党申请书，并在灾区颤簸的余震中、飞扬的党旗下火线入党。

2013 年 11 月 22 日，菲律宾“海燕”台风发生后，朱炎逢作为华山医院派出的医疗队的 7 名成员之一，登上了飞往菲律宾首都马尼拉的班机前往灾区。这是中华人民共和国成立后，中国医疗队第一次走出国门进行救援。朱炎逢所在医疗队面临的困难是巨大的：没有网没有电，联络只能靠卫星电话，所有物资都必须要自己携带，菲律宾当地的反政府武装也时刻威胁着他们的安全。在这样的条件下，医疗队仍然优秀地完成了救援任务。在城市之外，医疗队伍还深入到了当地政府忽略的乡村地区。没有官方组织安排，他们就自己联系华人志愿者司机，开车到乡下去，对当地百姓进行救助。“特别难，但是当你做出了那么多努力之后，你能让当地百姓感觉到‘中国红十字会是很优秀的’，我就感觉很值得。”

2017 年，凭借优秀的专业能力、应变能力与丰富的救援经验，朱炎逢成为中国红十字会与卫健委联合指派的援巴基斯坦瓜达尔港首批医疗队成员，奔赴巴基斯坦。瓜达尔港背靠俾路支沙漠，气候炎热干燥、风沙肆虐，经济落后，故而西方媒体称此地“像是还停留在中世纪”。而朱炎逢团队此行的目的，便是要在这样的环境下运营新建成的中巴博爱医疗急救中心，为当地人民提供基础医疗服务。人手不够、物资不够、停水停电、通信中断……在极限情况下的救援经历让朱炎逢对这些困难早有心理准备，跟着医疗队其他成员撩起袖子搬运医疗器械、安装设备、铺设水电、整理药品、打扫卫生。“前两个月，我们‘白手起家’，每名队员都从专科医生变成了‘杂家’。”接受媒体采访时的朱炎逢笑道。

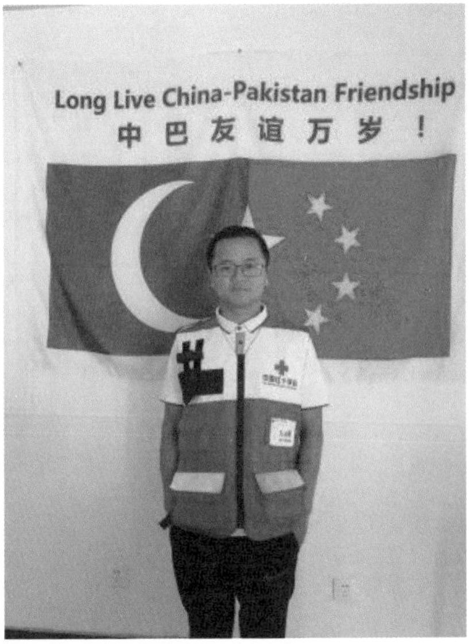

朱炎逢作为援巴基斯坦瓜达尔港首批医疗队成员

回忆起以往的救援和援外经历，朱炎逢感叹道国内外救援最大的不同在于“安全感”。“国内外的文化背景和氛围相差是特别大的。在国内的时候，比如说 2008 年在汶川，虽然很危险，可我知道背后有国家、有政府、有资源，我心里是有底的。一旦走出国门，很多东西如外交、当地政治、经济、物资这些就是不可控的。但当成功帮助到当地的百姓时，内心的成就感还是很强烈的。”

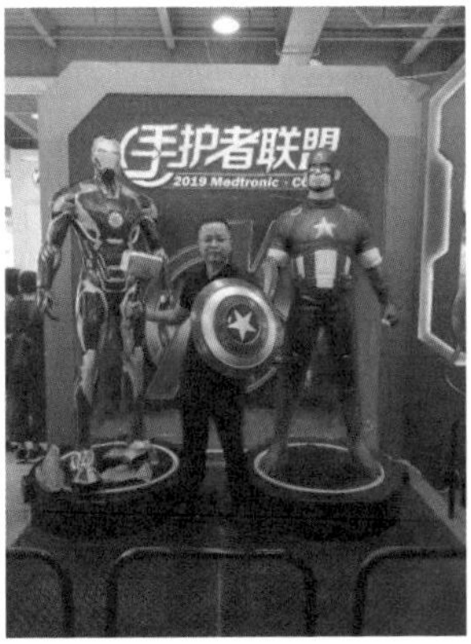
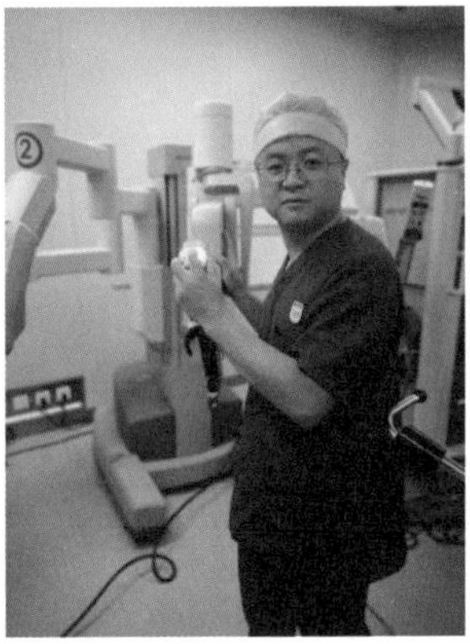

朱炎逢在工作中

四、家庭：最柔软的地方

朱炎逢考学那年是2002年，职业观念并不开放，对于21世纪初的人们来说，护士是“难登大雅之堂”的职业，更何况一个男生去学习护理。在这之前，复旦大学护理学院已有许多年未招收到男学生。朱炎逢称其父母都是思想比较传统的老一辈人，但幸运的是，他们都对他的专业选择未有任何干涉，朱炎逢说道：“我有这个兴趣，想进入复旦，想学习护理，他们都对我很支持。所以我才很顺利地来到了这里。”

2005年，朱炎逢大学毕业，进入华山医院不到半年便成为手术室护士，从此过上了“只有上班时间没有下班时间”的日子。从业10余年，朱炎逢常常像个“战士”一样穿梭在手术室、灾区与异国他乡之间，并因此错过了很多与家人的相处时间。但谈及此话题，朱炎逢自称很庆幸自己的身后永远有家人的陪伴：“说实话，家人是我前进路上最大的支持。”

对朱炎逢来说，“家”是他内心深处最为柔软的地方，哪怕由于工作原因难以时时陪伴在家人身旁，家人永远是他的牵挂与慰藉。

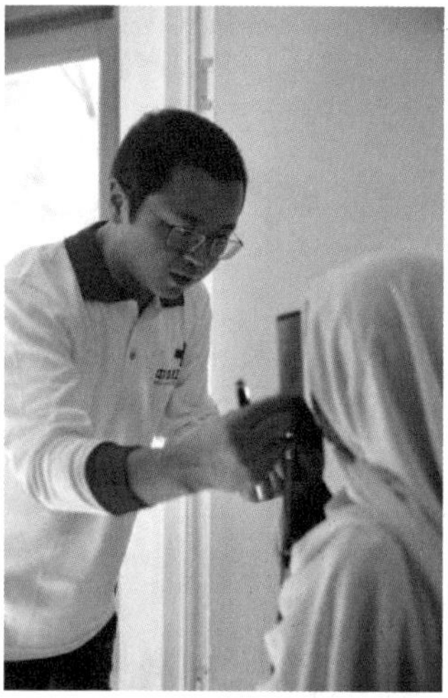
朱炎逢在巴基斯坦瓜达尔港为当地患者做诊疗

朱炎逢与太太育有一儿一女。2008年，朱炎逢作为华山医院首批紧急救援队员前往汶川救灾时，朱太太还怀有身孕，“但她没有阻止我，很支持我去。”“我的父母和妻子，他们的觉悟都是很高的，他们也知道很危险，可他们觉得我这样能为国家和人民做贡献，对此他们是全力支持的。”2017年，他前往巴基斯坦瓜达尔港援医，此时家中的小女儿还不满周岁。他在当地待了七个半月的时间，除夕夜也是在当地和同队医务人员一起度过的。新年钟声敲响时，朱炎逢卡点给在上海的家人打了电话，想念在此时才得以倾诉："我在这里一切都好，不用担心我。你们辛苦了，照顾好女儿，告诉她爸爸特别想她。"

2018 年，朱炎逢成为华山医院手术室的护士长。接手管理工作后，他似乎更忙碌了，"责任感觉更大了，压力也增加了"。每天下班的时候是他最兴奋、放松的时候，一天的忙碌与紧张都可以放在一旁，而他的妻子、儿子与小女儿，还在家里，等着跟他说一声"晚安"。

朱炎逢虽然因为工作而错失了一些关注儿女成长的机会，但他像天下所有的爸爸一样，操心着儿女的教育。他表示子女的选择是他们个人的权利，自己不能去干预——"强硬了我怕他们会叛逆"，朱炎逢笑称。但朱炎逢认为，自己会用言语、行为、工作经历去潜移默化地影响与教育子女。

五、 医疗与人文关怀

不少来到华山医院就医的患者，都并非本地居民，而是患有较严重的疾病，在当地无法医治，因此千里迢迢赶到上海，在这里寻找治愈疾病最后的希望。在这种情况下，进行一台手术，无论是医生，还是护士都面对着巨大的压力，也正因如此，当他们带着患者生的希望，克服重重考验，协同完成一台台高难度的手术，让患者得到康复，生命得以延续时，也是朱炎逢最欣慰和满足的时刻，用他的话说，"一切都值了。"

《中庸》里曾谈到，"莫见与隐，莫显于微，故君子慎其独也。"想成为一个合格的医护工作者，除了对团队协作能力的要求外，也是对个人抗压能力的考验。朱炎逢认为，培养"慎独"的能力，是对医护工作者重要的要求之一。对于医护工作者来讲，要做到医德慎独，在没有人监督或者陪伴的情况下，仍能坚守医德信念，自觉遵守医疗道德和规范，救助患者时，尽自己所能积极救助患者，在其他时候，也要深入学习自己岗位的医疗知识，提高自己的医疗水平。此外，由于医护工作职业的特殊性，想要成为合格的医护人员，除了慎独精神等职业道德外，良好的身体素质、心理素质都缺一不可。

对朱炎逢来讲，被评选为“复旦大学十大医务青年”荣誉称号，是大家对他过往取得成绩的认可和赞誉，是过去的付出所取得的成果。当过去的故事翻篇，画下了圆满的句号，就意味着另一个篇章的开始。朱炎逢将会带着大家对他的期许不断前行，继续做好自己的本职工作，就像他对广大医务青年的期许一样：“永远不要忘记自己的初心，努力前行。”

王怡心　阿迪拉　采访

雷梦瑶　王怡心　阿迪拉　撰稿

董雨珊　杨敏　校稿

朱炎逢

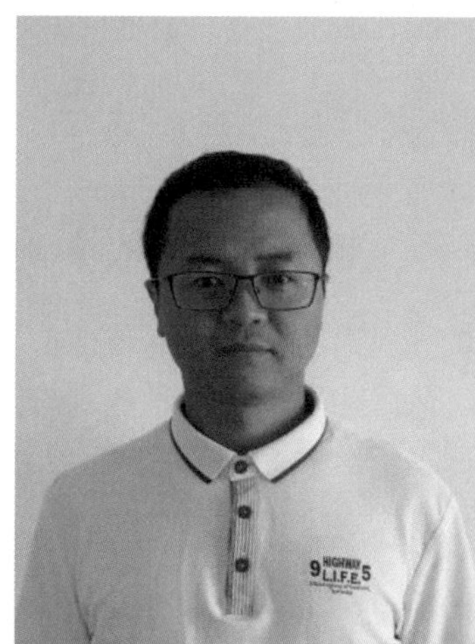

朱炎逢　2018 年成为复旦大学附属华山医院手术室首位男护士长，复旦大学护理学院首批男生之一，工作以来参与国内外多次救援行动。2008 年作为首批救援队员，参与汶川地震救援；2013 年菲律宾海燕台风发生后，作为中国红十字救援队首批队员参与新中国第一次走出国门的救援行动；2017 年，响应“一带一路”的倡议，成为首批援瓜医疗队员，获中国红十字会颁发的“丝路天使”奖章。

江一舟：妙手两肩担道义，良医一心为病人

敬畏生命

江一舟

夫医者，非仁爱之士，不可托也；非聪明理达，不可任也；非廉洁纯良，不可信也。复旦大学附属肿瘤医院乳腺外科江一舟医生正是这样的人，仁爱、理达、纯良。行医近十年，在技术上追求精益求精，在服务上追求全心全意，他是患者眼中的好医生，是严师眼中的好学生，也是医界后辈眼中的好榜样。

一、复旦求学路

江一舟医生选择学医这条道路可以说是一个偶然。在高中时，他参加化学竞赛并拿到全国一等奖，被保送至复旦大学。他说："因为当时首先想选择一个复旦比较强的专业，第二专业要和化学有一定的关系，第三要有一定的应用性。所以综合下来选择了临床医学八年制。"

读医并不容易，课程多且繁重，正如江一舟医生所言，要脚踏实地、坚韧不拔、一步一个脚印地把事情一件件尽力做到最好。

“当时想着在临床医学方面把专业知识学好，以后做一个好医生；同时也希望以后有机会的话做一个科学家，在治病救人的同时做一些科研工作，在国际学术舞台上发出自己的声音，通过开展科研活动去解决一些临床上的问题，这可能和我之前学习化学竞赛的思路有一定相似之处，想去解决一些难题、去探究一些问题的真相。”这是江一舟医生当初对自己学习和职业生涯的期待和规划。

回看当时的期待和规划，江一舟医生给现在的自己打了 60 分，“只能说部分实现了当年的期望。现在比较年轻，在职业发展的早期。如果说做一个好的医生有 100 分的话我给自己打 60 分左右，未来任重道远，需要我不断努力。”

求学之路艰辛，但也让江一舟医生收获了很多，不仅仅是专业知识方面，复旦教授的人文风采也让他获益颇多。“在本部的时候比较喜欢听讲座，一些人文社科的讲座给自己留下了比较深刻的印象，比如哲学学院的王德峰教授，还有历史学系的金重远教授。还有像国际关系学院教授们的讲座，都拓宽了自己的视野，增加了自己的人文素养。在医学院，很多基础医学院和临床医学院的老教授们，他们严谨的治学风格给自己留下了非常深刻的印象。他们课件的制作、讲课的准备、讲课的条理、基础知识的储备都值得像我这样的青年教师学习。”

可以说，在复旦读书期间，江一舟医生不仅在医学专业领域打下了坚实的学术根基，也在复旦深厚的人文素养中全面提升了自己，从哲学到历史、从国际关系到世界局势，江一舟医生在人文大家的讲座中加深了对社会的认识，为自己的从医经历提供了帮助。

二、 研学行医路

江一舟医生最终选择了乳腺外科专业。“我个人对肿瘤比较感兴趣，在本科期间我参加过一些宫颈癌治疗药物的科研活动，也接触过脑胶质瘤的相关知识，自己阅读了不少相关文献。我认为肿瘤里面有很多问题值得我们去探究，现在肿瘤的发病率越来越高，造成了很大的社会负担。在复旦肿瘤研究中，邵志敏教授做的乳腺癌相关研究特别优秀，我看了教授以前发表过的文章和研究的方向，非常感兴趣，于是想成为邵教授的学生。”

师从邵志敏教授，让江一舟医生受益颇多，邵志敏教授脚踏实地，积极进取的行医治学品格都深深影响了江一舟医生。

“首先是能够脚踏实地、坚忍不拔，这是邵教授非常重要的一个品格。第二就是邵教授对待学业、对待专业的积极性，他每天早上三四点钟起床，然后开始投入一天的工作，包括回复邮件，开展科研工作，然后去医院问诊或者做手术，这期间又穿插了很多行政的事务，晚上他又会关心学生科研、培养的工作。邵教授一直保持着这样规律的作息，这使得他有充足的精力、激情来投入他的事业。还有很重要的一点就是邵教授非常热爱他的医学事业，我觉得只有热爱自己的事业才可能真正地做好这份工作。这些优良品质，是成为一个好医生、一个好的临床医学家必备的品格，也是我从邵教授身上学到的一些东西。”

加入邵志敏教授的团队后，在教授的指导下，江一舟医生努力钻研，精进学问，开始了他的乳腺癌研究和行医生涯。

想要真切的帮助到乳腺癌病人，相关治疗效果必须要得到提升，这也是江一舟医生致力于乳腺癌研究的原动力。科研之路并非一帆风顺，从基础研究到转化再到临床研究，每一步都不容易。

提到历时多年的三阴性乳腺癌的“复旦分型”研究结果，江一舟医生表示想要把这项研究结果展示给大家首先要向大家解释清楚什么是三阴性乳腺癌。乳腺癌是目前全球发病率最高的恶性肿瘤，这是统计了所有男性和女性加在一起的最新数据，它已经超过了肺癌，位居所有恶性肿瘤发病率之首。乳腺癌其实不是一种肿瘤，它可以分为好几类肿瘤，而三阴性乳腺癌是其中的一种类型。所谓三阴是指它三个受体表达均为阴性，三阴性乳腺癌患者容易出现复发转移，患者的生存率相对是比较低的，在临床上三阴性乳腺癌被称为毒性最强的一种乳腺癌，它也缺乏有效的治疗靶点，所以一直是临床研究的一个难点。

“临床医生做科研从关键的临床问题出发，去找寻背后的机制。我们希望能解决这个临床问题。三阴性乳腺癌现在最大的问题就是，它其实不是一种肿瘤，它可以进一步细分，而在临床上如果我们给它进行一刀切的化疗，这么做对少部分患者效果可能比较好，但是对于大多数患者来说效果并不明显，他们承受了化疗的毒副反应，但是却没有得到应有的有效治疗。所以我们要做的第一件事情就是明确三阴性乳腺癌的本质是什么，它可不可以进一步细分。”

江一舟医生在邵志敏教授的指导下对465例三阴性乳腺的标准进行了基因组、转录组多组学检测，描绘出了一个图谱，并且把它进行了分析。团队将它分成了复旦的4分型，这4分型对应一些新的治疗靶点，团队也提出了基于分型的精准治疗手段，不断的优化分型，并且向临床应用进行了转化，开发了在临床上可以简易实用的一套分型的方法，推广到全国的12家单位，现在已经应用到2000多名患者的治疗上。后续整个团队为了验证分型指导治疗的有效性，也开展了临床实验。针对那些已经多次复发转移、几乎无药可治的这部分患者，开展临床实验， 将治疗的有效率从10%提高到现在的29%。整个团队的科学结论都有一些相关的国际权威杂志、文献论文的发表佐证。

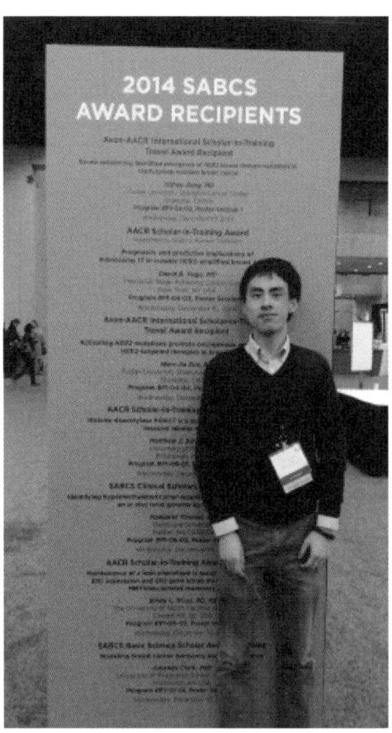

江一舟获得2014年美国圣安东尼奥乳腺癌会议国际学者奖学金

在这一研究过程中，江一舟医生和团队形成了从临床问题出发到三阴性乳腺癌的多组学图谱，到复旦分型，再到临床转化、临床实验的一系列深入研究。

“这是一个亮眼的成绩，从分子生物学研究开始，我们从零做起，最终成功转化成临床实用并且有令人满意的结果，这让我们很有成就感。”江一舟医生说道。

江一舟医生不仅专注于科研，在临床行医方面也是精益求精。他合理分配科研和临床的时间，协助开展学科建设方面的工作以及一些科室的管理、科室的学科建设，做到医、教、研、管理全面发展。

“周二、周四是手术，周一和周三上午以及周五主要进行科研和管理，然后周三下午是门诊，这是我周一到周五的安排。另外，周末我也会把很多时间抽出来做科研，包括晚上，所以总的来说基本上是临床和科研的时间各占一半。”

江一舟医生表示，想要协调好自己的时间就要提前规划，每个礼拜每一天都要制定好一个计划，制定好计划之后就需要按照计划严格执行。做事情要有执行力，要在规定的时间里把任务全部做好。如此，新的任务才能及时开始，不能在一个任务上面耗费太多时间。只有不断地锻炼，才能养成这样的习惯。

作为一名有着 10 年临床经验的专业乳腺外科医生，江一舟医生深知，乳腺癌作为中国女性恶性肿瘤的发病率之首，不仅仅是一个医学问题，也是一个很大的社会问题。

“乳腺癌的患者大部分是女性，女性患者们有自己的特点，这样的一个患病群体，当得知自己得了肿瘤之后，一般会有一些焦虑情绪。我们所要做的不光是帮她进行诊断，治疗的时候医生还要洞察患者的一些心理需求，要给予适当的心理安慰。所以有一句话说，做医生要偶尔去治愈、时常去帮助、总是去安慰，我觉得乳腺外科医生非常重要的一点就是要去关注患者的心理，必要时给予一些心理支持。”

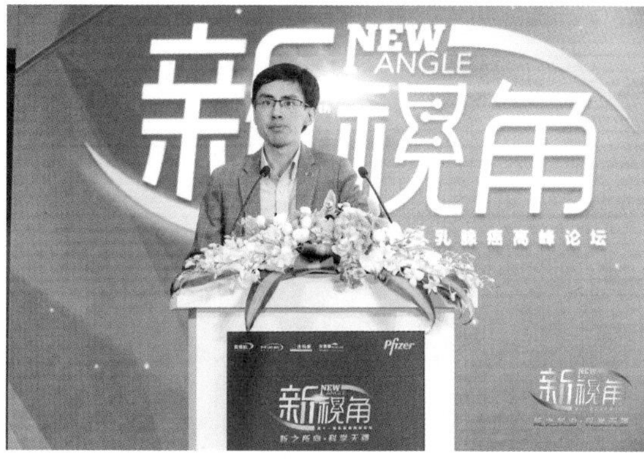

江一舟在学术论坛上发言

江一舟医生也会不定期开展一些相关科普，面向患者、面向健康的民众来进行宣传科普。在他看来，研究做得再好、专业知识掌握的再全面，但是不把它转换成老百姓能理解的或者民众喜闻乐见的形式，影响力是非常有限的。所以需要重视科普。因此，江一舟医生也参与了乳腺癌患者教育的俱乐部，叫妍康沙龙，会定期参与妍康沙龙的一些科普活动。

江一舟医生也分享行医经历中了一个令他印象深刻的案例。一位年轻患者来就诊时肿块已经很大了，并且伴有淋巴结转移，她来医院就诊时病情已经比较严重了，医生们也是给予了临床指南所推荐的最规范的治疗，术前的化疗、化疗后手术，手术以后又追加了化疗，但是一年多后她不幸出现了复发转移。她曾经很多次跟我说自己并不是畏惧死亡，最放不下的是一个 1 岁多的小孩。我记得有一次她在凌晨 1～2 点还给我发了一段很长的语音。我们给她用尽一切办法，也尝试了免疫治疗等临床试验，但是还是没能控制住凶险的病情，最终她在复发转移 1 年多后去世了。所以有时候能感觉到，我们现代医学发展到现在这个程度，虽然机器能够解决很多的问题，但是还有更多的问题是我们目前无法解决的。在解决不了这种医学问题的时候，我们能做的就是怀着同理心，和患者一起面对疾病，给予他最大的心理支持。当然这也提醒我们开展进一步的科研活动，针对这些复发转移的患者、针对这些疗效不好的患者去开发更多的有效的治疗手段来延长他们的生命，让他们有更好的生活质量。

医为仁人之术，必具仁人之心。在处理医患关系方面，江医生也有着自己的感悟："理想的医患关系应该是能够相互理解、相互沟通，然后共同协作去战胜疾病。现在患者也非常多，需要医生耐心地去给患者解释、分析。总的来说，还是要学会换位思考，医生需要能够站在患者的角度，去看待他为什么不理解、为什么会生气、为什么会发火，所有这些行为的背后肯定有原因所在。找到这个原因，然后在不违背原则的情况下尽可能地去满足他的要求，这就是我理解的一种方法。患者的不满意情绪是医患关系僵化的一个重要内容，比如说，有的患者会觉得自己花了很多钱挂了一个号，可能 5 分钟内所有的问诊就全部结束，患者可能就会对这个过程不满意。"

将心比心，从患者的角度出发是江一舟医生时常提起的，在他看来，改善医患关系，需要各方面的努力，医生要尝试找到患者不满情绪背后的症结，如患者觉得医生没有把治疗的信息跟他交代清楚，那医生就需要仔细解释好；或者是他觉得治疗的效果不好，比如出现了医疗事故，可能导致了一些严重的后果，这个时候就可能需要医院的业务部门介入，和医生、患者三方一起商讨寻求事情的妥善解决。总而言之，医生在这一方面要做的就是及时找出原因并积极做出行动去解决，这样能避免和解决很多的医患矛盾。

三、做“有德”的好医生

对于获评复旦大学“十大医务青年”，江一舟医生表示与其说是一种荣誉，不如说是一份更大的责任和信任。

“我觉得复旦大学作为长久以来享有盛誉的一所学校，我非常荣幸能够当选‘复旦大学十大医务青年’，之前当选的前辈里还有像葛均波院士这样的非常杰出的代表，能够获此殊荣，这是对我的认可。在‘复旦十大医务青年’的标签下，你需要时时刻刻激励自己、鞭策自己，向更高的目标进发，做一个更好的医生，无论是在临床业务、科研学术还是在管理层面都需要更上一层楼。”

江一舟医生认为，一名合格的医生应该具备崇高的品德，在年轻的时候要能够建立起正确的价值观，同时要耐得住寂寞。

“无论是临床或是科研，我们面临的都是肿瘤患者，他们是相对特殊的人群，因为很多人都会面临恐惧、焦虑的情绪，所以我们首先要把患者作为一个独立个体来看待，不仅要在身体上去治疗，在心灵上也要给予安慰。”

对于当下青年医务人才短缺的现象，江一舟医生也有自己的看法：我们也能感受到现在优秀的学生选择学医的比率可能在慢慢地下降，原因其实有很多，这种现象不是光靠医生或者高校就能够完全解决的。在发达国家，如美国，选择学医的都是最顶尖的学生，因为医学对各方面素养的要求都非常高，包括逻辑思维能力、沟通能力、语言能力及团队协作能力等。如果要做一个好医生，特别是想做一个好的临床科学家是非常不容易的。目前的这种情况下，想要得到迅速巨大的改变是比较困难的，寻求医患矛盾的缓和改善需要多方共同努力，包括政府的引导、学校的宣传支持、提高对医生的社会认可度、经济收入的进一步提高，各方面的引导和帮助等，在这种共同努力下，这个问题就能够慢慢地改善。我对未来还是比较有信心的，相信未来还是会有一大批优秀的学生愿意投身到医学行业中来。

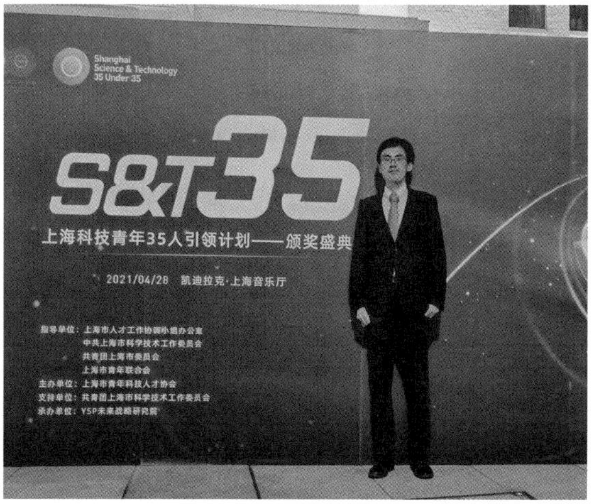

江一舟入选“上海科技青年 35 人引领计划”

谈及自己的成就，江一舟医生总是显得格外低调，他强调要继续提升自己，专注于科研和临床的工作，希望自己能够沿着现有的研究道路，未来能有更多的突破，让更多的乳腺癌患者有治愈的机会。

江一舟医生对青年学生有很大的期待，期待他们在科研、临床方面能有更多的进步和突破。在江一舟医生看来，青年学生学医要勤勤恳恳，脚踏实地，只有耐得住寂寞，才能守得住繁华。“首先我自己选择了作为一名医生，我现在回头去看，如果让我再选择一次，我仍然会选择这样一条道路。医生这个职业，它能够给你带来很大的满足感，因为你不光能获得经济上的报酬，更重要的是你能获得来自患者、来自社会的认可。你能够在帮助他人的过程中实现自我的满足。第二，如果决定要走学医这条路，一定要有非常浓厚的兴趣做支撑，要有毅力，要能够脚踏实地地去完成医学课程的学习，然后把它作为你终身奋斗的职业，如此才能真正地把它做好。”

江一舟医生仁爱、理达、纯良，秉志坚行苦之毅力，笃实好学；以精益求精、脚踏实地之精神醉心科研事业；怀责任心，以仁人之术投身临床医学；精医术，诚医德，承前辈精神，砥砺后辈之前行。

陆怡然　倪萌　马铭泽　采访

雷晶　撰稿

董雨珊　杨敏　校稿

江一舟

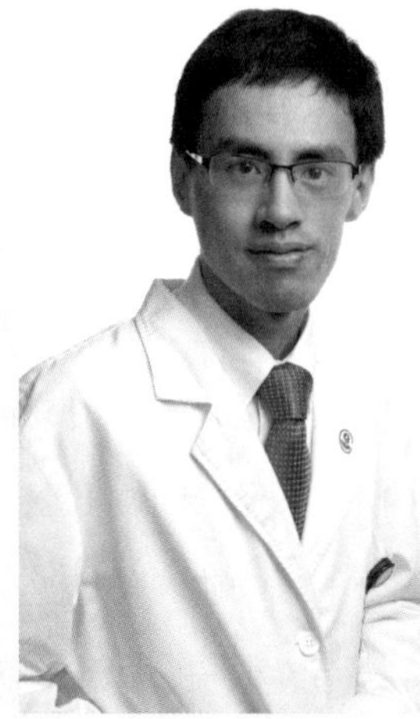

江一舟　复旦大学附属肿瘤医院学科建设执行工作委员会主任、乳腺外科副主任医师、研究员、博士生导师。致力于乳腺癌外科和综合治疗，聚焦“三阴性乳腺癌复旦分型和精准治疗”取得系列成果。绘制全球最大的三阴性乳腺癌多组学图谱，总结三阴性乳腺癌的“复旦分型”，提出了“基于分子分型的精准治疗策略”，将“无药可用”的难治性三阴性乳腺癌的治疗有效率从早先的10%提高到29%。近年来以第一/通讯作者身份（含共同）在国际权威刊物 *Cancer Cell*、*Cell Metabolism*、*Cell Research*、*JNCI* 等发表论著28篇，他引超过1 000次，单篇最高影响因子26.6。成果写入国内外临床诊疗指南规范。获得国自然优青项目，入选上海市优秀学术带头人计划、上海市科技青年35人引领计划。获得上海市卫生健康行业青年五四奖章，上海市优秀博士论文，复旦大学“十大医务青年”等荣誉。

董　枫：让患者感受更多医疗的温暖

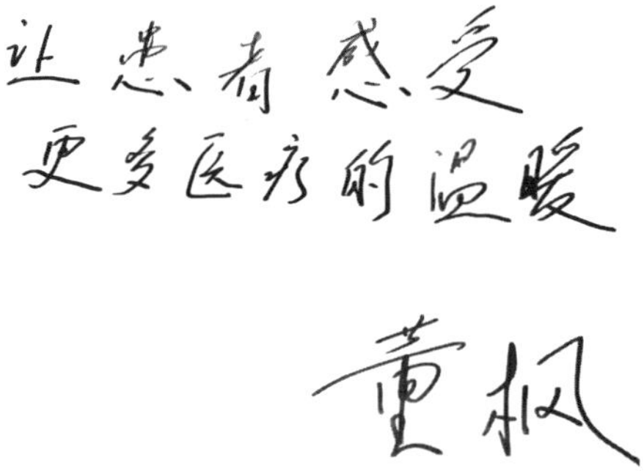

在第九届复旦大学“十大医务青年”中，复旦大学附属肿瘤医院门诊办公室主任董枫似乎是一个特别的存在。他不是传统意义上的医者，却又与医生、患者密不可分。作为门诊管理人员，他不是“救死扶伤”的主力，却在医院中扮演着一个不可或缺的角色。虽非医者，却同样是生命的卫士；又似师者，将生命关怀亲手传承——董枫老师就是这样的一个人。

一、青年跨界，志于管理

门诊办公室作为医院的业务核心部门，大多由临床医生或资深护理岗位人员中遴选，而董枫老师的学科背景并不是医学，他毕业于复旦大学历史地理研究所（以下简称“史地所”），由一名文科博士走上卫生管理的岗位，又获得了复旦大学“十大医务青年”的殊荣，这让我们对他产生了更多的好奇。是什么样的经历成就了这样的“斜杠青年”？又是什么样的理念帮助他实现转型？

董枫老师坦言，在史地所学习工作时，从未想过自己有一天会走上管理岗位，更没有想到会成为一名医院管理工作者。“从文科领域来到医院工作，可能全上海也找不出几个人。”董老师笑着和我们讲述他职业道路的偶然性。但我们却从中慢慢感受到了一些必然性。史地所是学风十分严谨的学术机构，创始人谭其骧先生主持编绘的《中国历史地图集》曾作为国礼赠送给来访复旦的美国总统里根，史地所还培养了新中国最早的两位文科博士周振鹤、葛剑雄，这里更是走出了多位“全国百篇优秀博士论文”获得者，在历史地理学界享有盛誉。从这样一个学术机构中走出，董枫老师表示特别感激史地所学习带来的锻炼。他表示，正是因为有了历史地理学的训练，让他掌握了寻找问题、研究问题、解决问题的方法，这种方法不仅适用于科研，也对他开展管理工作助益良多。他解释说，在历史学九大二级学科中，历史地理学是最为贴近实务的一个科目，不仅要做大量的文献研究，也要实地的田野考察。“读万卷书，行万里路”是历史地理带给他的第一条学术理念，也奠定了他重视调查研究，务实肯干的工作作风。

在史地所学习的日子里，董枫的成绩名列前茅，成绩位于学院前3%，多年的学生工作经历和管理工作志趣，使他选择了报名复旦大学“人才工程（二期）”计划，一边读书做科研，一边管理做园丁。虽然选择做学术和学生工作“双肩挑”意味着更多的挑战，但在董枫看来这不仅是历练自己的机会，更是施展自己能力的舞台。事实上，在他的带领下，史地所硕士班也取得了许多优异的成绩。他不仅是同学们的辅导员，更是大家的好师兄。他组织硕士生党支部参与阳光之家志愿服务，

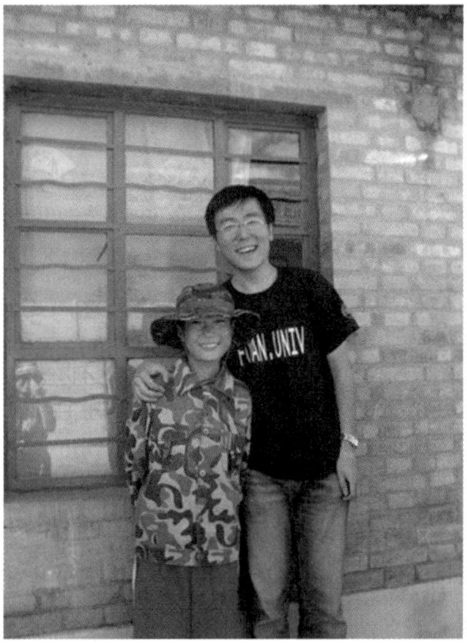

董枫参与“人才工程”宁夏短期支教活动时与学生合影

为智力残疾儿童带去温暖与关爱；他在研究所支持下举办禹贡论坛，给优秀的学术青年展示的机会；他带领同学们做田野考察，一路上照顾大家的寝食住行；他关注同学们的心理健康，邀请学校心理辅导老师疏导同学们的学业心理压力；他重视同学们的生涯发展规划，主动联系就业指导中心推荐岗位……硕士生辅导员的工作，丰富了董枫的博士求学生涯，也使他在实际工作中得到了历练和成长。他的用心用情也得到了同学、老师们的认可。在担任史地所硕士班辅导员两年之际，他获得了复旦大学研究生“十佳辅导员”的殊荣。同年，他调入复旦大学党委办公室工作。

在学校党委办公室（后与校长办公室合并组建学校办公室）的工作经历，极大地拓宽了董枫的视野，在领导身边的工作不是一般的办文、办会、办事，更是学习办文要义、办会流程、办事规矩。在学校办公室与全校各部门打交道的过程中，董枫思考问题的站位、行文的规范和做事的综合协调能力都得到了很大的提升。“我很感激办公室领导当时提出的轮岗要求，让我几乎轮转了党委办公室所有的科室，让我能够了解办公室工作的不同侧面，事实证明这对年轻人的成长来说非常重要，也是莫大的信任和培养。”董枫表示，不仅如此，在与学校各职能部门、学院打交道的过程中，也给了董枫初步了解全校工作的契机，尤其是与医学院和附属医院的沟通，让他对上海医学院的历史和精神产生深深的崇敬和认同。

感念党委办公室的培养和信任，在博士毕业后，董枫选择了留校工作，继续从事党务和行政管理工作。在经历了党委办公室、学校办公室六年的学习、工作生活后，他选择到复旦大学附属肿瘤医院（以下简称“肿瘤医院”）接受一份新的挑战。他说“上海医学院的校歌中提出的人生意义思考和追求是极为深刻而崇高的，作为一名文科的学生，我也为这样的追求与理想所鼓舞振奋。”

二、 倡导人文，亦师亦友

董枫在肿瘤医院的第一个岗位是宣传部兼社工部主任，这个岗位对他来说既熟悉又陌生。说熟悉是因为早在硕士研究生阶段，他就做过学校党委宣传部的学生助管工作，文科生出身的他，很快进入了角色，掌握了卫生宣传的重点，熟悉了宣传的节奏，善于找出宣传的亮点。他敏锐地发现健康科普宣教对于医院影响力和宣传力的带动作用，并结合新兴的微信传播方式，探索利用医院官方微信公众号做大做强医院宣传工作。说陌生是因为临床工作专业而复杂，很多专业的术语转化为公众听得懂、理解得了的语言，需要很深的功底。在院领导的大力支持和科室团队同事们的帮助下，熟悉、了解工作并没有耗费太多的时间。一群想做事、愿做事、会做事的年轻人凑到一起，深耕医院的微信公众号，分析公众阅读时间、长度、图片等偏好，注重细节的调整及优化，用短短几个月的时间，就孵化出了数篇阅读量超过 10 万 + 的优秀科普文章，在市级医院微信公众号影响力排名中位列前茅，在全国医院微信公众号影响力中也位居前列。此外，他进一步加强了媒体的细分，将新闻类媒体、健康传播媒体、专业交流媒体进行区别，并以此将稿件进行分类，确保各类媒体都能够得到适合的稿件，并将每年肿瘤病种的防治宣传日做出计划表，方便记者朋友们快速地找到宣传点，配合做好医院宣传工作。

来到肿瘤医院工作以后，董枫不无感慨地说："以前只知道医务人员辛苦，却不知道那么辛苦。所以能够为他们做点事，做好管理服务工作感觉特别有动力，有激情。可以说我是带着一份崇敬的心情在工作。"也因为这样，他始终认为要把医务人员的故事讲好，要把医务人员的人文精神发扬出去，要把大爱无疆的医者情怀展现出来。为此，董枫结合社工工作，倡导医学人文精神进校园。他表示："大学是引领社会风气之先的，医学人文精神、生命教育要由年轻人来传承和推广。"所以他积极与克卿书院合作举办"正谊论坛"，邀请刚刚热播的《人间世》总导演和医院外科专家、社会学院教授、政府官员一起座谈，用翔实的调研数据，分析当前大学校园和社会中对生命教育的了解，探讨生命教育与医学人文精神在医学生培养和临床医学实践中的发展路径，长达 2 个多小时的论坛，竟然鲜有人离开，每个人都从论坛中收获了很多，感悟了很多，克卿书院彭裕文院长高度评价此次论坛，称是他"近年来参加过的质量最高的一次论坛”。

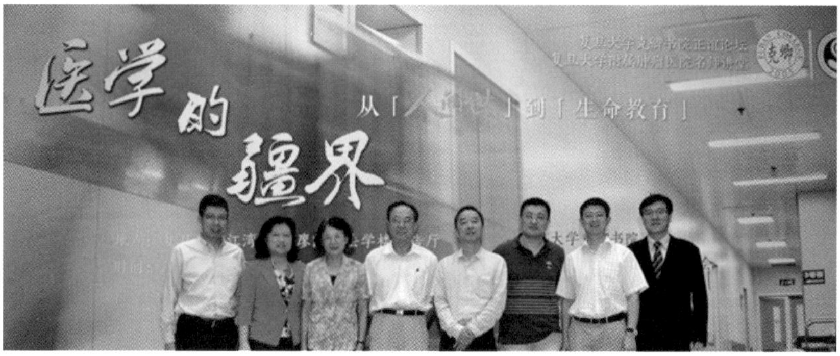

董枫（右一）组织“医学的疆界”正谊论坛暨肿瘤医院名师讲堂

为了让公众看到一个个更立体的医者形象，让大家共同感悟医学人文精神，董枫积极促成肿瘤医院与上海人民广播电台合作，共同举办大型书信朗读活动“医见如故”。他发现肿瘤医院中一些“特别”的书信，有的是患者给医生的感谢信，有些是医生写给患者的回信，有些则是医生中的后辈对恩师的记述。“整理好这些书信之后，你会发现许多可亲、可敬的医者，他们看似平凡，却都有着滚烫的赤子之心。”董枫介绍说，“公众了解的可能只是门诊或手术时的医生，而通过这些书信，人们可以更完整地了解他们，知道他们在为患者诊治的过程中有那么多细腻、丰富的情感，有那么真诚的医者初心。”“比如很多乳腺癌患者都提到我们医院的终身教授沈镇宙医生，20 世纪初，那时候还没有地铁，汽车也不多，为了给患者做免费的公益讲座，沈教授骑着自行车从徐汇赶到浦东。在患者给沈教授献花的环节，沈教授是笑着的，因为他看到几十年来他诊治的患者仍健康地活着。患者的眼里是噙着泪水的，是因为她们看到沈教授因忙于临床、科研身体日渐衰弱。再比如虞先濬教授写给他的老师倪泉兴教授的信，情真意切、感人至深，倪教授的言传身教成就了学科的发展，也培养了大量优秀的临床医生，而鼓舞带动他们前进的是朴素地为患者服务的初心。”正像肿瘤医院党委书记李端树医生所说的：“只有更多地了解才会有更多的理解。”2017 年 11 月，由董枫主编的《医见如故》一书正式出版，作为上海医学院建院 90 周年的献礼。

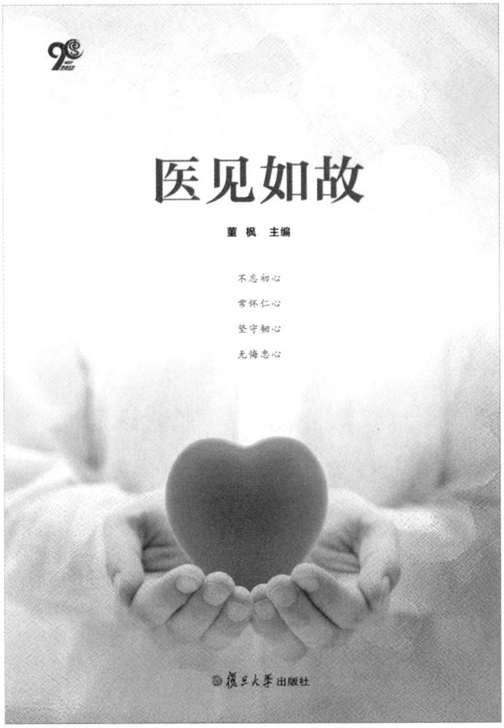

董枫主编《医见如故》，献礼上海医学院成立 90 周年

在社工工作方面，他心系青年，牵挂校园，通过生命教育系列活动，致力于搭建教学沟通桥梁，为全面推进生命教育，他与复旦大学团委、社会学院教师协作，召集一批有理想的青年学生成立公益类社团——复旦大学生命关怀协会。他谈到，由于肿瘤医院的患者中重症患者较多，如何“看待死亡”“认识生命”，始终是一个绕不开的重要话题。他希望能够通过大学生群体，带动整个社会风气的改善，呼吁人们关爱老年人，关怀生命，倡导对生命的“再认识”。“生命教育不仅要给儿童做，更要给我们的青年人做，给老年人做，让他们更好地理解生命价值，懂得如何看待死亡，以积极的心态与世界对话。”董枫与生命关怀协会合作，在学校里举办生命关怀文化节，邀请闻玉梅院士、顾东辉教授、胡雁教授以及肿瘤医院顾文英副书记在高校举办生命教育论坛，从

多个角度展现生命之美，探讨如何正确地认识死亡，受到社会公众与媒体的广泛关注。

说起在门诊办公室的工作，他表示非常感谢研究生时的自己，早早积累下了这些活动组织与管理经验。在他看来，门诊办公室的工作就是为医生和病人提供行政上的便利，在排号、门诊布局、物资调配等各个方面做到精简优化，最大化医院的服务效率。一方面，国际交流开拓了他的视野，管理岗位正是需要广阔思路和创新勇气的；另一方面，长期的组织管理工作，也让他能够较快地适应门诊办公室高强度的工作。

三、智慧医疗，服务医患

远超于很多人的预期，原本打算在宣传、社工岗位上深耕多年的董枫，在短短的一年半后，被院领导安排到了一个自己从未想过的新岗位——门诊办公室主任。“院领导找我谈话时明确地问我，是否敢于迎接一次全新的挑战？”“以后不会所有人都说你好了，批评的声音，甚至指责的声音都会有。”门诊对董枫来说是一个全新的领域，而且属于业务管理部门，要求对临床工作有一定的了解和认识。这个岗位确实充满了挑战，“但领导的一句话深深地打动了我——他希望我能够把一些创新的想法和理念带到门诊来。”董枫回忆到。

2017 年 5 月，他调任到了医院门诊办公室，成为全市门诊办公室正职主任中第一个 80 后，而且还是一位文科博士出身的门办主任，这两个标签一度成为大家介绍董枫时必然要提到的，一方面代表着人们的关注，另一方面也有大家的质疑。这个没有医学背景的 80 后能否做好业务核心部门的工作？董枫没有多想，只是默默地观察和学习。研究生阶段的实地调研工作方法和坐得住冷板凳的钻研精神给了他前进的动力。

当时，医院上下对门诊工作最大的诟病就是挂号、缴费问题。有的医生调侃道：“连院门口卖烤红薯的人都开始用微信、支付宝收费了，我们医院竟然还不能。”而随着患者人数的不断增加，医院门诊大楼原设计接待量 1 500 人次的标准远远无法满足。很多患者看到挂号窗口前长长的队伍只好放弃就诊。如何解决患者挂号难题，让门诊可以服务更多的患者。董枫提出了两步走的方案：第一步是尽快更新门诊自助机，提升门诊自助机的使用效率；第二步则是探索信息化手段，利用微信公众号平台便捷患者就医。

有了思路，工作就有了出路。和别的门办主任不一样，刚上任的他每天清晨守在自助机前指导患者使用自助机挂号，下班后到外院偷师自助机应用的妙招。一个月下来，基本摸清了全市重点医院自助机使用的情况和优缺点，包括厂商和机器性能，使用效果。心里有了这个底，他在院领导的支持下召集相关部门，协调、确认各部门实现自助机更新的时间点，扫清政策和技术障碍，用了半个月的时间，解决拖延了一年半的自助机更新问题。明确了自助机的安放点位、功能设置和志愿者服务时间设置，避免自助机因为宕机、卡纸造成无法使用的情况，形成自助机运营管理新模式，一系列措施执行 5 个月后，统计数据显示门诊自助机的使用效率增长了近 12 倍。医院门诊的容纳力和运营效率也随之提升。

用董枫自己的话来说："第一步只是保障基础，跟上队伍。第二步才是创新的关键——超越。"在他心目中已经勾画了利用微信公众号实现手机便捷就医的图景。经过调研，他主动与当时移动支付领域最大的三家企业腾讯、支付宝及中国银联联系，并促成三家企业与肿瘤医院签署战略合作协议，2017 年底，上海市第一张电子就诊卡在肿瘤医院诞生。凭借这张电子就诊卡，患者可以实现预约、挂号、缴费、候诊提醒、检查、取药及用药提醒等门诊全流程自我服务。患者的就医便利了，门诊的承载力也随之提升。此前，因硬件条件制约的门诊量，在当年就有了明显的增长。

但门诊量的增长，并没有让专家和患者们感到十分满意。在与医生和患者们深入交流中，董枫发现医院优质医疗资源错配的情况十分严重，由于号源面向所有人开放，很多知名专家的号源往往都被熟悉预约系统的随访患者所"占据"，而真正有手术指征的患者却常常约不到专家而等待很久，甚至错过了最佳治疗期。如何解决这种资源错配，真正发挥三甲医院优质医疗资源的社会价值，将专家号源留给真正有治疗需求的患者，节约复诊患者的时间、金钱，压缩黄牛号贩的生存空间。董枫与临床医生、腾讯公司的技术研发人员深入讨论，2018 年，肿瘤医院提出了一套基于人工智能技术的“精准预约”模式。患者通过在微信公众号的预约系统中，提交近期的检查报告，后台的 AI 机器人变根据不同专家的诊疗要求，对患者的申请进行初筛，判断该患者是否具备手术指征可能。对于确有手术治疗需求的患者，及时匹配专家号源。而对于检查报告不全或随访阶段检查指标正常的患者，则推荐普通门诊就诊，实现“按病情”就诊。“精准预约”解决长期困扰患者和医生的问题，节约了患者的时间和经济成本、提升了医生的诊疗效率、压缩了黄牛号贩的生存空间，实现了患者、医生、医院管理的三方共赢，受到了社会公众和媒体的关注和好评，2018 年获《人民日报社》主办中国“互联网 + 医疗健康”优秀案例；2019 年度上海市卫生健康系统第三批“创新医疗服务品牌”；2019 年度复旦大学“优秀医疗服务品牌”等荣誉称号。

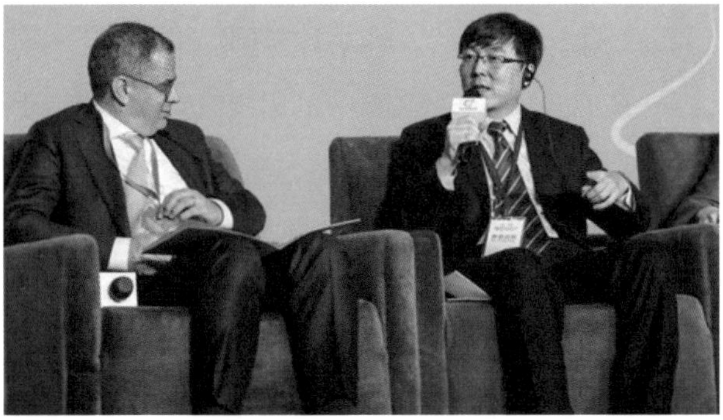

董枫（右）参与中美医院管理论坛介绍“精准预约”实践

有了“精准预约”的成功经验，医院进一步加大了智慧医院的建设力度。2019 年，院务会决议由门诊办公室牵头，以服务患者为出发点，探索构建智慧医院、智慧门诊的工作。同年年底，医院有幸入选上海市首批人工智能应用场景，并获得上海市经信委 670 万元项目经费支持。AI 系统不仅实现“精准预约”，还增添了提醒患者用药等新功能。董枫调研发现，很多患者不知道如何用药，重新挂号咨询医生又很麻烦。因此，在他的统筹下，医院的药剂师梳理了用药的常见问题和常见化疗药物的服用方法。患者只需要在系统中输入药名，就可以查询到用药方法。“还可以实现个性化推送，根据患者的需求，通过计算机提醒患者何时用药。”AI 系统还支持构建患者信息库。患者可以在 AI 系统上上传定期随访的检查报告，如果某些指标发生变化，系统将自动提醒医生进行随访，并提醒患者挂号。这种及时的提醒，能够减少患者复发的风险。“从挂号到就诊后的病情监测，AI 系统能够实现患者的全程健康管理。”健康管理的数字化，还能够保留患者信息的大数据，用作后续科研的样本，推动中国肿瘤治疗水平的提升。2019 年 8 月，肿瘤诊疗“智慧诊室”作为全市医疗 + 人工智能的应用场景代表，参与 2019 年世界人工智能大会的展示，且为大会首日专家、领导巡馆首个参观展位，接待多批省部级领导参观。2019 年底，在院领导的亲自指导和支持下，门诊探索利用人脸识别系统管理专家现场号源，打击黄牛号贩，获得市领导的肯定，申康中心专文进行了管理经验的宣传介绍。

从 2017 年的电子就诊卡，到 2018 年的精准预约系统，再到 19 年的人脸识别系统，每一年都有一个核心任务，每一步都不容易，但始终不变的是服务患者的初心和使命。

四、防控抗疫，勇于奉献

2020 年 1 月，新冠肺炎疫情突如其来。除夕夜，武汉紧急宣布封闭。大年初一，医院领导们便开始通过电话、微信部署疫情防控工作，大年初二，许多职能部门科主任便回到岗位开展工作。节后就诊高峰，叠加防控工作要求，造成患者大排长龙的情况，肿瘤医院也上了电视新闻。

如何确保疫情防控的同时，避免患者长时间排队等候？在一线驻守的董枫，一方面不断调整患者进入医院的通道设计，一方面积极争取信息化解决患者填报健康申明书的方案。他积极联系自助机厂家，引入自动测温机器人，大幅提升了入院测温的效率。在了解到上海市大数据中心推出“随申码”核验账号的消息后，他又主动联系申康中心申请账号，实现了手机核验“随申码”的功能，为没有手机的老年患者开通了快速通过方案，大幅提升了患者进入医院效率。随着疫情防控逐渐走向常态化，作为门诊质控专家董枫也积极参与上海市门诊质控中心的巡查督导工作，各家医院相互提醒，共同做好疫情防控工作。

“新冠肺炎疫情放大了门诊管理的重要作用，门诊办公室从第一线到了最前线。门诊是医院的第一道大门，所有需要治疗的患者都需要经过门诊。所以门诊防控工作的任务是最重的，也是最容易出现问题的部门。”董枫说。在侧面了解疫情防控期间的情况时我们了解到，董枫常常身先士卒，深入到预检筛查大棚中，参与患者的引导工作。从实际中来，再把发现的问题形成解决方案回到实际中去，不仅是他一贯的踏实工作作风，更是调查研究出真知的真实写照。在他的带领下，肿瘤医院门诊办公室获复旦大学抗击新冠肺炎疫情先进集体，他本人也获得复旦大学抗击新冠肺炎疫情先进个人荣誉称号。

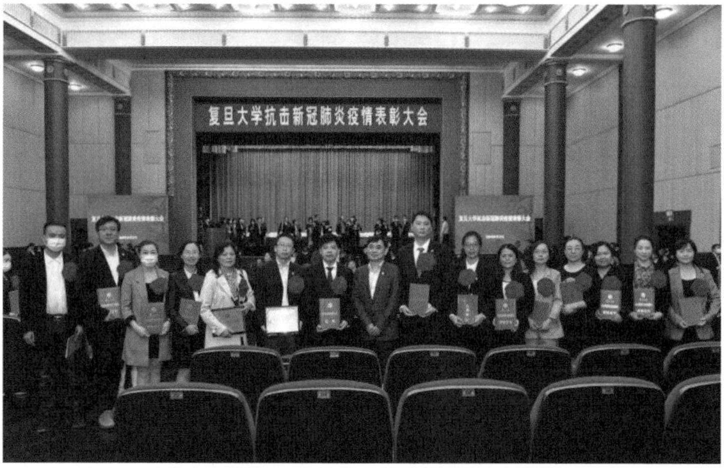

董枫（左二）获评“复旦大学抗击新冠肺炎疫情先进个人”

“常和同事们说，很羡慕那些参与武汉抗疫的医务工作者，能够在大灾大疫中贡献自己的一份力量。没想到自己竟然在上海亲身经历了一回。”2021 年 1 月 21 日，上海市卫健委通告，复旦大学附属肿瘤医院的一名外包后勤保障人员新冠肺炎核酸检测结果为阳性。为此，肿瘤医院进入紧急状态，实施封闭管理。由于隔离病房床位紧张，领导决定将门诊诊室改造为方舱医院。这个想法，远超医院此前做的任何预案。“当时的压力非常大。”董枫回忆说，门诊护士大多脱离病房很多年，一下子由医院护理的二三线岗位推到了护理防控标准最高的隔离病房，很多护士心理负担很重。一方面担心自己是否能够胜任，担心患者是否能够满意；一方面又担心自己防控不到位，造成院内感染风险。“有些人很紧张，情绪很容易激动，还有的人偷偷地抹眼泪。”“大家心理压力都很大，但是我作为门诊办公室的主任，我要做门诊人的主心骨，我不能慌乱，如果我乱了，整个门诊的工作就很难开展了。”就这样，董枫一边给大家打气，一边梳理工作思路，为后续工作开展铺平道路。

“时间非常紧张，我们仅用了十几个小时，就把滞留门诊的患者全部送走，又用了一天时间将门诊的桌椅全搬出来，再将行军床、被褥，柜子、躺椅、脸盆及热水瓶等基础物资摆放到位，将门诊诊室改造为方舱医院。”门诊诊室没有卫生间，为了实现完全隔离，只能临时设置简易式马桶。很多患者和家属感到不满意，董枫就挨个房间地做思想工作，疏导患者的焦虑情绪。工作人员有心理负担，他组建留守工作人员微信群给大家鼓劲。“我一直告诉大家，只要我们团结一致，就没有战胜不了的困难。事实上，门诊办公室所属的办公室人员、护士、导医在疫情期间展现出的团结与顽强也深深地感动了我。”董枫不无感慨地说。封闭管理期间，董枫所在的门诊办公室还要负责管理门诊大楼里所有人员的物资分配、人数统计。门诊办公室的工作人员和门诊所属流调预检大棚的工作人员，发挥了巨大的作用。疫情期间的物资发放工作繁重，责任重大。既要做到账目清晰，也要做到发放公平。董枫一次次清点门诊大楼内从地下二楼到地上八楼的患者和家属、医务人员和第三方服务人员的数量，“优先保障患者和家属，这是基本的要求。”虽然封闭管理环境下，大多数留守医务人员只有一张行军床，但是肿瘤医院以患者优先的优良传统并没有因此改变。尽管有很多的困难，但是大家在一起，问题就会得到很好的解决。经过这次重大事件后，董枫明显地感觉到，大家在工作和情感上更紧密地团结在一起了。最终，通过大家的共同努力，很多患者在结束 14 天封闭管理的时候，感谢着离开医院。而董枫则在医院住了21天，直到春节前两天，董枫才第一次离开医院，回到了家。

谈到未来的规划，董枫认为肿瘤医院将加强复产防控工作，推行“全预约分时段”，确保患者进入医院没有感染风险；推进“精准预约”2.0版，进一步提升医院门诊工作效率；充分利用浦东院区的支撑作用，发挥其分流、导流的作用，为医院实现战略发展目标贡献门诊的力量。

因为一系列卓有成效的门诊管理工作，董枫被授予“复旦大学优秀医院管理工作者”、第九届复旦大学“十大医务青年”“2020年上海市医院协会先进个人”等一系列荣誉称号，但在董枫看来，“更多的患者能够及时就医，获得理想的诊疗效果，体现我们服务民生水平的提升，这才是最值得骄傲的事情。”“让患者感受更多医疗的温暖。”在董枫看来，医务青年也好，管理人才也好，都应抱着这样的初心宗旨，砥砺前行。

何婧文　张思睿　曾颖苗　采访

何婧文　张思睿　曾颖苗　撰稿

董雨珊　杨敏　校稿

董　枫

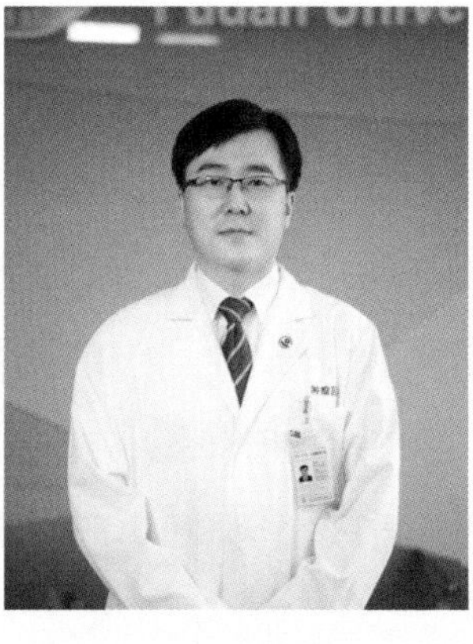

董　枫　复旦大学附属肿瘤医院门诊办公室主任、助理研究员。2010年毕业于复旦大学，硕博连读获博士学位。曾担任复旦大学历史地理研究所硕士班辅导员、复旦大学党委办公室秘书、信访办干部、学校办公室综合联络办副主任、复旦大学附属肿瘤医院宣传部副主任（主持工作）等职，现为肿瘤医院门诊办公室主任、上海市医院协会门急诊管理专业委员会委员、上海市门诊管理质量控制中心专家。主要从事医院管理工作，发表文章多篇，主编医学人文书籍1本。曾获上海市医院协会“2020年度先进个人”“2020年度门诊质控管理敬业奖”“复旦大学抗击新冠肺炎疫情先进个人”“第九届复旦大学十大医务青年”“复旦大学2018年度优秀医院管理工作者”等荣誉称号。

图书在版编目(CIP)数据

医路二十载,薪火向未来:复旦大学"十大医务青年"访谈录/赵强,王睿主编. —上海:
复旦大学出版社, 2022.6
ISBN 978-7-309-15835-9

Ⅰ.①医… Ⅱ.①赵…②王… Ⅲ.①复旦大学-医生-访谈录 Ⅳ.①K826.2

中国版本图书馆 CIP 数据核字(2021)第 148558 号

医路二十载,薪火向未来:复旦大学"十大医务青年"访谈录
赵　强　王　睿　主编
责任编辑/王　瀛

复旦大学出版社有限公司出版发行
上海市国权路 579 号　邮编:200433
网址:fupnet@fudanpress.com　http://www.fudanpress.com
门市零售:86-21-65102580　团体订购:86-21-65104505
出版部电话:86-21-65642845
上海丽佳制版印刷有限公司

开本 787×1092　1/16　印张 19.25　字数 283 千
2022 年 6 月第 1 版第 1 次印刷

ISBN 978-7-309-15835-9/K·763
定价:118.00 元